特定非営利活動法人　日本臨床歯周病学会

歯周病患者への
インプラント治療の実際

その現状と課題を踏まえた治療指針

監修：特定非営利活動法人　日本臨床歯周病学会

［編集・執筆］

浦野　智

武田朋子

高井康博

GM　PM

CE　ajE

BC

BC

デンタルダイヤモンド社

序

　1980 年代にオッセオインテグレーションという概念とともに画期的な治療法として紹介されたインプラントは、当初無歯顎症例に対して適応され、総義歯に悩まされる患者の QOL を大きく向上させた治療法であった。その後、治療技術の進歩により部分欠損症例や審美的要求度の高い部位に対しても広く応用され、欠損補綴の第一選択と言われるまでになった。その反面、日常臨床においてはトラブルに見舞われたインプラントも目にするようになり、関連学会においてもインプラント周囲の問題がテーマとして大きく取り上げられるようになった。このような状況を鑑み、日本臨床歯周病学会では 2013 年に「歯周病患者におけるインプラント治療のガイドライン」（クインテッセンス出版社）を刊行し、インプラント治療における歯周病学的観点の重要性を示した。

　その後も、インプラント治療を取り巻く環境は大きく変わり、新たな生物学的事象が明らかになったり、日本の人口の超高齢化などの社会現象の影響を受けている。このようにインプラントへの関心が高まる中、社会的にもインプラント治療に対して警鐘を鳴らす報道や、歯科医の倫理を問われるような記事も目にする機会も多くなった。そして、2018 年に AAP と EFP が共通のコンセンサスとして発表した歯周病の新分類においては、インプラント周囲の問題が明記され、その治療法について多くの新たな知見が発表された。

　このタイミングで本学会が、本書を通しあらためて歯周病に罹患している患者に対するインプラント治療における注意点や、その後のメインテナンスにおける現在の知見、インプラント周囲炎の最新情報やその対処法などをまとめることには、大きな意義があると感じている。インプラント治療は、今後も術式や材料などが進化していくものと思われるが、同時に未知の事象や変化に遭遇することもあるであろう。そのような事象に真摯に向き合い、より安全なインプラント治療を患者に提供したいと望む臨床家にとって、本書がその一助になれば幸いである。

2019 年 9 月　　　　　　　　　　　　　　　日本臨床歯周病学会

浦野　智

武田朋子

高井康博

CHAPTER 1 総 論　　　9

CHAPTER 2 術前の説明事項・確認事項 41

CHAPTER 3 歯周病患者への治療計画 ㊾

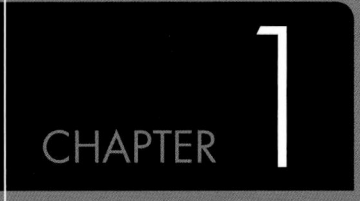

CHAPTER 1

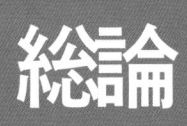

総論

1 インプラント治療と歯周病の現在

1-1 はじめに

　1965年にチタン製のスクリュータイプインプラントの臨床試験がなされてから約半世紀を経た現在、インプラントによる補綴治療は、歯を失った患者の口腔機能を回復させるうえで、非常に有用な治療法のひとつとなっている。わが国では世界でも類を見ない早さで超高齢社会を迎えており、今後、インプラント治療のニーズがさらに高まることは容易に想像できる。治療後のインプラントが長期的に安定し維持されることは、患者だけでなく歯科医師も当然望むところであるが、包括的な治療を念頭に適切なインプラント治療が実施されなければ、治療後も様々なトラブルが生じる。インプラント治療の合併症の中でもインプラント周囲炎をはじめとしたインプラント周囲疾患は大きな問題であり、その対応は喫緊の課題と言える。

1-1-1 インプラント周囲粘膜炎とインプラント周囲炎の発症率

　2017年にAmerican Academy of Periodontology（AAP）とEuropean Federation of Periodontology（EFP）が合同で開催したWorld Workshopにおいて、インプラント周囲の状態と疾患に関する定義・分類の見直しが行われ（**図1**）[1, 2]、その中でインプラント周囲粘膜炎とインプラント周囲炎がインプラント周囲で生じる炎症性疾患として再認識された。インプラント周囲粘膜炎は炎症が周囲粘膜に限局している可逆性の病変であるが、インプラント周囲炎は周囲骨にまで炎症が及び、その喪失が生じる非可逆性の病変である[2]。インプラント周囲粘膜炎やインプラント周囲炎の患者あたりの罹患率は、第11回European Workshop on Periodontology（EWP）において、それぞれ

インプラント周囲の状態と疾患

1. **健全なインプラント周囲組織**
   インプラント周囲組織に発赤・プロービング時の出血（BOP）・腫脹・排膿の兆候を認めないもの

2. **インプラント周囲粘膜炎**
   インプラント周囲組織にBOPを認める。発赤・腫脹・排膿の兆候を認める場合もある

3. **インプラント周囲炎**
   インプラント周囲組織にBOP、プロービング深さの増加および以前のエックス線と比較し骨吸収を認める。また、排膿や歯肉退縮を認める場合もある

4. **インプラント周囲の軟・硬組織の欠如**
   抜歯後の治癒過程で生じる硬組織及び軟組織の欠損を象徴する歯槽突起や歯槽堤の範囲の減少により生じる。
   大きな欠損は、歯周炎・根尖性歯周炎・歯根の縦破折・薄い頬側骨・歯列弓に対する頬舌側的な歯の位置・外傷を伴う抜歯・傷害・上顎洞の含気化・骨形成の量を減らすような薬剤の投与や全身疾患・歯の欠損・部分床義歯による軟組織への圧力により、またそれらの合併により生じる

図1 2017 World Workshopにおけるインプラント周囲の状態と疾患の新分類。
プラークにより引き起こるインプラント周囲粘膜炎とインプラント周囲炎に加えて、インプラント周囲の軟組織と硬組織の欠如の項目が追加されている[2]。

42.9％、21.7％と報告されている[3]。わが国においては、2012年から2013年にかけて日本歯周病学会が主体となりインプラント治療後の多施設実態調査が実施され、インプラント周囲粘膜炎およびインプラント周囲炎の患者あたりの罹患率は

それぞれ33.3％、9.7％と報告された（**図2**）。この調査ではリコールに応じているコンプライアンスの良い患者が多数含まれていると推測されるが、そのような中でも相応の割合でインプラント周囲疾患患者が存在していることが示された[4]。

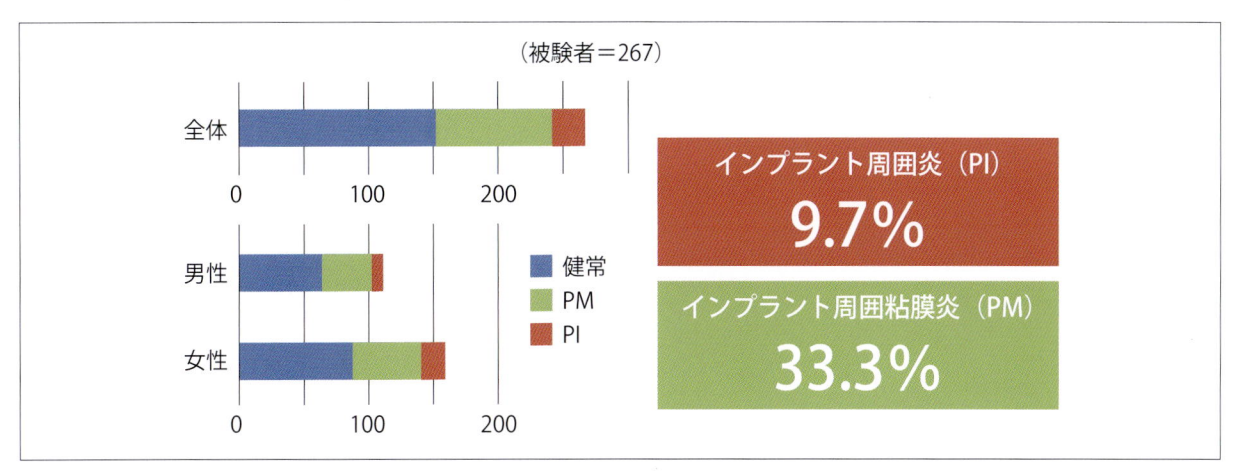

図2　我が国におけるインプラント周囲粘膜炎とインプラント周囲炎の罹患率。
267名の患者については日本歯周病学会インプラント委員会が調べた多施設研究の結果である[4]。

1-1-2　インプラント周囲粘膜炎とインプラント周囲炎の病因論

　インプラント周囲粘膜炎やインプラント周囲炎は、天然歯における歯肉炎や歯周炎と同様にプラークが主体となりインプラント周囲組織に炎症が生じる疾患と考えられる（**図1**）。Salviらは、健常なインプラントを持つ15名の患者を対象に3週間ブラッシングを中止させると、インプラント周囲で炎症（粘膜炎）が生じること、またこの治癒には3週間以上の徹底したプラークコントロールが必要であることを報告した[5]。Langらもサルを用いた同様の実験において、インプラント埋入部位にプラークを蓄積させたところ、インプラント周囲炎が生じ、歯周炎と類似した臨床症状を呈することを報告している[6]。インプラント周囲粘膜炎に対し適切な対応がとられていない患者では、インプラント周囲炎へと病状が進行する割合が高いことが報告[7]されていることから、インプラント周囲粘膜炎はインプラント周囲炎の前病変であると推測される[8]。イヌを用いた動物実験において、インプラント周囲炎では歯周炎と比較して骨破壊を伴う感染の進行が早く、それが

骨髄に達するものまであることが病理学的に示されている[9]。ヒトの歯周炎とインプラント周囲炎罹患部位から採取した軟組織の生検をした研究でも、インプラント周囲炎では歯周炎と比較し、約2倍の炎症性細胞の集積（ICT）が認められている[10]。また、インプラント周囲組織破壊の徴候はインプラント機能後3年以内に生じており、その進行は非線形で、また加速的であることが報告されており[11]、インプラント周囲炎の進行の速さが想像できる。

　歯周病は糖尿病[12]、非アルコール性脂肪性肝疾患[13]、早産・低体重児出産[14]などの様々な全身疾患との関連が示唆されている。インプラント治療の合併症として、インプラント周囲炎の頻度は最も高い[15]。また細菌感染により生じる炎症性疾患として歯周炎と類似した病態をとりながらも、その進行は非常に早いことを考えると、インプラント周囲炎も全身の健康に悪影響を与えることが懸念される。

　インプラント周囲粘膜炎とインプラント周囲炎に影響を与える因子（リスクインディケーター）としては、2008 年に行われた第 6 回 EWP において、細菌的因子（口腔清掃不良）以外に喫煙、歯周炎の既往、アルコールの消費、コントロール不良な糖尿病、遺伝的形質、インプラントの表面性状などが挙げられた（**図 3**）。このうち、インプラントの表面性状以外は歯周病におけるそれと一致しており、なかでも口腔清掃不良、喫煙、歯周炎の既往はよりエビデンスレベルが高いことが指摘されている[16]。例えば、Aguirre-Zorzano らは患者の口腔清掃状態を表す Plaque Index が 25 ％以上の患者では、25 ％未満の患者と比較して 5.6 倍インプラント周囲炎に罹患しやすいと報告している[17]。また Roccuzzo らの 10 年間におよぶ前向き研究では、歯周病の重症度が高くなればなるほどインプラントの生存率が低下し、

3 mm 以上の骨吸収の割合が高くなることが示された[18]。さらにインプラント周囲粘膜炎に罹患した 80 名の患者の 5 年後を評価した研究では、定期的な歯科受診をしていた者（39 名）ではインプラント周囲炎の発症が 18 ％（患者レベル）であったのに対し、5 年間で一度も歯科受診を受けていない者（41 名）では 43.9 ％の罹患率であったことが報告されている[7]。2013 年に行われた AAP の Task Force[19] および 2017 年の AAP と FEP の合同 World Workshop[20] による報告においても、口腔清掃不良と歯周炎の既往の 2 つが共にインプラント周囲粘膜炎とインプラント周囲炎の強いリスクインディケーターであるとされている（**図 3**）ことも考えると、歯周病におけるリスクインディケーターがインプラント周囲疾患にも当てはまる可能性があり、臨床上、考慮しておく必要があるかもしれない。

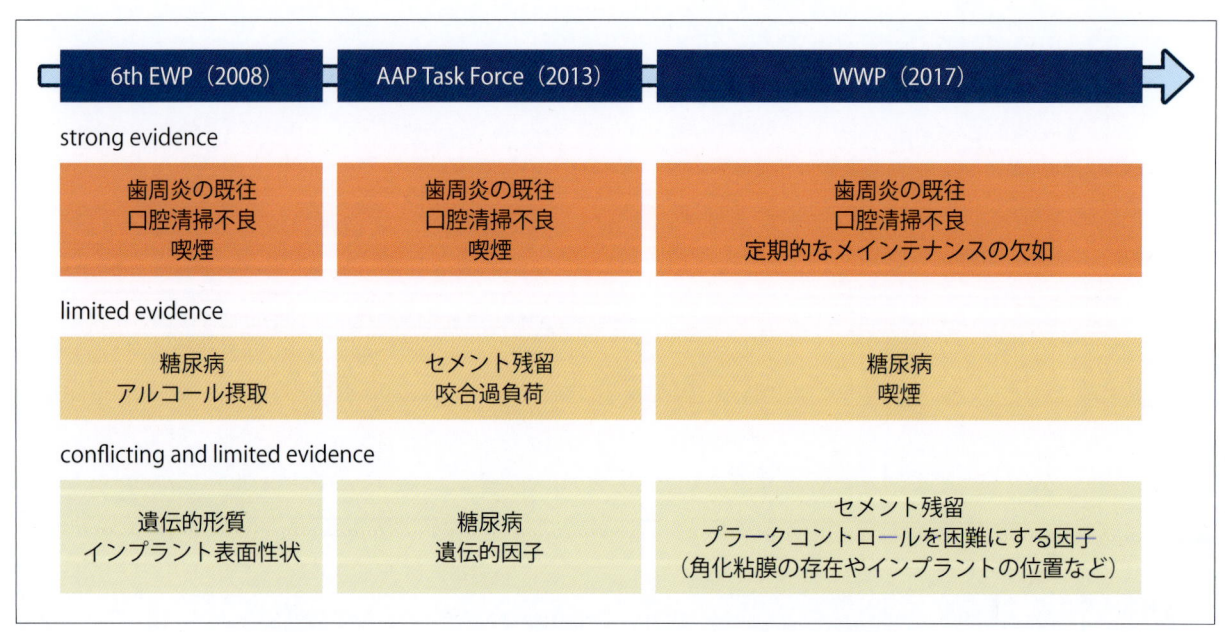

図 3　インプラント周囲粘膜炎およびインプラント周囲炎リスクインディケーターの推移。
歯周病そのものに加え、歯周病のリスクインディケーターがインプラント周囲粘膜炎や、インプラント周囲炎においてもリスクインディケーターとしてエビデンスレベルが高いことがわかる[16, 19, 20]。

1-1-4 インプラント周囲粘膜炎とインプラント周囲炎の診断と原因およびその治療方法

インプラント周囲疾患を見落とさず確実に診断するために、プロービングデプス（PD）、プロービング時の出血（BOP）と排膿、エックス線写真による辺縁骨吸収の評価を一定の間隔で行うことが提唱されている[16]。しかし、インプラント周囲粘膜炎とインプラント周囲炎を疫学的に調べた研究では、論文により罹患率に差が認められる[21]。罹患率が報告によりばらつく最も大きな

理由としては、インプラント周囲組織におけるPD の健全値の設定が論文ごとに異なること、また健常とみなす辺縁骨レベルに関して明確な定義がなされていないことが挙げられる。事実、2017 年の AAP と FEP の合同 World Workshop においてインプラント周囲粘膜炎とインプラント周囲炎の定義を決定するために参考とされた 33編の論文においても、特にインプラント周囲炎と

表 1 インプラント周囲炎とインプラント周囲粘膜炎の定義の違い

著者	発表年	インプラント周囲炎の定義	インプラント周囲粘膜炎の定義
Fransson ら	2005	骨吸収量＞3 スレッド	定義せず
Roos-Jansåker ら	2006	骨吸収量＞1.8 mm＋BOP	PD≧4 mm＋BOP＋骨吸収なし
Ferreira ら	2006	PD＞5 mm＋BOP and/or 排膿	BOP
Gatti ら	2008	骨吸収量＞2 mm＋排膿 /BOP＋PD＞5 mm	定義せず
Maximo ら	2008	骨吸収量≧3 スレッド＋BOP and/or SUP＋PD≧5 mm	BOP＋骨吸収なし＋排膿なし
Koldsland ら	2010	骨吸収量≧2 mm＋BOP＋PD≧4 mm	BOP＋骨吸収なし
Koldsland ら	2010	骨吸収量≧2 mm＋BOP＋PD≧6 mm	BOP＋骨吸収なし
Koldsland ら	2010	骨吸収量≧3 mm＋BOP＋PD≧4 mm	BOP＋骨吸収なし
Koldsland ら	2010	骨吸収量≧3 mm＋BOP＋PD≧6 mm	BOP＋骨吸収なし
Simonis ら	2010	骨吸収量＞2.5 mm or 3 スレッド＋BOP and/or 排膿＋PD≧5 mm	定義せず
Wahlstroöm ら	2010	骨吸収量＞2 mm＋BOP and/or 排膿＋PD≧4 mm	PD≧4 mm＋BOP＋骨吸収なし
Zetterqvist ら	2010	骨吸収量＞5 mm＋BOP/ 排膿＋PD＞5 mm	定義せず
Pjetursson ら	2012	骨吸収量≧2 mm（インプラントショルダーからマージナル骨レベル≧5 mm）	レベル 1：BOP＋PD＞5 mm、レベル 2：BOP＋PD＞6 mm
Mir-Mari ら	2012	骨吸収量＞2 スレッド＋BOP and/or 排膿	BOP＋骨吸収量＜2 スレッド
Swierkot ら	2012	骨吸収量＞0.2 mm＋PD≧5 mm	BOP＋PD＞5 mm＋骨吸収なし
Fardal ら	2013	骨吸収量＞3 スレッド＋BOP or 排膿	定義せず
Marrone ら	2013	骨吸収量＞2 mm＋BOP＋PD＞5 mm	BOP＋骨吸収量≦2 mm＋PD≦5 mm
Cecchinato ら	2014	進行性の骨吸収量＞0.5 mm＋BOP＋PD≧4 mm	BOP
Martens ら	2014	骨吸収量＞2 mm＋PD＞4 mm	定義せず
Meijer ら	2014	骨吸収量＞2 mm＋BOP	BOP＋骨吸収量＜2 mm
Passoni ら	2014	骨吸収量＞2 mm＋BOP and/or 排膿＋PD≧5 mm	BOP＋骨吸収なし
Renvert ら	2014	骨吸収量＞2 mm＋PD≧4 mm＋BOP and/or 排膿	BOP＋骨吸収量＜2 mm
Aguirre-Zorzano ら	2015	骨吸収量＞1.5 mm＋頻回な排膿＋進行性の PD と BOP	BOP＋骨吸収なし
Canullo ら	2015	骨吸収量＞3 mm	定義せず
Daubert ら	2015	骨吸収量＞2 mm＋BOP and/or 排膿＋PD≧4 mm	BOP and/or 周囲歯肉の炎症＋骨吸収なし
Ferreira ら	2015	骨吸収量＞2 mm＋BOP and/or 排膿＋PD≧4 mm	BOP＋骨吸収なし
Frisch ら	2015	骨吸収量≧2 mm＋BOP＋PD≧5 mm	BOP
Konstantinidis ら	2015	骨吸収量＞2 mm＋BOP＋PD＞4 mm	BOP
Rinke ら	2015	骨吸収量≧3.5 mm	定義せず
Papantonopoulos ら	2015	骨吸収量≧3 mm＋BOP and/or 排膿＋PD≧5 mm	定義せず
Trullenque-Eriksson ら	2015	骨吸収量≧3 mm＋BOP and/or 排膿＋PD≧5 mm	BOP＋骨吸収量＜3 mm
van Velzen ら	2015	骨吸収量＞1.5 mm＋BOP	定義せず
Derks ら	2016	骨吸収量＞0.5 mm＋BOP/ 排膿（骨吸収量＞2 mm＋BOP のものは中等度または重度）	BOP＋骨吸収なし
Dalago ら	2017	骨吸収量＞2 mm＋BOP/ 排膿＋PD＞5 mm	定義せず
Rokn ら	2017	骨吸収量＞2 mm＋BOP and /or 排膿	BOP and/or 排膿＋骨吸収量≦2 mm
Tenenbaum ら	2017	骨吸収量＞4.5 mm＋BOP＋PD≧5 mm	BOP＋骨吸収なし

定義する際に使用された PD と周囲骨の吸収量の基準値にばらつきが認められた（**表1**）[22]。インプラント周囲疾患の予防法や治療法を検討する上でも、その基となるインプラント周囲疾患の診断基準は統一させる必要がある。インプラント周囲組織の状態を正確に評価するためには、PD に関しては上部構造装着時、辺縁骨に関しては初期の骨リモデリングが終了した時点における基準値を記録しておき、これと現在の状態とを比較検討することが重要である。また、この基準値を確認することができない場合は、「BOP を認め、PD 6 mm 以上、インプラント体上部から 3 mm 以上の周囲骨吸収」をインプラント周囲炎の診断基準とすることが推奨されている（**図6**）。

　日々の臨床現場では、理想的でない状況にもかかわらず、無理をして埋入されたであろうインプラントに遭遇することがある。こういった症例では機能後にトラブルを起こす可能性も高く、インプラント周囲炎の発生率を高くする要因であると推察される[2]。また、インプラント周囲炎や粘膜炎は、元来、プラークの蓄積とそれに伴う炎症に

よるインプラント周囲組織の破壊が生じたものと定義されているが、埋入位置の不正や不適切な補綴物形態、またオーバーロードなどによりインプラント周囲に骨吸収が生じ、結果的に細菌の生息できる嫌気的な環境が成立したことでより病状が進行したのではないかと疑われる症例についても、区別されることなくひとくくりに「インプラント周囲炎」と分類されている場合には、罹患率が高くなるであろう。Canullo らはインプラント周囲炎の認められる 125 本（患者 46 名）を、その誘因ごとに外科起因性、補綴起因性、プラーク起因性に分類したところ、それぞれの割合が 40.8％、30.4％、28.8％であったとしており、3 要素の中ではプラーク起因性の割合が最も低く報告されている（**図7**）。またインプラント周囲炎の原因として、外科的要素である埋入位置の不正が最もオッズ比が高かったと述べている[23]。2017 年に行われた AAP・EFP 主催の World Workshop では、インプラント周囲疾患の分類に従来までにはなかった「インプラント周囲の軟・硬組織の欠如」の項目が追加されている[1, 2]（**図**

インプラント周囲粘膜炎とインプラント周囲炎の診断

インプラント周囲粘膜炎

- ・排膿や以前の検査時よりプロービングデプスの増加にかかわらず、プロービング時の出血や排膿を伴う
- ・初期の骨リモデリング後から周囲骨の吸収がない

以前の検査値がある場合
- ・プロービング時の出血や排膿を認める場合
- ・以前の検査時よりプロービングデプスの増加を認める
- ・初期の骨リモデリング後からの周囲骨の吸収

インプラント周囲炎

以前の検査値がない場合
- ・プロービング時の出血や排膿を認める場合もある
- ・プロービングデプス値が 6 mm 以上
- ・インプラント体上部から 3 mm 以上の周囲骨の吸収

図6　インプラント周囲粘膜炎・インプラント周囲炎の診断基準。
インプラント周囲炎の診断には上部構造装着時の検査値との比較が重要であること。また、検査値がない場合における診断項目も追加されている[2]。

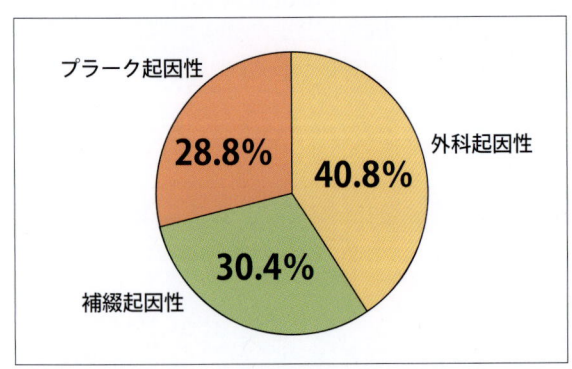

図7　インプラント周囲炎の原因の割合。
Canullo らはインプラント周囲炎の原因を外科・補綴・プラーク起因性の 3 つに分類し調査したところ、インプラント埋入位置の不正をはじめとした外科起因性が、インプラント周囲炎の原因として最も高い割合であったと報告した[23]。

1）。この項目は「インプラント埋入前・後」と「軟組織・硬組織の欠損」という視点からさらに4つに細分化されている。このうちのひとつである「インプラント埋入後の硬組織欠損」の原因としては、

　　①健全な状態における欠損、
　　②埋入位置の不正、
　　③インプラント周囲炎、
　　④オーバーロード、
　　⑤軟組織の厚み、
　　⑥全身疾患

が挙げられている[24]。インプラント周囲組織の欠損には、いずれの場合においてもプラーク（細菌的因子）が関与している場合が大多数であると推察されるが、口腔清掃不良などを主たる要因とする場合と、それ以外の外科的因子・補綴因子が大きく影響をしている場合とでは、解決に導くアプローチも異なると考えられるため[23]、これらを明確に区別し、診断を行う必要がある（**図8**）。現在、筆者らはインプラント周囲骨の吸収と細菌感染の生じたインプラント部位に対し、Langらが報告した累積的防御療法（cumulative interceptive supportive therapy: CIST）[25, 26]にBOP[27]とPD[28]の信頼性などを加味した上で一部変更したフローチャートを作成し、これに基づいて診療を行っている（**図9**）[29]。今後は外科起因性、補綴起因性の場合もふまえて治療プロトコールを改変、確立されたものにしたいと考えている。

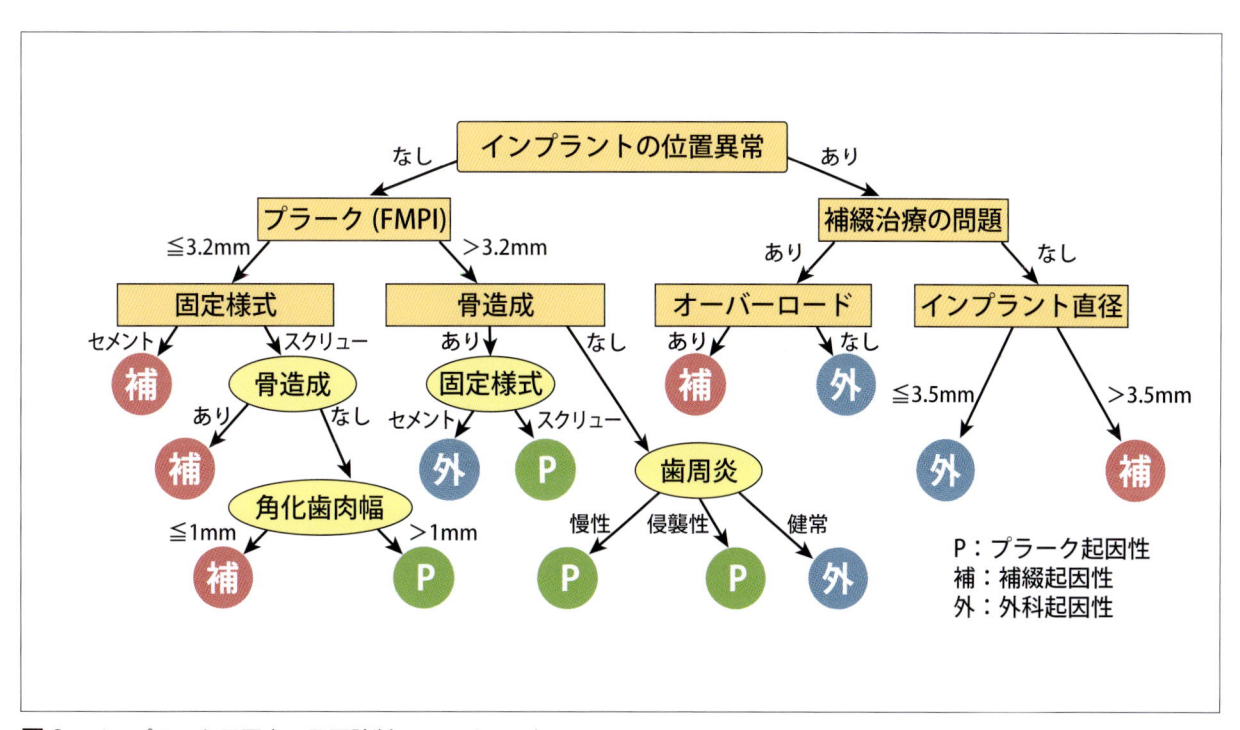

図8　インプラント周囲炎の原因診断フローチャート。
インプラントの位置異常と補綴治療の問題が上層に位置されており、インプラント周囲骨吸収の原因を診断するためには有効なツールである。2016年の文献中ではインプラント周囲炎の原因診断とされているため、図題ではインプラント周囲炎としているが、2018年に報告されたインプラント周囲の状態と疾患の新分類（図1）を考慮すると、インプラント周囲硬組織欠如の原因診断とする方が現在では妥当かもしれない[23]。

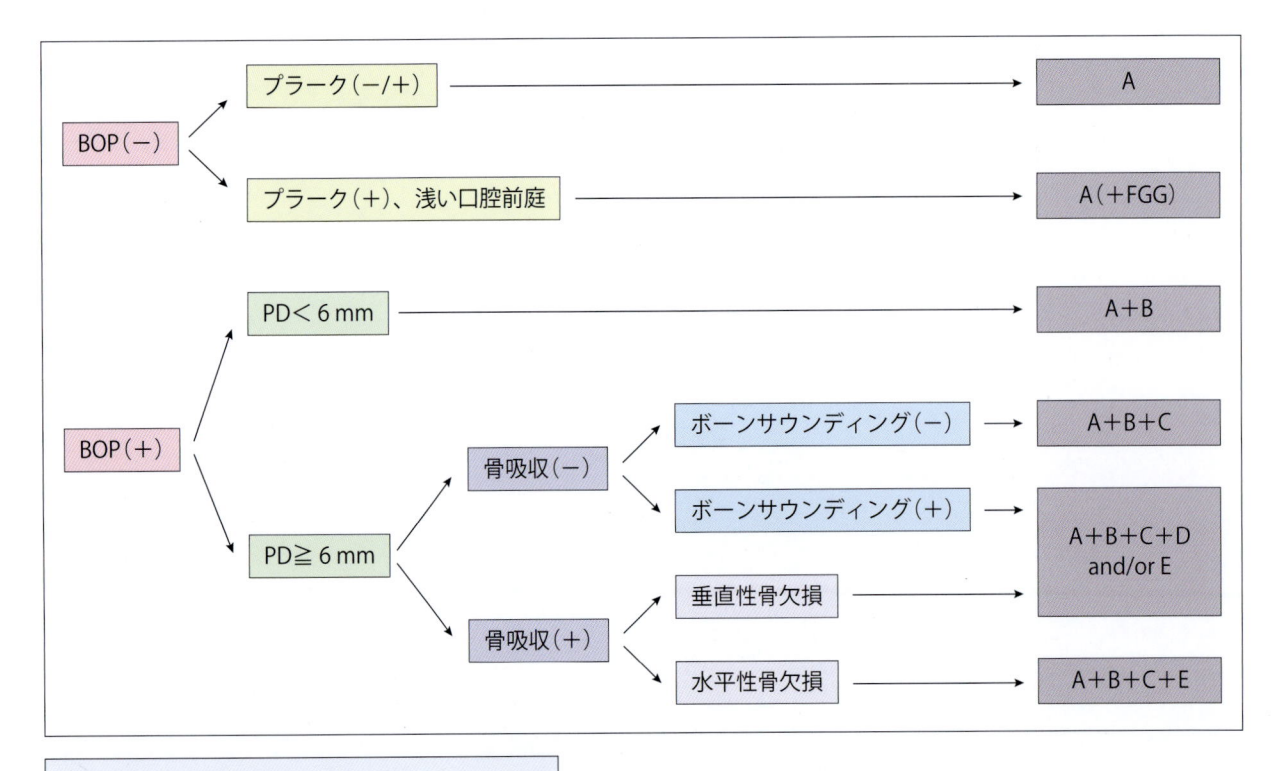

A：ポリッシング＋縁上スケーリング＋TBI
B：化学療法（イリゲーション and/or 全身・局所抗菌療法）
C：デブライドメント（非外科治療）
D：再生療法
E：切除療法

図9 インプラント周囲炎の治療プロトコール。
現在、筆者らが用いている治療プロトコールである。CIST を改良し、BOP を最初の項目にしていること、エックス線のみ
ではなくインプラント周囲骨吸収の診断にボーンサウンディングも併用していることが特徴である。

1-2 細菌学的背景

1-2-1 歯周病原細菌のインプラント周囲炎への関与

　歯周病の病因論として、1950 年代後半は
プラークの量が歯周病の発症・進行に関係すると
した「非特異的プラーク仮説（non-specific
plaque hypothesis）」が唱えられていた。1965
年に健康な歯肉を有するヒトに対し口腔清掃を中
止させてプラークが付着することで歯肉炎が生じ
ることを Löe らが明らかにしたことで、歯周病
の主因がプラークであるという、現在にも残る基
本的な概念が確立された[30]。しかしながら、
プラークの量と病変の進行は必ずしも相関せず、
また部位特異性が認められる症例も多いことか
ら、特異的な細菌を含んだ病原性プラークの関与
をうたった「特異的プラーク細菌説（specific

plaque hypothesis）」が新たに唱えられるように
なった[31、32]（**表2**）。ドイツの細菌学者である
Robert Koch は、感染症の病原体を特定するため
に、疑われる菌体を分離・培養し、動物実験でそ
の病原性を実証することを提唱した。しかし、こ
の考え方に基づき行われた研究では、かならずし
も完全に歯周病に関わる特定の病原体を特定する
ことができなかった。その理由として、①歯周ポ
ケット内には、培養が可能な細菌が約 300 種、
またひとつのポケットからは 30〜100 種程度の
細菌が検出されることが報告されており、その菌
種の多さから原因候補種がしぼりきれなかっ
た[33]、②う蝕原性細菌である *Streptococcus*

表2　歯周炎における細菌学的病因論の変遷

19世紀後半〜20世紀前半	Specific microorganisms	アメーバ、スピロヘータ、紡錘菌、連鎖球菌など
1920年代後半〜1930年代	—	歯周病の初発因子として細菌が考えられていなかった時代
1950年代後半	Non-specific plaque hypothesis Mixed anaerobic infections	十分な量の細菌の蓄積が原因　細菌学的には非特異的で、生化学的にバランスがとれた
1970年代後半〜1980年代前半	Microbial shift in periodontitis	嫌気性菌の混合感染 健常部位と病変部位では劇的に細菌叢が変化する
	Specific plaque hypothesis	少なくとも歯周炎のある部分では、特定の細菌が異常増殖している
1980年代後半〜1990年代	Red complex	歯周の細菌叢をカラーコード化し示したもの Red complex が互いに作用し病変に強く関連
2003年	Ecological catastrophe hypothesis Marsh（2003）	細菌をとりまく環境に影響を受け、特定の病原細菌が選択を受け増殖する
2010年	Disruption of periodontal tissue homeostasis Darveau（2010）	歯周炎は組織の恒常性の崩壊を示す 歯周炎は複数菌感染症であるが、そのなかでも Red complex は疾患の鍵となる細菌群である
2011年	Keystone pathogen concept Hajishengallis et al.（2011）	少量の keystone species（要となる細菌）が片利共生的な細菌叢を変化させ歯周組織の恒常性を乱す
2012年	Polymicrobial synergy and dysbiosis Hajishengallis and Lamont（2012）	歯周炎は細菌叢内の相乗効果・共生バランスの乱れにより起こる

（Hajishengalis G et al, Mol Oral Microbiol. 2012）

mutans、また口腔内および消化管内の常在菌である *Streptococcus salivarius* といった、歯周病原細菌と推測されないような細菌を動物モデルに投与した場合においても、歯周炎と同様に歯周組織のアタッチメントロスが生じた[34, 35]、③既知の歯周病原細菌が存在していても、疾患を発症していない個体が少なからずいる[33] ことが挙げられた。

　そこで、Haffajee と Socransky は歯周炎に関する原因菌を考える際、association（関連性）、elimination（除去）、host response（宿主反応）、virulence factors（病原因子）、animal studies and risk assessment（動物試験によるリスク評価）の5項目を文献的に調べ、推測することを提案した[36]（**図10**）。また、分子生物学的な研究手法が発展したこともあり、特異的プラーク細菌説に基づく病原細菌特定に関する研究は飛躍的に進んだ。Socransky らが 1998 年に報告した

Microbial complex の報告は、この説に関する集大成と言えるだろう。彼らは *Porphyromonas gingivalis*（P.g）、*Treponema denticola*（T.d）、*Tannerella forsythia*（T.f）からなる Red complex の存在が、ポケット深さや歯肉からの出血に相関が高いことを報告した[37]（**図11**）。

　前述の Lang らの報告であるように、歯周炎と類似した臨床症状を呈するインプラント周囲炎の発症にもプラークが主要な役割を果たしていることは言うまでもない[6]。インプラント周囲炎に見られる細菌叢に関しては、古くは 1987 年に Mombelli らによりその特徴について報告がなされた。そこではインプラント周囲炎ではグラム陰性嫌気性桿菌が多く認められ、慢性歯周炎と多くの共通した特徴を示すと結論づけている[38]。その後の研究についても、インプラント周囲炎における細菌学的研究は Socransky らが提案した歯周病原細菌に主眼をおいて研究がなされた。2008

【Kochの原則】

- 原因菌が分離、培養することができる
- 罹患者から原因菌が必ず発見される
- 分離、培養された病原菌を実験動物に摂取すると疾患を発症する

【Socranskyの原則】

- **関連性（Association）**
  病原菌は病的な部位で多く検出される。また健康な部位と異なる疾患からは量が少ない、または検出されない
- **原因の除去（Elimination）**
  病原菌の数を減らすことで、疾患の進行が止まる。また減少した細菌量では疾患を進行させない
- **免疫応答（Host Response）**
  病原菌に対する宿主の免疫応答がその病原性を誘導する
- **動物実験（Animal Pathogenicity）**
  口腔内細菌を用いた動物実験モデルは再現が難しいことから、重要性は低いが、病因把握の一端を担う
- **病原因子（Potential Mediators）**
  病原菌は疾患の原因に関与する特異的な要素を有する

	関連性	原因の除去	免疫応答	動物実験	病原因子
重要度	30%	30%	20%	10%	10%

それぞれの原則の重要度

図10 KochとSocranskyの原則の比較。
Kochの原則を複数の細菌が関与する複合感染症である歯周炎にあてはまるように改良したものがSocranskyの原則である。5つの項目の中でも疾患との関連性・原因の除去の項目の重要度が30%と高い[36]。

年のShibliらの研究では、Red complexを含む36菌種を調べたところ、インプラント周囲炎群では健常なインプラントと比較してRed complex 3菌種の菌数が多いことを報告している[39]。またMáximoらはインプラント周囲炎部位にRed complexが高い割合で存在したが、治療3ヶ月後ではこれらの細菌割合が減少したことを報告している[40]（**図12**）。このようにインプラント周囲炎においてもRed complexなど歯周病原細菌の関与を示唆する報告は多い。

　部分無歯顎患者の口腔内のインプラント体表面には、天然歯と類似した経過をたどり細菌叢が形成されると見られている[41]。インプラント埋入後30分経過したインプラント体表面からは、同一口腔由来であると考えられる複数の細菌が検出される[42]。また、Quirynenらは部分無歯顎患者にインプラント手術を行ったところ、埋入後2週間のインプラントでは同一口腔内に存在する天然歯と類似した歯肉縁下細菌叢が形成され、13週以降になると驚くほど高い類似性を示したことを報告している。さらに歯周炎に関連する細菌の検出頻度は、インプラントと天然歯の間でほぼ同一であることが明らかとなった[43]。Sumidaらは同一口腔内に存在する天然歯とインプラント部位に存在するP.gの遺伝子を解析した結果、両部位から検出されたP.gの遺伝子は類似しており、インプラント部位のP.gは被験者の口腔内由来であることが示された[44]。すなわち、歯周炎の既往そのものがインプラント周囲疾患のリスクと報告されていることを考えると[16, 19, 20]、口腔内のいずれかの部位に残存する天然歯の歯周病原細菌が伝播し、悪影響を及ぼしている可能性が高い。

　それでは、天然歯が存在しない場合の歯周炎既往の無歯顎患者にインプラント治療する場合、過去の歯周病原細菌の影響を受けるのであろう

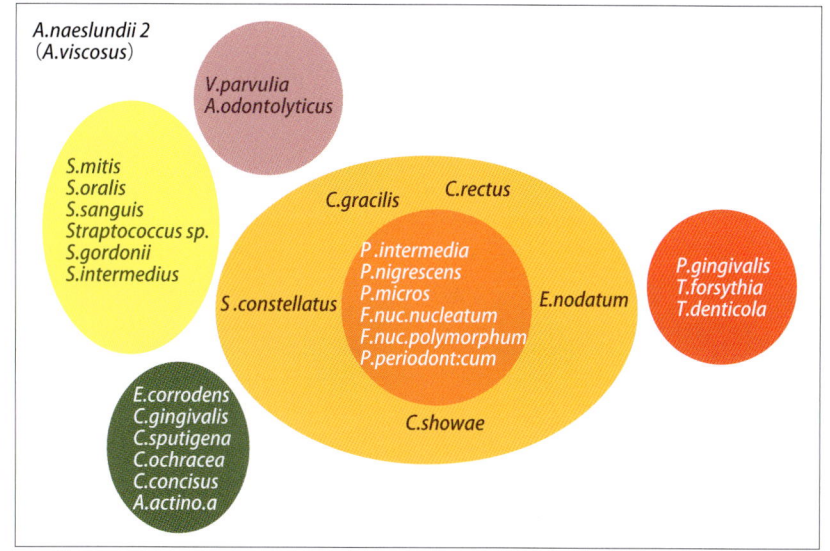

図11　歯周炎のリスク順にカラーコード化された口腔内の細菌種。レッドコンプレックス（Red Complex）と呼ばれる *P.g*、*T.f*、*T.d* の 3 菌種が最も歯周炎に対して悪影響を与えるとされている[37]。

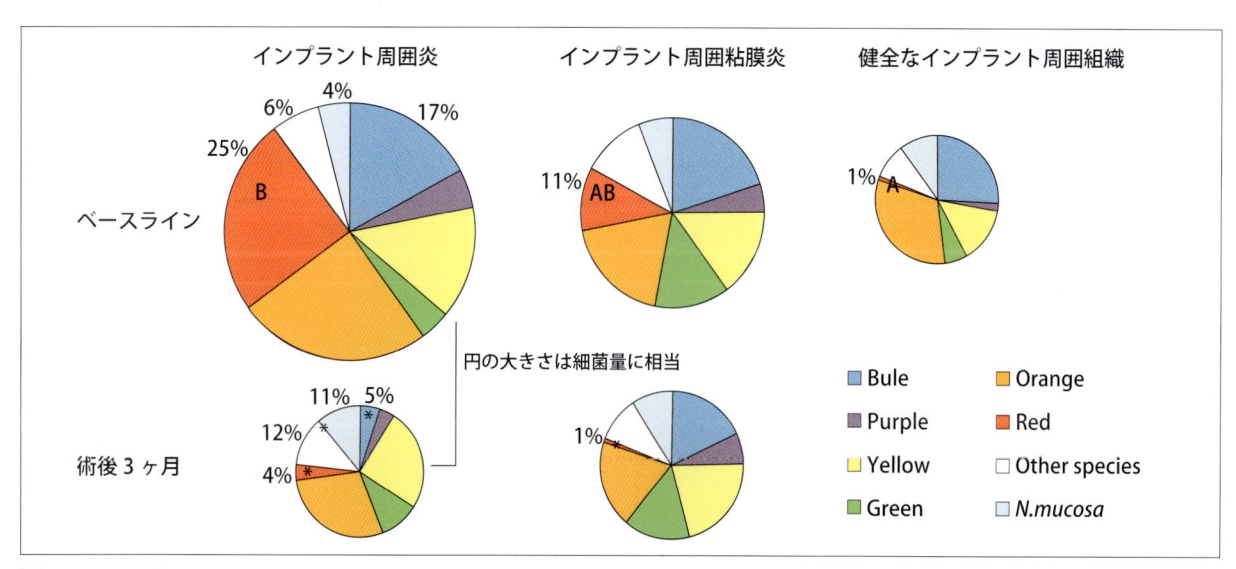

図12　インプラント周囲炎とインプラント周囲粘膜炎の治療前後の細菌叢変化。
インプラント周囲炎とインプラント周囲粘膜炎の治療後の細菌叢は、健全なインプラント周囲組織の細菌叢に近い細菌叢に変化していることがわかる。また、インプラント周囲炎においては細菌量も大幅に減少している[40]。

か。歯周病原細菌の多くは偏性嫌気性細菌である。天然歯を失うことで、嫌気的環境が生じやすい歯周ポケットの存在がなくなることから、無歯顎患者の口腔内では、歯周病原細菌の細菌量は著しく減少することが予想できる。しかしながら、完全に歯周病原細菌がいなくなるというわけではないようである。宿主の細胞内に侵入して免疫機能を逃れ、口腔内に留まることができる歯周病原細菌が一部存在することが報告されている[45]。事実、歯周炎の既往のある無歯顎患者の抜歯 6 ヶ月後でも、舌と唾液から細菌数は減少しているものの、*Actinobacillus actinomycetemcomitans*（*A.a*）、*P.g*、*T.f*、*Prevotella intermedia* が検出され

たとする報告[46] や、インプラント治療後少なくても 1 年以上経過している場合において、*P.g* と *A.a* は検出されないものの、口腔粘膜由来と思われる歯周病原細菌が確認されたという報告などがある[47]。つまり、①インプラント周囲炎には歯周病原細菌が関与している、②天然歯存在の有無に関わらず、歯周炎の既往がある患者では細菌学的にインプラント治療における合併症のリスクが高いと推測される、③歯周炎罹患歯が存在する場合には徹底的に歯周炎の治療を行った後でインプラント治療を行うべきである、ということが言える。

口腔内のいずれかの部位に残存する歯周病原細菌は、インプラント周囲組織にも伝播し悪影響を及ぼしうる。しかし、歯周炎とインプラント周囲炎は類似した臨床症状を呈するにもかかわらず、インプラント周囲炎の方がその病態の進行が圧倒的に早い。また、歯周炎に対する治療法はほぼ確立され、治療により長期間にわたり良好な経過をたどる症例が多い一方で、インプラント周囲炎に関しては外科処置まで実施したとしても、治療12ヶ月後の再評価においてはインプラント体の57％、また患者の67％で良好な結果は得られていないといった報告[48]がある。この差異を生じさせている因子として、歯根面とインプラント体表面性状の違いや、歯根膜の有無による宿主の反応等の解剖学的な構造の違いなどが主に考えられている。一方で、細菌学的視点で見ると、歯周炎とインプラント周囲炎では感染している細菌種が異なると報告している論文が少なからず存在する。

Leonhardt らはインプラント周囲炎部位の55％の部位では *Staphylococcus* spp. や *Candida* spp.、腸内細菌など、一般に歯周病との関連を指摘されることが少ない細菌が検出されていたと報告している[49]。さらに Persson らは 79 菌種を対象としてインプラント周囲炎部位における細菌叢を検索した結果、Red complex のひとつである *T.f* などが検出された一方で、歯周病の原因菌としてはなじみのない、本来は主に胃に生息する

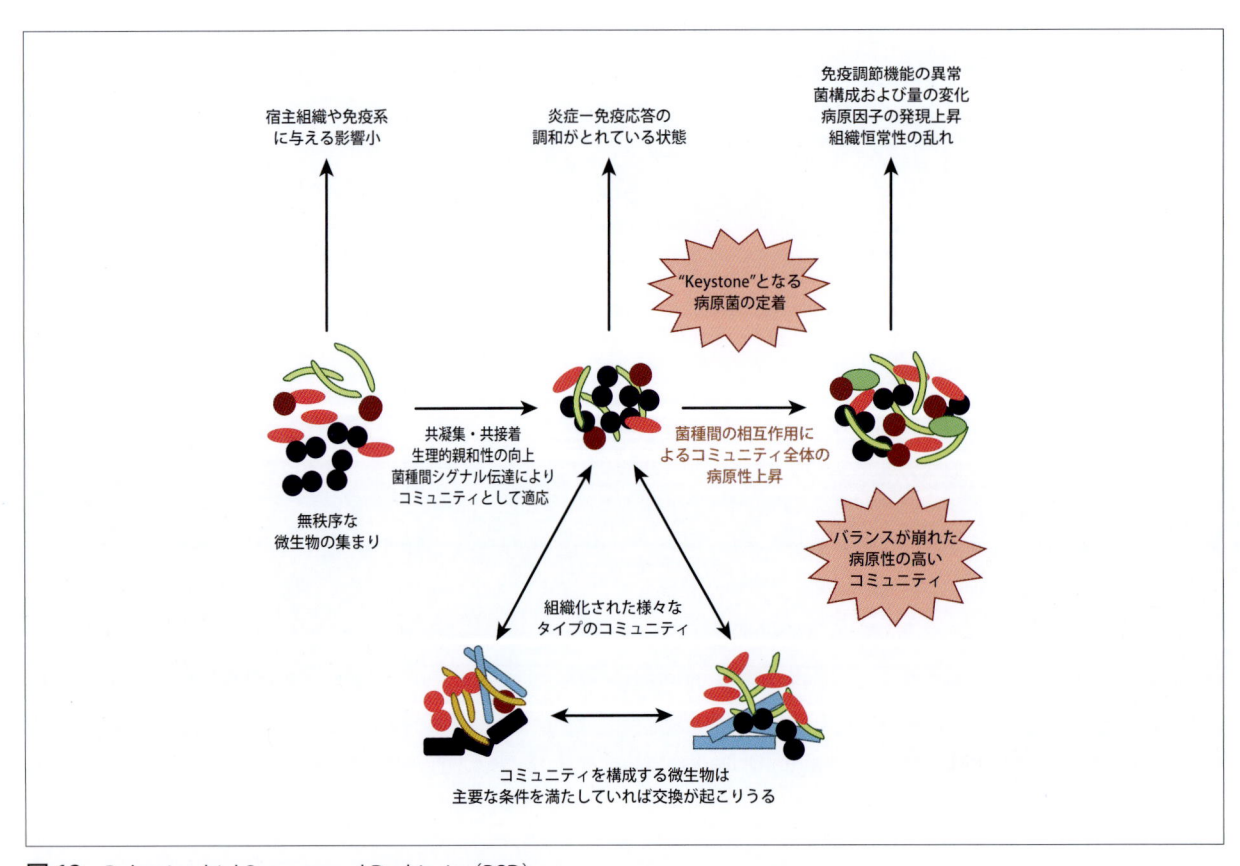

図 13 Polymicrobial Synergy and Dysbiosis（PSD）。
炎症 − 免疫応答の調和がとれている安定した細菌叢に対し、細菌叢に大きな影響を与える Keystone 種の出現により、細菌叢のバランスが崩れ、宿主にとって病原性の高い細菌叢に変化するという概念[32]。

Helicobacter pylori なども検出されたこと、また非外科治療6ヶ月後もこれらの細菌の減少は認められなかったことを報告しており[50]、インプラント周囲炎において、既知の歯周病原細菌以外の細菌種も関与している可能性が考えられた。

　これらの事実は、細菌の検出に分子生物学的手法が用いられるようになったからこそ明らかになったこと言える。さらに近年では、次世代シーケンサー（DNAの塩基配列をより網羅的かつ高速に決定することが可能な機械）の登場により、より網羅的に疾患の細菌叢全体を把握することが可能となり、これを用いた報告が増加している。前述したように歯周病原細菌が健常な部位からも検出される場合があること、また現在ではDysbiosisといわれるプラークを構成している常在細菌叢内で共生のバランスが何らかの影響で崩れ（Keystoneとなる病原菌の定着など）、歯周組織に悪影響を及ぼすような細菌叢に変化するという考え方（**図13**）[32] が提唱されていることを考えると、疾患との関連を探る際にプラークに存在する細菌を網羅的に解析することは必須と言える。次世代シーケンサーを用いて歯周炎とインプラント周囲炎罹患部位の網羅的な細菌叢解析の報告から、インプラント周囲炎より検出される細菌種は歯周炎と比較してより多岐にわたり、その中における歯周病原細菌の検出頻度は必ずしも高くないことが明らかとなった[51]。加えて、歯周炎とインプラント周囲炎の細菌叢では細菌種間の共

起排除関係が異なること[52]、細菌叢を構成している細菌種間のネットワーク構造やネットワーク構造の中核を担う細菌種が異なること[53] から、同じような治療を行っても両疾患で細菌叢全体としての反応性に違いが生じ、これが臨床結果にも反映されているのではないかという仮説も立てられる。

　歯周炎やインプラント周囲炎は、存在する複数の細菌種が複雑に連携しあうことで病原性が発揮され、疾患の進行に関与する複合感染症として捉えることができ、両疾患の原因菌については、歯周炎とインプラント周囲炎では主要な原因菌が異なる可能性も考えたうえで、より広い視野で研究を進めていくことが望まれる。ただし、上記の次世代シーケンサーを用いた報告においても[51, 52, 53]、インプラント周囲炎罹患部位における歯周病原細菌の検出率はそれなりに高く、歯周病既往のある患者ではインプラント周囲炎の発症率が高い。歯周病原細菌の病原性については、これまでも多くの *in vitro* による研究で裏付けがあり、これらがインプラント周囲炎に悪影響を与えている可能性は高いと推測される。細菌叢全体としての病原性がまだ完全には明らかになっていない現在、これら特定の既知の歯周病原細菌を治療の効果判定の目安にすることは有効であると考える。また、繰り返しになるが、歯周炎患者にインプラント治療をする場合には事前の確実な歯周治療が必須である。

参考文献

1）Caton JG, Armitage G, Berglundh T, Chapple ILC, Jepsen S, Kornman KS, Mealey BL, Papapanou PN, Sanz M, Tonetti MS. A new classification scheme for periodontal and peri-implant diseases and conditions - Introduction and key changes from the 1999 classification. J Periodontol, 89（Suppl 1）: S1-S8, 2018.

2）Berglundh T, Armitage G, Araujo MG, Avila-Ortiz G, Blanco J, Camargo PM, Chen S, Cochran D, Derks J, Figuero E, Hämmerle CHF, Heitz-Mayfield LJA, Huynh-Ba G, Iacono V, Koo KT, Lambert F, McCauley L, Quirynen M, Renvert S, Salvi GE, Schwarz F, Tarnow D, Tomasi C, Wang HL, Zitzmann N: Peri-implant diseases and conditions. Consensus report of workgroup 4 of the 2017 World Workshop on the Classification of Periodontal and Peri-Implant Diseases and Conditions. J Periodontol, 89（Suppl 1）: S313-S318, 2018.

3）Derks J, Tomasi C. Peri-implant health and disease. A systematic review of current epidemiology. J Clin Periodontol, 42（Suppl 16）: S158-171, 2015.

4）Ogata Y, Nakayama Y, Tatsumi J, Kubota T, Sato S, Nishida T, Takeuchi Y, Onitsuka T, Sakagami R, Nozaki T, Murakami S, Matsubara N, Tanaka M, Yoshino T, Ota J, Nakagawa T, Ishihara Y, Ito T, Saito A, Yamaki K, Matsuzaki E, Hidaka T, Sasaki D, Yaegashi T, Yasuda T, Shibutani T, Noguchi K, Araki H, Ikumi N, Aoyama Y, Kogai H, Nemoto K, Deguchi S, Takiguchi T, Yamamoto M, Inokuchi K, Ito T, Kado T, Furuichi Y, Kanazashi M, Gomi K, Takagi Y, Kubokawa K, Yoshinari N, Hasegawa Y, Hirose T, Sase T, Arita H, Kodama T, Shin K, Izumi Y, Yoshie H. Prevalence and risk factors for peri-implant diseases in Japanese adult dental patients. J Oral Sci, 59（1）: 1-11, 2017.

5）Salvi GE, Aglietta M, Eick S, Sculean A, Lang NP,

Ramseier CA. Reversibility of experimental peri-implant mucositis compared with experimental gingivitis in humans. Clin Oral Implants Res, 23 (2) : 182-190, 2012.

6) Lang NP, Bragger U, Walther D, Beamer B, Kornman KS. Ligature-induced peri-implant infection in cynomolgus monkeys. I. Clinical and radiographic findings. Clin Oral Implants Res, 4 (1) : 2-11, 1993.

7) Costa FO, Takenaka-Martinez S, Cota LO, Ferreira SD, Silva GL, Costa JE. Peri-implant disease in subjects with and without preventive maintenance: a 5-year follow-up. J Clin Periodontol. 39: 173-181, 2012

8) Jepsen S, Berglundh T, Genco R, Aass AM, Demirel K, Derks J, Figuero E, Giovannoli JL, Goldstein M, Lambert F, Ortiz-Vigon A, Polyzois I, Salvi GE, Schwarz F, Serino G, Tomasi C, Zitzmann NU, Primary prevention of peri-implantitis. managing peri-implant mucositis. J Clin Periodontol, 42 (Suppl 16) : S152-157, 2015.

9) Lindhe J, Berglundh T, Ericsson I, Liljenberg B, Marinello C. Experimental breakdown of peri-implant and periodontal tissues. A study in the beagle dog. Clin Oral Implants Res, 3 (1) : 9-16, 1992.

10) Carcuac O, Berglundh T. Composition of human peri-implantitis and periodontitis lesions. J Dent Res, 93 (11) : 1083-8, 2014.

11) Derks J, Schaller D, Håkansson J, Wennström JL, Tomasi C, Berglundh T. Peri-implantitis - onset and pattern of progression. J Clin Periodontol, 43 (4) : 383-8, 2016.

12) Nitta H, Katagiri S, Nagasawa T, Izumi Y, Ishikawa I, Izumiyama H, Uchimura I, Kanazawa M, Chiba H, Matsuo A, Utsunomiya K, Tanabe H, Takei I, Asanami S, Kajio H, Ono T, Hayashi Y, Ueki K, Tsuji M, Kurachi Y, Yamanouchi T, Ichinokawa Y, Inokuchi T, Fukui A, Miyazaki S, Miyauchi T, Kawahara R, Ogiuchi H, Yoshioka N, Negishi J, Mori M, Mogi K, Saito Y, Tanzawa H, Nishikawa T, Takada N, Nanjo K, Morita N, Nakamura N, Kanamura N, Makino H, Nishimura F, Kobayashi K, Higuchi Y, Sakata T, Yanagisawa S, Tei C, Ando Y, Hanada N, Inoue S. The number of microvascular complications is associated with an increased risk for severity of periodontitis in type 2 diabetes patients: Results of a multicenter hospital-based cross-sectional study. J Diabetes Investig, 8 (5) : 677-686, 2017.

13) Komazaki R, Katagiri S, Takahashi H, Maekawa S, Shiba T, Takeuchi Y, Kitajima Y, Ohtsu A, Udagawa S, Sasaki N, Watanabe K, Sato N, Miyasaka N, Eguchi Y, Anzai K, Izumi Y. Periodontal pathogenic bacteria, Aggregatibacter actinomycetemcomitans affect non-alcoholic fatty liver disease by altering gut microbiota and glucose metabolism. Sci Rep, 7: 13950, 2017.

14) Ye C, Katagiri S, Miyasaka N, Bharti P, Kobayashi H, Takeuchi Y, Momohara Y, Sekiguchi M, Takamine S, Nagasawa T, Izumi Y. The anti-phospholipid antibody-dependent and independent effects of periodontopathic bacteria on threatened preterm labor and preterm birth. Arch Gynecol Obstet, 288 (1) : 65-72, 2013.

15) 辰巳順一，申基喆，児玉利朗，日下部善胤，太田幹夫，佐藤秀一，石原裕一，久保田健彦，佐瀬聡良，長谷川嘉昭，廣瀬哲之，小方頼昌，伊藤公一，吉江弘正．日本歯周病学会会員のインプラント治療に関するアンケート調査報告．日歯周誌，54 (3) : 265-276, 2012.

16) Heitz-Mayfield LJ. Peri-implant diseases: diagnosis and risk indicators. J Clin Periodontol, 35 (Suppl 8) : 292-304, 2008.

17) Aguirre-Zorzano LA, Estefanía-Fresco R, Telletxea O, Bravo M. Prevalence of peri-implant inflammatory disease in patients with a history of periodontal disease who receive supportive periodontal therapy. Clin Oral Implants Res, 26 (11) : 1338-44. 2015.

18) Roccuzzo M, De Angelis N, Bonino L, Aglietta M. Ten-year results of a three-arm prospective cohort study on implants in periodontally compromised patients. Part 1: implant loss and radiographic bone loss. Clin Oral Implants Res, 21 (5) : 490-6, 2010.

19) AAP Board of Trustees. Peri-implant mucositis and peri-implantitis: a current understanding of their diagnoses and clinical implications. J Periodontol, 84 (4) : 436-43, 2013.

20) Schwarz F, Derks J, Monje A, Wang HL. Peri-implantitis. J Periodontol, 89 (Suppl 1) : S267-S290. 2018.

21) Lee CT, Huang YW, Zhu L, Weltman R. Prevalences of peri-implantitis and peri-implant mucositis: systematic review and meta-analysis. J Dent, 62: 1-12. 2017.

22) Renvert S, Persson GR, Pirih FQ, Camargo PM. Peri-implant health, peri-implant mucositis, and peri-implantitis: Case definitions and diagnostic considerations. J Clin Periodontol, 45 (Suppl 20) : S278-S285. 2018.

23) Canullo L, Tallarico M, Radovanovic S, Delibasic B, Covani U, Rakic M. Distinguishing predictive profiles for patient-based risk assessment and diagnostics of plaqueinduced, surgically and prosthetically triggered peri-implantitis. Clin Oral Implants Res, 27 (10) : 1243-1250, 2016.

24) Hämmerle CHF, Tarnow D. The etiology of hard- and soft-tissue deficiencies at dental implants: A narrative review. J Periodontol, 89 (Suppl 1) : S291-S303, 2018.

25) Lang NP, Wilson TG, Corbet EF. Biological complications with dental implants: their prevention, diagnosis and treatment. Clin Oral Implants Res, 11 (Suppl1) : 146-55, 2000.

26) Lang NP, Berglundh T, Heitz-Mayfield LJ, Pjetursson BE, Salvi GE, Sanz M. Consensus statements and recommended clinical procedures regarding implant survival and complications. Int J Oral Maxillofac Implants, 19: 150-154, 2004.

27) Luterbacher S, Mayfield L, Brägger U, Lang NP. Diagnostic characteristics of clinical and microbiological tests for monitoring periodontal and peri-implant mucosal tissue conditions during supportive periodontal therapy (SPT). Clin Oral Implants Res, 11 (6) : 521-9, 2000.

28) Serino G, Turri A, Lang NP. Probing at implants with peri-implantitis and its relation to clinical peri-implant bone loss. Clin Oral Implants Res, 24 (1) : 91-5, 2013.

29) 和泉雄一，小田茂，竹内康雄，水谷幸嗣．「歯周外科のハプニング＆リカバリー」クインテッセンス出版，2016.

30) Löe H, Theilade E, JENSEN SB. Experimental gingivitis

in man. J Periodontol, 36: 177-187, 1965.

31) Loesche, Walter J. Chemotherapy of dental plaque infections. Oral science reviews, 9: 65-107, 1976.

32) Hajishengallis G, Lamont RJ. Beyond the red complex and into more complexity: the polymicrobial synergy and dysbiosis (PSD) model of periodontal disease etiology. Mol Oral Microbiol, 27 (6) : 409-19, 2012.

33) Haffajee AD, Socransky SS. Microbial etiological agents of destructive periodontal diseases. Periodontol 2000, 5: 78-111, 1994.

34) Gibbons RJ, Banghart S. Induction of dental caries in gnotobiotic rats with a levan-forming streptococcus and a streptococcus isolated from subacute bacterial endocarditis. Arch Oral Biol, 13 (3) : 297-308, 1968.

35) Gibbons RJ, Berman KS, Knoettner P, Kapsimalis B. Dental caries and alveolar bone loss in gnotobiotic rats infected with capsule forming streptococci of human origin. Arch Oral Biol, 11 (6) : 549-60, 1966.

36) Socransky SS. Criteria for the infectious agents in dental caries and periodontal disease. J Clin Periodontol, 6 (7) : 16-21, 1979.

37) Socransky SS, Haffajee AD, Cugini MA, Smith C, Kent RL Jr. Microbial complexes in subgingival plaque. J Clin Periodontol, 25 (2) : 134-44, 1998.

38) Mombelli A, van Oosten MA, Schurch E Jr, Land NP. The microbiota associated with successful or failing osseointegrated titanium implants. Oral Microbiol Immunol, 2 (4) : 145-51, 1987.

39) Shibli JA, Melo L, Ferrari DS, Figueiredo LC, Faveri M, Feres M. Composition of supra- and subgingival biofilm of subjects with healthy and diseased implants. Clin Oral Implants Res, 19 (10) : 975-982, 2008.

40) Máximo MB, de Mendonça AC, Renata Santos V, Figueiredo LC, Feres M, Duarte PM. Short-term clinical and microbiological evaluations of peri-implant diseases before and after mechanical anti-infective therapies. Clin Oral Implants Res, 20 (1) : 99-108, 2009.

41) Tanner A, Maiden MF, Lee K, Shulman LB, Weber HP. Dental implant infections. Clin Infect Dis, 25 (Suppl 2) : S213-217, 1997.

42) Fürst MM, Salvi GE, Lang NP, Persson GR. Bacterial colonization immediately after installation on oral titanium implants. Clin Oral Implants Res, 18 (4) : 501-8, 2007.

43) Quirynen M, Vogels R, Peeters W, van Steenberghe D, Naert I, Haffajee A. Dynamics of initial subgingival colonization of 'pristine' peri-implant pockets. Clin Oral Implants Res, 17 (1) : 25-37, 2006.

44) Sumida S, Ishihara K, Kishi M, Okuda K. Transmission of periodontal disease-associated bacteria from teeth to osseointegrated implant regions. Int J Oral Maxillofac Implants, 17 (5) : 696-702, 2002.

45) Tribble GD, Lamont RJ. Bacterial invasion of epithelial cells and spreading in periodontal tissue. Periodontol 2000, 52 (1) : 68-83, 2010.

46) Van Assche N, Van Essche M, Pauwels M, Teughels W, Quirynen M. Do periodontopathogens disappear after full-mouth tooth extraction?. J Clin Periodontol, 36 (12) : 1043-7, 2009.

47) Danser MM, van Winkelhoff AJ, van der Velden U. Periodontal bacteria colonizing oral mucous membranes in edentulous patients wearing dentalimplants. J Periodontol, 68 (3) : 209-16, 1997.

48) de Waal YC, Raghoebar GM, Meijer HJ, Winkel EG, van Winkelhoff AJ. Prognostic indicators for surgical peri-implantitis treatment. Clin Oral Implants Res, 27 (12) : 1485-1491, 2016.

49) Leonhardt A, Renvert S, Dahlén G. Microbial findings at failing implants. Clin Oral Implants Res, 10 (5) : 339-345, 1999.

50) Persson GR, Samuelsson E, Lindahl C, Renvert S. Mechanical non-surgical treatment of peri-implantitis: a single-blinded randomized longitudinal clinical study. II. Microbiological results. J Clin Periodontol, 37 (6) : 563-573, 2010.

51) Koyanagi T, Sakamoto M, Takeuchi Y, Maruyama N, Ohkuma M, Izumi Y. Comprehensive microbiological findings in peri-implantitis and periodontitis. J Clin Periodontol, 40 (3) : 218-226, 2013.

52) Maruyama N, Maruyama F, Takeuchi Y, Aikawa C, Izumi Y, Nakagawa I. Intraindividual variation in core microbiota in peri-implantitis and periodontitis. Sci Rep, 4: 6602, 2014.

53) Shiba T, Watanabe T, Kachi H, Koyanagi T, Maruyama N, Murase K, Takeuchi Y, Maruyama F, Izumi Y, Nakagawa I. Distinct interacting core taxa in co-occurrence networks enable discrimination of polymicrobial oral diseases with similar symptoms. Sci Rep, 6: 30997, 2016.

2 歯周炎罹患患者へのインプラント治療のリスク

2-1 インプラント周囲炎と歯周炎との関係

現在まで様々なリスクインディケーターが示されているが、2018年6月のユーロペリオ9でAAP/EFPが共同で公式発表したリスクインディケーターに歯周炎の既往歴は含まれている[1]。ではどのように歯周炎とインプラント周囲炎はリンクしているのであろうか。

インプラント周囲粘膜炎と歯肉炎の病理組織学的特徴は類似している。以下にその特徴を述べる[2-4]。

・細菌性プラークが原因で、生体免疫反応としての炎症が起こる
・炎症の広がりや炎症性細胞の分布などが類似している
・粘膜 / 歯肉に炎症は限局しており、骨にまで炎症は及ばず辺縁骨喪失を起こさない
・プラークを除去すれば組織の炎症は消退し、可逆性病変の性質をもつ。

また、インプラント周囲炎と歯周炎には相違点もあるが、病理組織学的特徴の類似点を挙げる[5, 6]。

・細菌性プラークが原因で、生体免疫反応としての炎症が起こっており、周囲組織の破壊を伴う。
・炎症の広がりはインプラント周囲炎では歯周炎と比べてかなり大きく、炎症性細胞の分布もより急性的ではあるが、どちらも慢性疾患の特徴であるB細胞や形質細胞が多くを占める。
・周囲組織の破壊を伴っているが、骨にまで細菌の侵入は見られない。
・健康→インプラント粘膜炎→インプラント周囲炎、健康→歯肉炎→歯周炎と前駆病変を介してからそれぞれのステージに移行する。
・細菌性プラークを除去すれば組織の炎症は消退する。ただし失われた組織は完全には戻らない（不可逆性病変）。

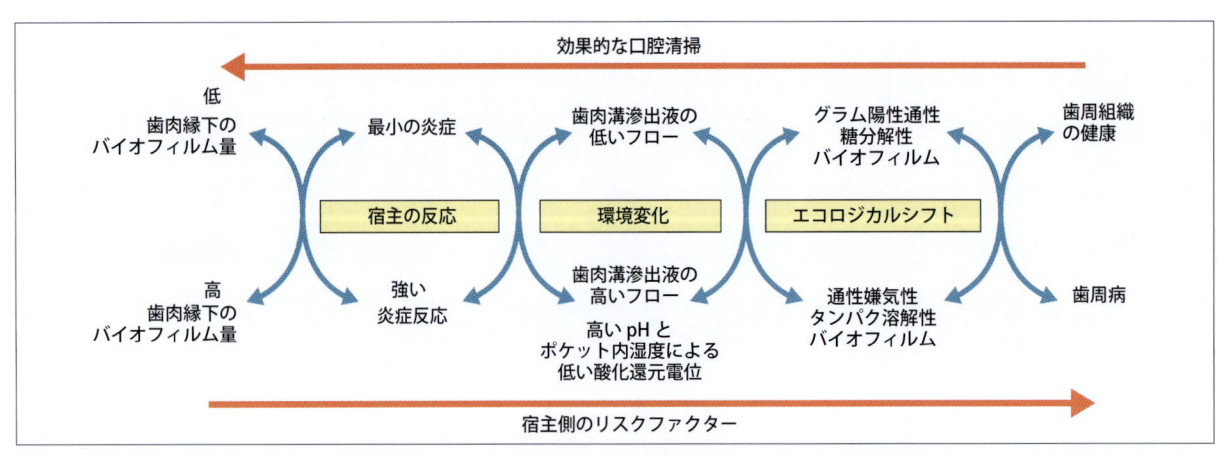

図1 歯周疾患におけるプラーク環境説（[11]より引用改変）。歯肉縁下のバイオフィルム量が多いと強い炎症反応が起こり、多量の歯肉溝滲出液、出血などが見られるようになり、環境変化が起こる。その変化により、通性嫌気性タンパク溶解性バイオフィルムが増え、歯周病を発症するというモデル。インプラント周囲にも同様のことが言えると考えられる。

2-1-1　歯を抜歯すればインプラント周囲炎のリスクは減るのか？

　健康な歯肉溝とインプラント周囲粘膜縁下の細菌叢、歯肉炎とインプラント周囲粘膜炎のそれもかなり類似している[7]。インプラント周囲炎においては細菌性プラークの組成においても相違点はあるものの、通性〜偏性嫌気性菌の分布が多くなり、Red complex と言われる P. gingivalis、T. forsythia、T. denticola など歯周炎に強く関連する細菌量、分布が増える[8]。つまり、歯周病と同様、インプラント周囲疾患は細菌性プラーク由来が病因であり、因果関係も証明されていることから[4, 9]、同様な性質を有する疾患であると言える。このことから、歯周炎関連細菌がインプラント周囲炎発症の大きな役割を果たしているのではないかと考えられるようになった。また、歯周ポケットに存在する歯周炎関連細菌はインプラント周囲にも播種が起こることが示されており、3〜6ヶ月の期間でその細菌叢は確立するのではないかと考えられている[7]。そのため歯周炎に罹患した歯自体の撲滅を行うことによりインプラント周囲疾患は起こらなくなるのではという考えも存在した。しかし、Quirynen ら[10] は、重度歯周炎に罹患した患者10名の歯の全抜歯を行い、6ヶ月後にインプラントを埋入、その3〜6ヶ月後に2次手術を行い、アバットメントを装着した。その

1年後、細菌培養、qPCR ならびにチェッカーボード法を用い、細菌学的検討を行った。それにより、以下の結果が得られた。

- ・インプラント周囲溝、唾液中ならびに舌背からの総菌数の減少
- ・P. gingivalis、T. forsythia 数の減少
- ・P. intermedia、A. actinomycetemcomitans 数は変化なし

　このことにより、歯周炎に罹患した歯の全抜歯を行っても、総菌数ならびに歯周炎関連菌の一部に減少が見られるが、決して撲滅することはできないことが示された。すなわち、舌背、頬粘膜、扁桃などにこれらの菌は無歯顎であっても存在しうる。さらに、インプラントのようにバイオフィルムが安定して付着できる物体が口腔内にあり、適切なプラークコントロールがなされていなければ、歯周病と同様のプロセスでインプラント周囲ポケットも炎症と共に深化し、通性〜偏性嫌気性菌が生育できる環境が整うようになる。プラーク環境説[11, 12] を鑑みれば、環境さえ整えば口腔常在菌の分布や量の変化が起こることは理解できる（**図1**）。

2-1-2　なぜ、歯周炎既往患者のリスクはあがるのか？

　では、健常者と歯周炎既往歴のある患者において細菌性プラークが同様に存在するのに、なぜ歯周炎既往歴のある患者においてインプラント周囲炎のリスクが上昇するのだろうか。ここで細菌学だけでは説明のつかないことがある。それは口腔細菌に対する、個々の宿主の免疫反応の違いである。インプラント周囲とその補綴装置に付着する細菌性プラークに対する、患者固有の炎症性反応に大きな個人差が見られ[13, 14]、その反応の違いが病変の発症と進行を特徴づけている。

　そのため歯周炎に罹りやすい患者では、病因が同じならばインプラント周囲炎にも罹りやすいかもしれないという推論が成り立つ。歯周炎を引き起こす細菌性プラークに対して、炎症性反応が過剰に起こりやすい宿主の場合、インプラントを応用した際にも、宿主の免疫反応は変えられないため、やはりインプラント周囲炎に罹りやすいのではないかと考えられている。

　次に歯周炎既往患者と健常者のインプラント治療における報告されている違いを見てみる。

Eke ら[15] による 2009～2012 年の北米での調査によると、30 歳以上の 46％の国民が歯周炎に罹患していることが報告され、スウェーデンのヨンショーピング市における 2013 年のデータを解析した最新の横断研究[16] では中等度以上の歯周炎の経験があるものは 40％で、1983 年、1993 年、2003 年のデータと比べて漸次減少傾向が見られた（**図2**）。一方、日本の最新の歯科疾患実態調査（2016 年）（**図3**）では 4 mm 以上のポ

ケットを有するものが、高齢になるにつれて以前の調査よりも増加しており、上記 2 本の論文データと単純比較はできないものの、歯周炎の治療や予防についてはまだまだ他の先進国よりも劣る部分があることが明らかとなった。しかし、先進国でも 4 割以上の人が歯周炎に罹患していたり、その既往のある人の多くが、インプラント治療を受けていることに変わりはないだろう。

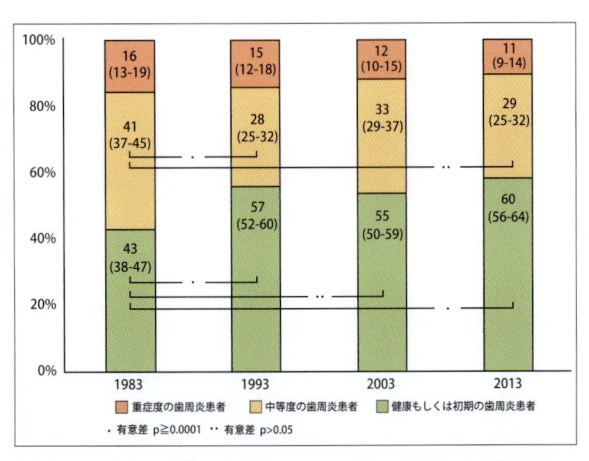

図2　スウェーデンのヨンショーピング市における 20～80 歳の歯周炎既往歴のある患者の割合。40 年間にわたる横断研究の結果、歯周炎がないかほとんどない患者の割合が徐々に増え、重症度の高い患者も減少傾向にあることがわかる。

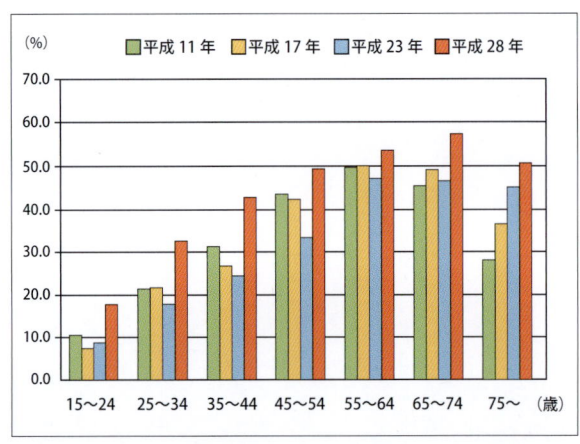

図3　4 mm 以上の歯周ポケットを有する者の割合の年次推移。2016 年の歯科疾患実態調査からのデータ。4 mm 以上のポケットを有するものの割合がどの年代層においても増加傾向にある。8020 達成者が 50％を超えるようになった時代であるが、まだまだ歯周治療が日本に浸透しきっていないことを示している。

2-2-1　歯周炎既往患者と健常者のインプラント周囲炎の罹患率

　現在までに、歯周炎既往患者と健常者のインプラント周囲炎の罹患率を比べた論文は多数存在する。そのうち長期のフォローアップを有する 2 本の縦断研究を挙げ、データを提示する。

　Karoussis ら[17] は 45 名の歯周炎の既往歴のない群と 8 名の歯周炎を治療し終えた患者群を設定し、インプラント周囲炎の 10 年間での発症率を報告した（インプラント周囲炎定義：PD≧5 mm、BOP（＋）、年間骨喪失＞0.2 mm）。ここでは非歯周炎既往者は 6％、歯周炎既往歴あり群で

は 29％であった（インプラントレベル）。

　Roccuzzo ら[18、19] は 101 名のインプラント治療を提供した患者を対象に 1. 健常者 2. 中等度の歯周炎に罹患しているもの 3. 重度の歯周炎に罹患しているものの 3 群にカテゴリー分けし、歯周病の治療を徹底的に行った後、インプラント治療を施行した。その後、10 年間でのインプラント周囲炎の発症率を調べたところ、≧6 mm のポケット値を示したものは 1.2％　2.16％ 3.27％であり、辺縁骨喪失を≧3 mm 以上示した

ものは 1.5%　2.11%　3.15％となった。結論として健常者群と比べ、歯周炎に罹患していた患者群ではインプラント周囲の骨喪失と深いポケットを形成することが多かった。また、累積防御療法（CIST）[13] のC（局所的・全身的抗菌療法）ならびにD（外科的郭清処置）で治療を受けた患者は 1.11%　2.27%　3.47％で、健全群と重度歯周炎既往歴群とを比較すると重度歯周炎既往歴群で多く、統計学的有意差を認めた。

2-2-2　SPT とインプラント周囲炎のリスクの関係

歯周炎の既往歴だけでなく、最終評価を行い SPT に入った段階で歯周炎が残存しているケースでは、インプラント周囲炎に罹るリスクが一段と高まるのではないかと考えられている。Costa ら[20] は 80 名の中で定期的なメインテナンスを行っていた群（39 名）とメインテナンスを行わなかった群（41 名）を対象に 5 年間のフォローアップを行った。その結果、メインテナンスを行っていなかった群で、歯周炎が残存していたケースではインプラント周囲炎にかかるリスクが高く（インプラント周囲炎定義：PD≧5 mm、BOP（＋）、辺縁骨喪失（＋））、オッズ比で 11.4 であった。歯周炎罹患者における SPT のさらなる重要性が示されている。全参加者の中で見ても、歯周炎が残存していたケースでのオッズ比は 9.2 であり、歯周炎が残存している状態は好ましくなく、SPT を行う前にしっかりと歯周炎を治療しておくことは大切であると考えられる。また、歯周炎の治療を怠り、インプラント治療を行うことは厳に慎まなくてはならない。

2-2-3　歯周炎への易罹患性とインプラント周囲炎の関係

歯周炎に罹りやすい患者は存在し、そのグレードを評価しようという試みは以前より見られた。Hirschfeld ら[21] は 15 年以上前に治療した 600 名の患者を再評価し（平均 22 年のメインテナンス期間）、"Well-maintained"、"Downhill" そして "Extream Downhill" の 3 群を設定し、患者の易罹患性を評価した。"Well-maintained" 群 で は 0.68 本/人の歯を失っていたが、"Downhill" 群、"Extreme Downhill" 群では順に 5.7 本、13.3 本の歯を失っていた。では、もしこういった歯周炎に易罹患性の患者にインプラント治療を行うとどのようなリスクがあるのだろうか。

Fardal ら[22] は再発性の歯周炎を伴う患者にインプラント治療を行った。そのフォローアップの期間（平均 5.4 年）、インプラントの喪失率（早期喪失とインプラント周囲炎によるものを含む）はインプラントレベルで 25％、患者レベルで 64％であったが、コントロール群ではインプラントの喪失は見られなかった。

侵襲性歯周炎[23]（2018 年に発表された AAP-EFP 共同で作成した歯周病のクラシフィケーション[24] では削除されている）と通常の歯周炎、そして健常者との間でのインプラント周囲炎の罹患率に差は見られるだろうか。

Mengel ら[25] は 37 名の患者、150 本のインプラントの 3 年間前向き縦断研究を行った。広汎型侵襲性歯周炎群（15 名、77 本）、広汎型慢性歯周炎群（12 名、43 本）、健常者（12 名、30 本）を対象とし、3 ヶ月 / 回のペースでリコールを行い、リコール時には細菌検査を含む臨床的データを採取した。機能後 1-3 年の間で侵襲性歯周炎群では健常者群と比べ約 3 倍の平均辺縁骨喪失を示し（0.31 mm vs 0.12 mm）、長期的に見るとインプラント喪失のリスクが高くなる可能性

グループ	1年目	3年目	合計
インプラント（mm）			
広汎型侵襲性歯周炎（GAgP）患者	0.83±0.71	0.31±0.22	1.14
広汎型慢性歯周炎（GCP）患者	0.68±0.54	0.18±0.11	0.86
健常者	0.58±0.45	0.12±0.08	0.70

表2　機能後1-3年の間で侵襲性歯周炎群では健常者群と比べ約3倍の平均辺縁骨吸収を示しており、長期で見ると、侵襲性歯周炎群の方がインプラント喪失のリスクが高まる可能性がある[25]。

表3　歯周炎がインプラント周囲組織に与える影響を見た表[27]。健常者がインプラント周囲に≧5mmのポケットを有し、骨喪失を認める割合と、歯周治療を受け、残存ポケットが残っていない歯周炎既往患者における同割合はほぼ同程度であり、適切な歯周治療、SPT、そしてセルフケアが歯周炎既往歴のある患者には大変重要であることがわかる。

インプラントレベルにおけるPD≧5mm＋BOP（＋）と骨喪失（＞2mm、＞3mm）を伴う有病率を示したデータ

	Implant PD≧5mm(%)	BL＞2mm(%)	BL＞3mm(%)
PCP	26.7*	14.3	8.9
PHP	13.1*‡	6.6‡	3.3†
RP sub-group	43.5†‡	26.1†‡	17.4†
NRP sub-group	15.2†	6.1†	3.0
Overall	19.7	10.3	6.0

PCP：歯周炎の罹患歴のある患者、PHP：健常者、RPサブグループ：（6mm以上の歯周ポケットが1つ以上残存しているグループ）、NRPサブグループ：（歯周ポケットの残存がないグループ）、Over all：全体、BL：骨喪失
*PCPとPHP群間で統計的有意差あり（P=0.05）
†RPサブグループとNRPサブグループ群間で統計学的有意差あり（P＜0.05）
‡RPサブグループとPHP群間で統計学的有意差あり（P＜0.05）

が示された（**表2**）。

　Monje[26]らによる6本の前向き研究を含んだシステマティックレビューによると、辺縁骨喪失は侵襲性歯周炎群で健常群と比較し0.28mm、慢性歯周炎群と比較し0.43mm大きかった（平均フォローアップ期間30±18ヶ月）。またインプラント失敗率（機能していないインプラント）は健常者群、慢性歯周炎群のあるものと比較し、侵襲性歯周炎群で有意に高かった（リスク比：侵襲性歯周炎 vs 健常者　4.0、侵襲性歯周炎 vs 慢性歯周炎既往歴 3.97）。

　では過去に歯周炎の既往がある者はインプラント治療におけるリスクをコントロールすることはできないのであろうか。Cho-Yan-Lee ら[27] はインプラント埋入後5年以上のフォローアップを行っている、117本のストローマンインプラントが埋入された60名の患者を選択した。そして30名の健常者群と歯周炎の罹患歴のある群に分けた。さらに歯周炎の罹患歴のある群では、≧6mm の歯周ポケットが1つ以上残存しているグループと歯周ポケットが残存していないグループに分けた。すべての患者は研究期間を通し、厳密なメインテナンスプログラムを遵守した。結果として、歯周炎の既往自体はインプラント周囲炎のリスクとはならず、フォローアップ時に残存ポケットの存在するグループのみがインプラント周囲に PD≧5mm＋BOP（＋）＋辺縁骨喪失を伴う率が残存ポケットを有しない歯周炎の既往者と健常者よりも高かった。結論として、効果的な歯周治療とメインテナンスにより健康な歯周組織を保つことが重要であると述べた（**表3**）。

　まとめると、歯周炎の既往または罹患者においてのインプラント治療は可能であるが、適切な歯周治療を行った後、テーラーメイドされた SPTを徹底し、健康な歯周組織を維持することは、健常者に対するインプラント治療よりも、さらに重要性が高いことを肝に命じておかねばならない。

2-3 表面性状によるリスク（健常者も含む）

2-3-1 機械研磨表面から粗面を有するインプラントへ

初期のブローネマルクインプラントは機械研磨加工されており、世界のインプラントのゴールドスタンダードとして存在していたが、上顎の軟らかい骨において適切にオッセオインテグレーションを得る確率が下顎に比べ有意に少なく、またオッセオインテグレーションの割合が少ないことから、咬合力に対し抵抗できず、インテグレーションの喪失を起こすこともあった。それらの問題を解決したのが、インプラント表面の粗面化である。その処理によって骨と接する面積が飛躍的に増え、それまでの問題であった上顎の骨質の優れない部位でもインプラント治療を安心して行えるようになった。

Jemt ら[28] はスウェーデンのブローネマルククリニックのみで 1986 年から 2013 年までの 28 年間で埋入されたインプラントの早期失敗を調査した。2000 年頃から中等度の粗面を有するブローネマルクシステムが少しずつ導入され、2004 年には機械研磨のインプラントは完全に使用されなくなった。11,074 回の手術（39,961 本、8,808 名）のうち、616 回の手術で早期失敗（荷重前の失敗ならびに荷重後 1 年までの失敗）が記録されており、機械研磨表面を有するインプラントの失敗率は 7.3％、中等度の粗面を有するインプラントでは 2.0％であった。また、機械研磨表面を有するインプラントでは上顎無歯顎堤に適用したインプラントが 17.2％の割合で早期失敗が見られたのに対し、中等度の粗面を有するものでは3.8％であり、大きな差が認められた。また、経験値の高い施術者であっても、機械研磨表面と中等度の粗面を有するインプラントの間の成功率には差が見られ、経験が浅い術者においても同様であった。つまり粗面を有するインプラントシステムは機械研磨表面を有するインプラントの早期失敗率を術者を問わず大きく改善することとなった。

現在までに様々な粗面が開発されており、チタン粒をプラズマ溶射によりインプラント表面にコーティングするもの（TPS：ストローマンインプラント）、サンドブラスト処理後にエッチングを行うもの（SLA：ストローマンインプラント）、空気圧による酸化チタン粉によるブラスト処理をしたもの（TiOblast：アストラテックインプラント）、陽極酸化処理による酸化チタン皮膜形成を行ったもの（TiUnite：ノーベル・バイオケアインプラント）、フッ化処理によるナノレベルでの粗面を形成したもの（Osseospeed：アストラテックインプラント）などが代表的なものとして挙げられる。

2-3-2 粗面を有するインプラントシステムは辺縁骨吸収を抑制できるか？

Gotfredsen & Karlsson ら[29] は 50 名（133 本）の部分無歯顎患者にインプラント治療を行った。インプラントは中等度の粗面（TiOblast）を有するアストラテックインプラントと機械研磨のものを同一患者に少なくとも 1 本ずつ埋入し、固定性補綴装置はそれぞれで支持されるようにした。補綴装置装着時をベースラインとし、5 年間の辺縁骨変化を記録した。5 年後ではベースラインと比較し、TiOblast インプラントでは 0.52 mm、機械研磨インプラントでは 0.22 mm の辺縁骨吸収を認めたが、両群に有意差は認めなかった。

次に歯周炎に感受性のある患者にインプラント

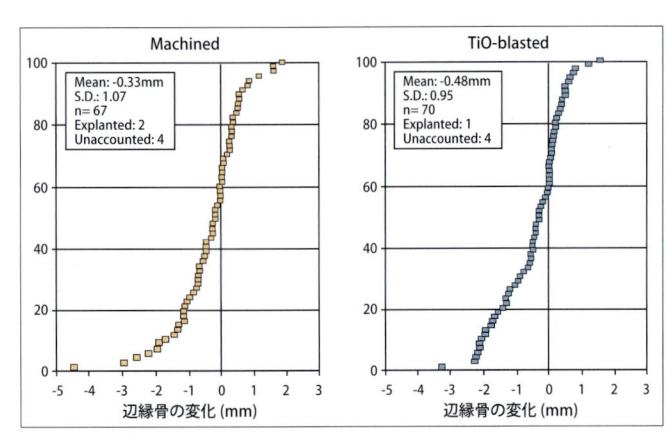

図4　ベースラインから5年後フォローアップ時までの辺縁骨変化（インプラントレベルでの評価）。機械研磨インプラントとTiOblastインプラントとを比較した際、5年間のフォローアップで両群に差は見られない[30]。

を適用した場合を比較した。Wennströmら[30]は上述のGotfredsenらの研究と同様の実験を行った。異なる点として、中等度から重度の歯周炎に罹患した患者群の歯周炎を、口腔衛生指導、非外科的歯周治療と外科的歯周治療を含んだ包括的な歯周治療を行った後、SPTプログラムに参加していた患者が対象となっている。51名（147本）の患者がインプラント治療を受け、上述の研究と同様、TiOblastインプラントと機械研磨インプラントがランダムに適用されたが、少なくとも1患者に2本のインプラントが埋入され、1本ごとにTiOblastインプラントと機械研磨インプラントが埋入された。ベースラインと5年後の辺縁骨変化を比較すると、TiOblastインプラントで0.48mm、機械研磨インプラントで0.33mmの辺縁骨吸収を認めたが、両群に統計学的有意差はやはり認めなかった（**図4**）。

まとめると、健常ならびに歯周炎に感受性の高い患者に辺縁骨吸収を防ぐ目的から粗面を有するインプラントを用いても効果はない。また歯周炎に感受性の高い患者においても、適切なSPTプログラムを提供し、徹底したセルフケアを行うかぎり粗面を有するインプラントであっても辺縁骨吸収は健常者と同等であり、インプラント治療は可能である。

2-3-3　粗面を有するインプラントのリスク

未だ決定的な解決策が見つかっていないのがインプラント周囲炎に対する予防と対策であるが、粗面を有するインプラントでは、一度表面が汚染されるとバイオフィルムの除去が困難となるかもしれないとの危惧がなされている。インプラント周囲疾患の主原因が細菌性プラークであることは因果関係が証明されているため[3-5, 9]、インプラント表面に付着したバイオフィルムが除去できるか否かは、しっかりとした検証が必要となる。

1　表面性状の違いはバイオフィルムの除去に影響するか

Charalampakisら[30]は、20名の研究参加者にチタンディスク（Osseospeed、TiOblast、実験的表面性状、機械研磨）をマウントしたステントを4日間装着させ、ディスク上にバイオフィルムを生育させた。4日後、ステントからチタンディスクを外し、ガーゼに生理食塩水と3種類のマウスリンス（グルコン酸クロルヘキシジン、デルモピノール、エッセンシャルオイル）を含浸

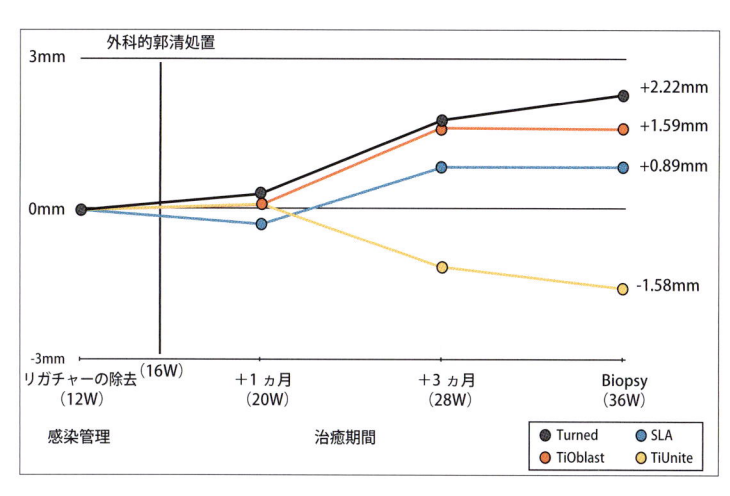

図5 リガチャー除去（12週）と最終検査（36週）間での骨レベルの変化[9]。一つの表面性状を除き骨レベルの回復が認められる。特に機械研磨インプラントの骨レベルの回復が著しい。

させ、それぞれ5秒間清拭を行った。その後、細菌培養による細菌の残留量の調査と走査型電子顕微鏡による清掃後のインプラント表面観察を行った。その結果、どの表面性状、清掃方法においても生菌の残留量に有意な差は見られなかった。しかし、走査型電子顕微鏡による観察では、機械研磨のチタンディスク上には薄い層のバイオフィルムが残存するのみで、他の3つの中等度の粗面を有するディスク上には厚い層の複雑なバイオフィルムが形成されていることがわかった。このことより、清掃後の残存生菌数では違いがないものの、機械研磨チタンディスク表面ではバイオフィルムがより除去、破壊されている可能性があることが示された。少なくとも *in vitro* の状況下でもバイオフィルムの除去は困難なようである。

2 表面性状の違いは治療結果に影響を与えるか

Albouyら[9]によると4種類の表面性状を有するインプラント（機械研磨、SLA、TiOblast、Ti-Unite）を6頭のラブラドール犬の下顎に埋入し、その後インプラント周囲炎をリガチャーにより惹起させ、40〜50%の支持骨が喪失する12週目でリガチャーを除去した。その後1ヶ月のプラークコントロールを行った後、インプラント表面の外科的郭清処置を行った。その後5ヶ月後までフォローアップを行った後、生検を採取した。術後1、3、5ヶ月のエックス線撮影による辺縁骨レベルの回復を**図5**に記す。ひとつの粗面（Ti-Unite）を除き、他のインプラント表面においては骨レベルの回復が見られ、特に機械研磨インプラントにおいて骨レベルの回復が著しかった。また組織学的所見においても骨レベルの回復が見られなかった粗面インプラント（TiUnite）では、やはり炎症性細胞浸潤が他の表面性状のインプラントよりも大きかった。これにより、インプラントの表面性状の違いが治療結果に影響を与える可能性が示唆された。

3 表面性状の違いはインプラント周囲炎の進行スピードに関係するか

ではインプラント周囲炎が起こってしまったインプラントでは表面性状の違いにより進行スピードの違いは見られるであろうか。Berglundhらのビーグル犬を用いた実験で、SLA表面を有するものと研磨表面をもつ、同一形態のティッシュレベルインプラントを下顎小臼歯部に埋入、3ヶ月後にリガチャーを巻き付け、インプラント周囲炎を惹起させた。4ヶ月後、約40%のインプラント

周囲辺縁骨の喪失が見られたところで、リガチャーを除去し、プラークは堆積させたままで5ヶ月後に屠殺し、組織切片を製作した。エックス線撮影による辺縁骨レベルの評価において、SLA群ではリガチャー除去時から5ヶ月で平均1.12 mmのさらなる骨吸収が起こっていたが、研磨表面群では平均0.07 mmでほとんど追加の骨吸収は起こっていなかった。そして、炎症性細胞浸潤の大きさもSLA群では研磨表面群よりも約2倍大きく、統計学的に有意な差を認めた[32]。Albouyら[33]も同様の実験をTiUnite群と機械研磨群で行い、粗面では追加の骨吸収が著明に見られたが、機械研磨群ではほとんど認められなかった。やはり粗面を有するインプラントの方が、インプラント周囲炎に罹患すると研磨表面や機械研磨表面を持つインプラントよりもインプラント支持骨の破壊スピードは早く、炎症性細胞浸潤のサイズも大きかった。

4 インプラント表面性状はインプラント周囲炎の発症時期や罹患率と関連するか

またインプラント周囲炎の発症時期とインプラント表面性状との関連も調査されている。インプラント周囲炎が4年以内、または4年から6年の間で発症しているケースではTiUnite表面、Osseospeed表面、そしてSLA表面を有するインプラントと関連があり、6年以降の発症にでは機械研磨表面を有するインプラントと関連が、後ろ向きの多施設研究により明らかにされている[8]。つまりインプラント周囲炎を発症するケースにおいて、粗面を有するインプラントで早期に発症するリスクが高く、機械研磨表面を有するインプラントにおいては粗面を有するインプラントよりも後にインプラント周囲炎を発症しているようであった。

インプラント周囲炎罹患率においてもインプラントの表面性状により差を認めたという報告がある。Derksら[34]によるスウェーデンにおける大規模横断研究を参照してみると、2003年にインプラント治療を受けた4716名の患者がランダムにスウェーデン社会保険庁のデータベースから選択された。そのうち、治療後9年経過後の2,765名からランダムに900名が選択され、臨床検査を受けた596名が最終的に評価された。BOP（＋）でベースラインと9年経過後のエックス線写真により2 mm以上の骨吸収を認めたものを中等度から重度のインプラント周囲炎と定義すると、SLA表面を有するインプラントと比較し、TiOblast表面ならびにTiUnite表面を有するインプラントでは患者レベルの調査にて、中等度から重度のインプラント周囲炎とより関連性が高かった（オッズ比 TiOblast：3.55、TiUnite：3.77）。

では、ヒトにおいて表面性状の違いが治療効果の違いを生み出すことは示されているのだろうか。一つ信頼性の高いランダム化比較試験を紹介する。

Carcuacら[35]は100名（179本）の重度インプラント周囲炎に対し、4群の治療方法（以下に記す）にランダムに割り当て、外科的郭清治療を行った。

―4群の内訳―
1. クロルヘキシジンによるインプラント体の清拭＋10日のアモキシシリン投薬
2. 生理食塩水によるインプラント体の清拭＋10日のアモキシシリン投薬
3. クロルヘキシジンによるインプラント体の清拭
4. 生理食塩水によるインプラントの清拭

上部構造を外した後、フラップを作成、炎症性組織を除去し、インプラント体に付着した歯石などの硬い付着物をチタンキュレットにより除去した。その後インプラント表面の清拭をクロルヘキシジンもしくは生理食塩水にて行い、必要に応じて骨切除を行った後フラップを閉鎖した。そして、6ヶ月、12ヶ月後に臨床評価を行った。治療の成功基準を≦5 mm PD、BOP／排膿（－）、進行性の骨吸収がないこととした際、機械研磨のインプラント表面では79％であったのに対し、

粗面のインプラントでは34%で大きな治療成績の差が認められた。また粗面のインプラントにおいては抗菌薬の全身投与は若干の効果が認められたが（粗面インプラント：抗菌薬（＋）48.7% vs 抗菌薬（－）14.0%）、機械研磨表面ではその効果は見られなかった。また局所でのクロルヘキシジンによる清拭による効果は認められなかった。この結果により表面性状が治療結果に大きな影響を与える可能性があり、表面性状の違いにより抗菌薬の処方を行うか否かの決定も重要かもしれないことが示された。

　粗面にすることにより、多くの早期失敗は減らすことができたが、生物学的併発症の一つであるインプラント周囲炎に罹患するリスクは上がっていると考えられる。また発症しやすく、進行も早いと考えられ、インプラント周囲炎が発症した際の治療においては、バイオフィルムの除去が、機械研磨表面よりも困難と考えられ、治療成績も劣る。現状、機械研磨表面を有するインプラントが少なく、粗面のインプラントを使用することがほとんどであると思われるが、これらの事実をしっかりと受け止め、インプラント周囲炎が発症する前に予防することが 特に重要となる。

2-4　補綴様式によるリスク（健常者も含む）

　歯周炎によって抜歯になる場合の多くは、歯の周囲の骨と軟組織が大幅に減少しており、インプラント治療自体が困難であることも多い。そのため、インプラント治療のためにしばしば大がかりな垂直、水平の骨増生ならびに軟組織増生が必要なことも多く、患者に多大な身体的、時間的、そして金銭的負担をかけてしまうことがある。その負担を減らすため、今までも様々な試みがなされてきた。例えば歯－インプラントを連結した固定性補綴装置、カンチレバーを有する補綴装置、最小限のインプラントを使用したオーバーデンチャーなどが挙げられる。ここではそれぞれのリスクについて見てみる。

2-4-1　歯－インプラントを連結した固定性補綴装置

　現在では少なくなっているが、インプラントと天然歯の連結も治療オプションのひとつとなる。特に顎堤吸収が著しい場所で、大きな外科的介入を避けたい場合、解剖学的に危険な場所にインプラントを適用したくない時には有効な手段となる。13編の、5年以上のフォローアップのある前向き、後ろ向きコホートをまとめたメタアナリシス[36]によると、インプラント-歯複合支持による固定式補綴装置を持つインプラントの喪失率は、5年平均3.4%、10年平均15.6%で、歯の喪失率は5年平均3.2%、10年平均10.6%であった。また補綴装置自体の生存率は5年：94.1%、10年：77.8%であり、この数値は明らかにイン

プラント支持の固定性補綴装置のインプラントならびに補綴装置の生存率[37]を下回っている。

　だからといってこのような治療オプションは使用するべきでないと言い切れるのであろうか。答えはNOである。なぜなら、治療方針は、最終的には患者が決めるもので、様々なオプションを提示し、患者の身体的、時間的、金銭的、好みなどをよくヒアリングした上で決定していくべきだからである。例えば患者が80歳で、大きな外科的介入を行い、解剖学的に危険な部位にインプラントを行うことは常に正しいのであろうか。十分に歯－インプラント連結に際し信頼できる歯が存在し、危険な場所をけてインプラント埋入ができる

のであれば、少なくとも治療オプションのひとつとして提示するべきであろう。そのため、このようなデータを患者にしっかりと説明することは大変重要である。また 2007 年でのスカンジナビア諸国の有識者を集めたコンセンサス会議で、**インプラント – 歯の連結を避け、インプラント同士の連結を行うためだけに抜歯を行うべきではないと**いう声明が出されていることも付け加えておく [38]。

歯 – インプラントの連結を行う際は、リジッドに行い、キーアンドキーウェイなどの半固定は行わない。多くの場合に歯の圧下が起こり [37]、当初の固定が得られないばかりか、歯ならびにインプラントを喪失する原因となる。

2-4-2　カンチレバーを有するインプラント支持の補綴装置

カンチレバーを有効に使用することにより、咬合支持域を少ないインプラントの本数で増やすことができる（**図6**）。代表例としては All-on-4 などが挙げられるが、傾斜埋入とのコンビネーションにより、さらに効率的なインプラント治療が可能な場合がある。

Wennström ら [39] は 5 年間の前向き研究で、歯周炎既往歴を持つ 45 名の患者のカンチレバーを有するインプラント支持補綴装置（24 の補綴装置）と有さないもの（26 の補綴装置）で、インプラント周囲辺縁骨吸収量の違いがあるか否かを検討した。インプラントレベルでの検討で、カンチレバーを支持するインプラントでは 0.39 mm の骨吸収、カンチレバーを有さない補綴装置を支持するインプラントでは 0.23 mm の骨吸収であり、両者に統計学的有意差は見られなかった。つまり、カンチレバーは辺縁骨の維持には影響を与えなかったと言える。

本研究は、患者が高いレベルの口腔衛生を 5 年間保っていたため有意な差を認めなかったが、カンチレバーを有する部位の清掃は通常より難しい場合もあり、患者に十分な口腔衛生指導を行う必要がある。

Hälg ら [40] は特に歯周炎の罹患歴に関係なく、

症例 1　カンチレバーによる対応例

初診時 80 歳の男性。部分床義歯に満足しておらず、できるだけシンプルで侵襲の少ないインプラント治療を希望されていた。そのため、大きく骨増生が必要な部位を避け、6 5 へインプラント埋入を行い、4 はカンチレバーで対応することとした。アバットメントがストレートに立ち上がり、清掃性を第一に考えた設計となっている。

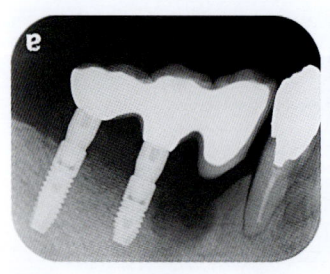 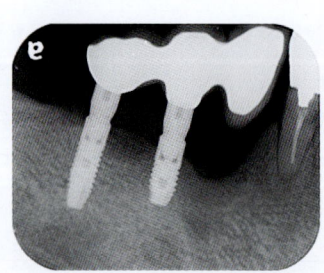 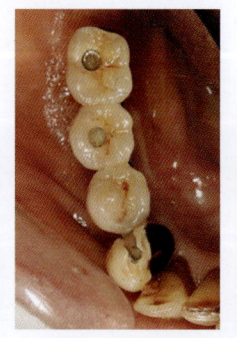 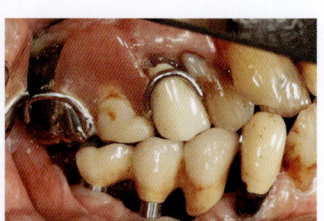

図 6-a　補綴装置セット時。　**図 6-b〜d**　機能後 2 年。5 部のインプラント周囲辺縁骨に 2 mm 程度の骨吸収を認めるが、周囲に BOP や排膿を伴う深いポケットは認めらず、周囲粘膜は健康である。4 部の抜歯に伴う周囲骨のリモデリングとインプラント周囲の厚みのない薄い粘膜が影響していると考えられる。

インプラントを有する45名（78本）の患者を後ろ向きに検討した（平均観察期間5.3年）。カンチレバーを支持するインプラントでは辺縁骨吸収は平均0.23 mm、そうでないものは0.09 mmで、こちらも統計学的有意差を認めなかった。またインプラントの喪失率にも差は見られなかった。

カンチレバーを有する補綴装置においては、機械/補綴的併発症としてアバットメントスクリューの緩み、破折、ポーセレンのチッピングなどが比較的高確率に起こることが報告されている[41-43]。しかし文献からはカンチレバーを有する補綴装置は、辺縁骨吸収やインプラントの喪失に悪影響を与えないことが示されている[44、45]。

2-4-3 オーバーデンチャー

以前よりインプラントオーバーデンチャーのインプラント喪失率は固定性補綴装置を装着したインプラントよりも高いと言われており、Berglundhら[46]のシステマティックレビューによると5年間で固定性補綴装置の場合、2-3%の喪失率であるが、オーバーデンチャーでは5%以上であった。

Meijerら[47]は、下顎インプラントオーバーデンチャーにおけるインプラント周囲疾患の有病率を調査した。2本の前向き研究から150名の2本のインプラントを支持としたインプラントオーバーデンチャーを装着している患者の10年のフォローアップを評価した。インプラント周囲炎の症例定義として、エックス線撮影により≧2 mmの辺縁骨吸収を伴うもの＋BOP/排膿（＋）とした。10年後のインプラント周囲炎の罹患率はインプラントレベルで20.3%、患者レベルで29.3%であり、インプラント周囲粘膜炎の罹患率もインプラント、患者レベル共に、近年のシステマティックレビューが示すデータよりも高かった[48]。

Marroneら[49]による横断研究でもオーバーデンチャーにおけるインプラント周囲炎における罹患リスクは、固定性補綴よりも高く、関連性が認められている。

なぜ、インプラントオーバーデンチャーの生物学的併発症が多いのかはあまり述べられてないが、以下のようなことが考えられる。

1. プラークコントロールが難しい
2. オーバーデンチャーを使用する方は高齢者が多いため、プラークコントロールに対してのモチベーションとコンプライアンスを保つことが難しい
3. オーバーロードによる早期喪失
4. 歯周炎罹患既往者へのインプラント適用

オーバーデンチャーにおける根面板などのアタッチメント周囲のプラークコントロールが難しいのと同様のことが起こっているのではないかと考えられ、技術的な困難性と共に患者のモチベーションの維持も課題であろう。また上下顎の力のコントロールは使用するインプラントが通常少数のため非常に重要であろう。また、無歯顎になる患者において、なぜ歯をすべて失っているのかを知っておく必要もあろう。重度歯周炎既往者であれば、インプラント周囲炎のリスクは上がるため、その点にも注意が必要である。

無歯顎患者には多くの場合、無歯顎になった理由が存在する。歯に対する無関心が関与していることが多く、定期検診や日々のプラークコントロールがおろそかになる患者も多い。そのため、通常の患者よりも、より注意深くメインテナンスを行っていかなくてはならない。

以前より、セメント固定による上部構造を有するインプラントではインプラント周囲炎の罹患率が高いかもしれないことが指摘されている。

Wilson ら[50] は、インプラント周囲炎に罹患したインプラント周囲溝を内視鏡を用いて観察したところ、81%のインプラントにおいてセメント残留を認め、残留セメントを除去すると炎症所見が改善したことを報告した。またインプラント周囲炎を発症していないインプラント群を同様に観察したところ、残留セメントを認めなかった。このことにより、残留セメントはバイオフィルムの格好の足場となり、インプラント周囲疾患が起こりやすくなる環境になることが考えられる。

Linkevicius ら[51] は 77 名の 129 本のインプラントを調査した後ろ向き研究の中で、セメントの残留の有無によりインプラント周囲疾患がある割合を調べたところ、73 本にセメントの残留を認め、そのうちの 62 本（85%）のインプラントにインプラント周囲疾患を認めた。また彼らは、歯周炎の罹患歴のある群と健常群に振り分け、分析したところ歯周炎の既往群では 39 本のすべてのインプラントがインプラント周囲炎に罹患しており、健常群では 34 本中 3 本にインプラント周囲炎が認められた（**表4**）。

ただし、セメント固定とスクリュー固定におけるインプラント周囲辺縁骨吸収量を調べたシステマティックレビュー[52] ではスクリュー固定（平均辺縁骨吸収量 0.89 mm）とセメント固定（平均辺縁骨吸収量 0.53 mm）で有意な差は認めなかった。また Wittneben ら[53] による、スクリュー固定とセメント固定における様々な併発症の割合を調べたシステマティックレビューによると、生物学的併発症の割合はセメント固定の方が全体的に高い傾向はあるが、インプラント周囲疾患の発症率に統計学的な有意差は認められなかった。これらの 2 つのシステマティックレビューは歯周炎の既往などは考慮されていないため、すべての患者のデータで一般化した結論としてはこのようになると考えられる。

ただし、歯周炎の既往をもつ患者においては、インプラント周囲炎に罹患するリスクを高める可能性があるため、セメント固定をする際には、セメントが粘膜縁下に漏出しないよう、インプラント周囲粘膜縁上にマージンを設定するなどの工夫が必須であると考える。

表4 セメント残留のあったインプラントの分析。歯周炎既往群ではセメントの残留のあるインプラントのすべてでインプラント周囲炎を発症している。また、短期観察期間にもかかわらず、8 本のインプラントの喪失が見られた。歯周炎既往患者においてセメント残留は発症率と病変進行スピードに与える影響が著しく大きい可能性がある[51]。

歯周炎の既往歴	インプラント数	併発症		観察期間（平均月数）	観察期間幅（月数）
Yes	39	35	インプラント周囲炎	23.46±1.72（25）	10-48
		4	初期のインプラント周囲炎		
No	34	11	併発症なし	29.91±4.56（34）	9-56
		20	インプラント周囲粘膜炎	40.83±10.15（38）	14-85
		3	初期のインプラント周囲炎		

2-4-5 不適切な補綴形態による清掃不良

インプラント補綴装置の形態不良によって清掃が物理的にできないケースを散見するが（**図7**）、実際インプラント周囲疾患のリスクであることが明確に示されている。

Serino ら[54] の2年間の前向き研究によると、31名の1本以上のインプラント周囲炎を有する患者群（161本のインプラント：54本（32%）：インプラント周囲粘膜炎、86本（52%）：インプラント周囲炎）。に対し、インプラント周囲炎の治療のために外科的郭清処置を行い、その後フォローアップを行い、治療の結果を評価した。本論文ではさらに、補綴装置が清掃可能な状態であるかどうかも調査しているが、なんと 105/161 本

（62%）のインプラントで清掃が不可能な状況であった。また、そのほとんどでインプラント周囲粘膜の炎症を認めた。この論文では、まずこのような清掃ができない補綴装置の場合は、形態修正を行い、十分に口腔衛生ができる状態を確立している。細菌性プラークはインプラント周囲疾患の主原因であるため、口腔衛生が十分にできる補綴装置を提供することは、当然のこととして考えておかねばならない。審美優先のインプラント治療で、口腔衛生に配慮が見られないインプラントを見ることがあるが、このような治療は絶対に行ってはならない。

症例2 不適切な補綴形態による清掃困難が引き起こしたと考えられるインプラント周囲炎

初診時51歳の女性。 ⌐6のインプラント治療例。埋入後3年でインプラント周囲炎を引き起こしてしまった。歯冠高径に対する配慮が甘く、インプラント周囲の清掃が困難になっている。3次元的な埋入ポジションの重要性や対合歯とのクリアランスを考えた骨削除の必要性を考えさせられた症例である。適切なインプラント埋入処置が行われていなかったことに起因する補綴装置の形態不良と言える。最終的な補綴イメージができていなければ、適切なインプラント埋入処置とメインテナビリティに優れた補綴装置を製作することはできない。

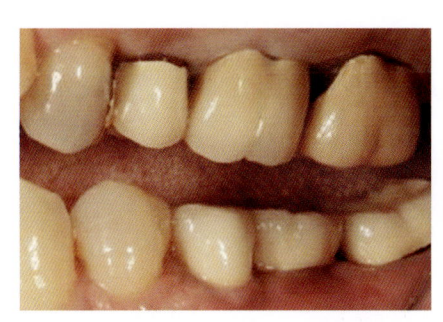

図7-a ⌐6部のインプラント補綴装置。歯冠高径が短く、清掃に工夫が必要となる。本症例では患者にフロスを使用して補綴装置粘膜縁下部のプラークコントロールを指導した。

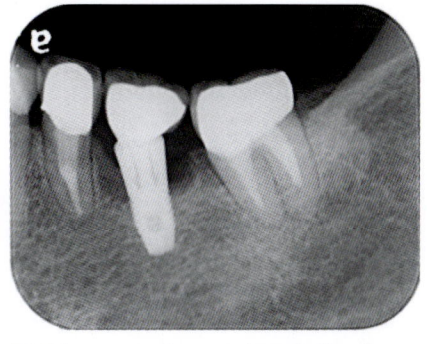

図7-b インプラント埋入後約3年。ベースライン時のエックス線写真と比較し、明らかなインプラント周囲の骨吸収を認める。

PD	36
m	5
b	8
d	8
l	3

図7-c 最大8mmのインプラント周囲ポケットを認め、出血が著しい。

引用論文

1) Berglundh T, Armitage G, Araujo MG, Avila-Ortiz G, Blanco J, Camargo PM et al. Peri-implant diseases and conditions: Consensus report of workgroup 4 of the 2017 World Workshop on the Classification of Periodontal and Peri-Implant Diseases and Conditions. Journal of periodontology, 89: S313-S318, 2018.

2) Berglundh T, Lindhe J, Marinello C, Ericsson I, Liljenberg B. Soft tissue reaction to de novo plaque formation on implants and teeth. An experimental study in the dog. Clin Oral Implants Res, 3: 1-8, 1992.

3) Zitzmann NU, Berglundh T, Marinello CP, Lindhe J. Experimental peri-implant mucositis in man. Journal of clinical periodontology, 28: 517-523, 2001.

4) Salvi GE, Aglietta M, Eick S, Sculean A, Lang NP, Ramseier CA. Reversibility of experimental peri-implant mucositis compared with experimental gingivitis in humans. Clin Oral Implants Res, 23: 182-190, 2012.

5) Lindhe J, Berglundh T, Ericsson I, Liljenberg B, Marinello C. Experimental breakdown of peri-implant and periodontal tissues. A study in the beagle dog. Clin Oral Implants Res, 3: 9-16, 1992.

6) Carcuac O, Berglundh T. Composition of human peri-implantitis and periodontitis lesions. Journal of dental research, 93: 1083-1088, 2014.

7) Heitz-Mayfield LJ, Lang NP. Comparative biology of chronic and aggressive periodontitis vs. peri-implantitis. Periodontology 2000, 53: 167-181, 2010.

8) Charalampakis G, Leonhardt A, Rabe P, Dahlen G. Clinical and microbiological characteristics of peri-implantitis cases: a retrospective multicentre study. Clin Oral Implants Res, 23: 1045-1054, 2012.

9) Albouy JP, Abrahamsson I, Persson LG, Berglundh T. Implant surface characteristics influence the outcome of treatment of peri-implantitis: an experimental study in dogs. Journal of clinical periodontology, 38: 58-64, 2011.

10) Quirynen M, et al. Microbial changes after fullmouth tooth extraction, followed by 2-stage implant placement, J Clin periodontal, 36 (6): 581-589, 2011.

11) Marsh PD. Microbial ecology of dental plaque and its significance in health and disease. Advances in dental research, 8: 263-271, 1994.

12) Marsh PD, Devine DA. How is the development of dental biofilms influenced by the host- Journal of clinical periodontology, 38: 28-35, 2011.

13) Mombelli A, Lang NP. The diagnosis and treatment of peri-implantitis. Periodontology 2000, 17: 63-76, 1998.

14) Renvert S, Persson GR, Pirih FQ, Camargo PM. Peri-implant health, peri-implant mucositis, and peri-implantitis: Case definitions and diagnostic considerations. Journal of periodontology, 89: S304-S312, 2018.

15) Eke PI, Dye BA, Wei L, Slade GD, Thornton-Evans GO, Borgnakke WS et al. Update on Prevalence of Periodontitis in Adults in the United States: NHANES 2009 to 2012. Journal of periodontology, 86: 611-622, 2015.

16) Wahlin Å, Papias A, Jansson H, Norderyd O. Secular trends over 40-years of periodontal health and disease in individuals aged 20-80-years in Jönköping, Sweden: Repeated cross-sectional studies. Journal of clinical periodontology, 17: 467, 2018.

17) Karoussis IK, Salvi GE, Heitz-Mayfield LJ, Bragger U, Hammerle CH, Lang NP. Long-term implant prognosis in patients with and without a history of chronic periodontitis: a 10-year prospective cohort study of the ITI Dental Implant System. Clin Oral Implants Res, 14: 329-339, 2003.

18) Roccuzzo M, De Angelis N, Bonino L, Aglietta M. Ten-year results of a three-arm prospective cohort study on implants in periodontally compromised patients. Part 1: implant loss and radiographic bone loss. Clin Oral Implants Res, 21: 490-496, 2010.

19) Roccuzzo M, Bonino F, Aglietta M, Dalmasso P. Ten-year results of a three arms prospective cohort study on implants in periodontally compromised patients. Part 2: clinical results. Clin Oral Implants Res, 23: 389-395, 2012.

20) Costa FO, Takenaka-Martinez S, Cota LO, Ferreira SD, Silva GL, Costa JE. Peri-implant disease in subjects with and without preventive maintenance: a 5-year follow-up. Journal of clinical periodontology, 39: 173-181, 2012.

21) Hirschfeld L, Wasserman B. A long-term survey of tooth loss in 600 treated periodontal patients. Journal of periodontology, 49: 225-237, 1978.

22) Fardal -, Linden GJ. Tooth loss and implant outcomes in patients refractory to treatment in a periodontal practice. Journal of clinical periodontology, 35: 733-738, 2008.

23) Lang N, Bartold PM, Cullinan M, Jeffcoat M, Mombelli A, Murakami S et al. Consensus Report: Aggressive Periodontitis. Annals of Periodontology, 4: 53-53, 1999.

24) Papapanou PN, Sanz M, Buduneli N, Dietrich T, Feres M, Fine DH et al. Periodontitis: Consensus report of workgroup 2 of the 2017 World Workshop on the Classification of Periodontal and Peri-Implant Diseases and Conditions. Journal of periodontology, 89: S173-S182, 2018.

25) Mengel R, Flores-de-Jacoby L. Implants in patients treated for generalized aggressive and chronic periodontitis: a 3-year prospective longitudinal study. Journal of periodontology, 76: 534-543, 2005.

26) Monie A. et al. Generalized aggressive periodontitis as a risk factor for dental implant failure: a systematic review and meta-analysis, J Periodontol, 285 (10): 1398-1407, 2014.

27) Cho-Yan Lee J, Mattheos N, Nixon KC, Ivanovski S. Residual periodontal pockets are a risk indicator for peri-implantitis in patients treated for periodontitis. Clin Oral Implants Res, 23: 325-333, 2011.

28) Jemt T, Olsson M, Renouard F, Stenport V, Friberg B. Early Implant Failures Related to Individual Surgeons: An Analysis Covering 11,074 Operations Performed during 28 Years. Clinical implant dentistry and related research, 18: 861-872, 2015.

29) Gotfredsen K, Karlsson U. A prospective 5-year study of fixed partial prostheses supported by implants

with machined and TiO2-blasted surface. Journal of prosthodontics : official journal of the American College of Prosthodontists, 10: 2-7, 2001.

30）Wennstrom JL, Ekestubbe A, Grondahl K, Karlsson S, Lindhe J. Oral rehabilitation with implant-supported fixed partial dentures in periodontitis-susceptible subjects. A 5-year prospective study. Journal of clinical periodontology, 31: 713-724, 2004.

31）Charalampakis G, Ramberg P, Dahlén G, Berglundh T, Abrahamsson I. Effect of cleansing of biofilm formed on titanium discs. Clin Oral Implants Res, 26: 931-936, 2015.

32）Berglundh T, Gotfredsen K, Zitzmann NU, Lang NP, Lindhe J. Spontaneous progression of ligature induced peri-implantitis at implants with different surface roughness: an experimental study in dogs. Clin Oral Implants Res, 18（5）: 655-61, 2007.

33）Albouy JP, Abrahamsson I, Berglundh T. Spontaneous progression of experimental peri-implantitis at implants with different surface characteristics: an experimental study in dogs. Journal of clinical periodontology, 39: 182-187, 2012.

34）Derks J, Schaller D, Hakansson J, Wennstrom JL, Tomasi C, Berglundh T. Effectiveness of Implant Therapy Analyzed in a Swedish Population: Prevalence of Peri-implantitis. Journal of dental research, 95: 43-49, 2016.

35）Carcuac O, Derks J, Charalampakis G, Abrahamsson I, Wennstrom J, Berglundh T. Adjunctive Systemic and Local Antimicrobial Therapy in the Surgical Treatment of Peri-implantitis: A Randomized Controlled Clinical Trial. Journal of dental research, 95: 50-57, 2015.

36）Lang NP, Pjetursson BE, Tan K, Bragger U, Egger M, Zwahlen M. A systematic review of the survival and complication rates of fixed partial dentures（FPDs）after an observation period of at least 5 years. II. Combined tooth--implant-supported FPDs. Clin Oral Implants Res, 15: 643-653, 2004.

37）Pjetursson BE, Tan K, Lang NP, Bragger U, Egger M, Zwahlen M. A systematic review of the survival and complication rates of fixed partial dentures（FPDs）after an observation period of at least 5 years. Clin Oral Implants Res, 15: 667-676, 2004.

38）Gotfredsen K, Carlsson GE, Jokstad A, FYRBERG KA, Berge M, Bergendal B et al. Implants and/or teeth: consensus statements and recommendations. Journal of oral rehabilitation, 35: 2-8, 2008.

39）Wennstrom J, Zurdo J, Karlsson S, Ekestubbe A, Grondahl K, Lindhe J. Bone level change at implant-supported fixed partial dentures with and without cantilever extension after 5 years in function. Journal of clinical periodontology, 31: 1077-1083, 2004.

40）Halg GA, Schmid J, Hammerle CH. Bone level changes at implants supporting crowns or fixed partial dentures with or without cantilevers. Clin Oral Implants Res, 19: 983-990, 2008.

41）Palmer RM, Howe LC, Palmer PJ, Wilson R. A prospective clinical trial of single Astra Tech 4.0 or 5.0 diameter implants used to support two-unit cantilever bridges: results after 3 years. Clin Oral Implants Res, 23: 35-40, 2012.

42）Kreissl ME, Gerds T, Muche R, Heydecke G, Strub JR. Technical complications of implant-supported fixed partial dentures in partially edentulous cases after an average observation period of 5 years. Clin Oral Implants Res, 18: 720-726, 2007.

43）Aglietta M, Siciliano VI, Zwahlen M, Bragger U, Pjetursson BE, Lang NP et al. A systematic review of the survival and complication rates of implant supported fixed dental prostheses with cantilever extensions after an observation period of at least 5 years. Clin Oral Implants Res, 20: 441-451, 2009.

44）Aglietta M, Siciliano VI, Zwahlen M, Bragger U, Pjetursson BE, Lang NP et al. A systematic review of the survival and complication rates of implant supported fixed dental prostheses with cantilever extensions after an observation period of at least 5 years. Clin Oral Implants Res, 20: 441-451, 2009.

45）Zurdo J, Romao C, Wennstrom JL. Survival and complication rates of implant-supported fixed partial dentures with cantilevers: a systematic review. Clin Oral Implants Res, 20 Suppl 4: 59-66, 2009.

46）Berglundh T, Persson L, Klinge B. A systematic review of the incidence of biological and technical complications in implant dentistry reported in prospective longitudinal studies of at least 5 years. Journal of clinical periodontology, 29 Suppl 3: 197-212; discussion 232-3, 2002.

47）Meijer HJA, Raghoebar GM, de Waal YCM, Vissink A. Incidence of peri-implant mucositis and peri-implantitis in edentulous patients with an implant-retained mandibular overdenture during a 10-year follow-up period. Journal of clinical periodontology, 41: 1178-1183, 2014.

48）Atieh MA, Alsabeeha NHM, Faggion CM, Duncan WJ. The frequency of peri-implant diseases: a systematic review and meta-analysis. Journal of periodontology, 84: 1586-1598, 2013.

49）Marrone A, Lasserre J, Bercy P, Brecx MC. Prevalence and risk factors for peri-implant disease in Belgian adults. Clin Oral Implants Res 2012.

50）Wilson TG. The positive relationship between excess cement and peri-implant disease: a prospective clinical endoscopic study. Journal of periodontology, 80: 1388-1392, 2009.

51）Linkevicius T, Puisys A, Vindasiute E, Linkeviciene L, Apse P. Does residual cement around implant-supported restorations cause peri-implant disease? A retrospective case analysis. Clin Oral Implants Res, 78, 2012.

52）de Brandão ML, Vettore MV, Vidigal Júnior GM. Peri-implant bone loss in cement- and screw-retained prostheses: Systematic review and meta-analysis. Journal of clinical periodontology, 40: 287-295, 2013.

53）Wittneben J-G, Millen C, Brägger U. Clinical performance of screw- versus cement-retained fixed implant-supported reconstructions--a systematic review. The International journal of oral & maxillofacial implants, 29 Suppl: 84-98, 2014.

54）Serino G, Turri A. Outcome of surgical treatment of peri-implantitis: results from a 2-year prospective clinical study in humans. Clin Oral Implants Res, 22: 1214-1220, 2011.

術前の説明事項・確認事項

1 留意すべき全身疾患について

インフォームドコンセントに関する説明書・治療計画書・同意書については、本会発行済みの「歯周病患者におけるインプラント治療のガイドライン」を参照していただきたい。

本項では、留意すべき全身疾患については、参考にすべき各学会の資料を掲載する。

1-1 糖尿病 (表1)

糖尿病患者へのインプラント治療を行う際の血糖コントロールの目安として、2007年の糖尿病診療ガイドラインでは、HbA1cが6.5未満、空腹時血糖が130mg/dL未満にコントロールされていることが望ましいとしている[1]。

また、術後の合併症を予防し治療結果を良好とするには、術前の血糖コントロールのみならず、術中・術後の血糖コントロールも重要であることは言うまでもない。

表1 血糖コントロール状態によるインプラント治療の適否[1]

指標	優	良	不十分	不良	不可
HbA1c（%）	5.8未満	5.8-6.5未満	6.5-7.0未満	7.0-8.0未満	8.0以上
空腹時血糖値	80-110未満	110-130未満	130-160未満	130-160未満	160以上

（糖尿病診療ガイドライン、2007）

1-2 坑血栓療法を受けている患者 (表2)

狭心症や心筋梗塞、脳梗塞、人工弁置換手術を受けている患者などは、ワルファリンに代表される抗血栓薬を処方されていることが多い。歯科においてこれらの患者に対して外科処置を行う際に問題となるのは、出血が止まりにくいということである。しかし、この問題を避けるために安易に服用を中止することは、大きな問題を引き起こす可能性があると言われ、血栓症の発症やアスピリン療法の中断による脳梗塞/TIA（一過性脳虚血発作）の増加が示されている。ワルファリン療養患者の歯科治療とPT-INR（プロトロンビン時間－国際基準値）の関係についての日本血栓止血学会からの報告を表2に転載する。

表2　ワルファリン療養患者の歯科治療と PT-INR の関係[2]

PT-INR	<1.5	1.5 to<2.0	2.0 to<2.5	2.5 to<3.0	3.0 to<3.5	>3.5
診査、エックス線撮影、印象採得						
簡単な修復処置						
複雑な修復処置、SRP、歯内療法					IR	
普通抜歯、歯周ポケット掻爬術、歯肉形成術						
多数歯抜歯、単純な埋伏歯						
歯肉切除術、歯根端切除術 インプラント埋入（1本） 少数歯の歯肉剥離掻爬術		IR	IR			
全顎抜歯	IR					
広範囲な歯肉剥離掻爬術 多数の埋伏抜歯 多数のインプラント埋入	IR					
観血的整復固定術 顎矯正手術						

□：通法にて処置可能（局所の状態で歯周炎や歯肉炎がある場合には、出血のリスクが増加するため注意を要する）
□：処置は可能であるが、縫合や局所止血剤を使用するなど、局所止血処置を適切に行う。
■：処置は行うべきでない。医師に INR 等の確認を行う。
IR：insufficient research to draw a conclusion

1-3 ｜ 高血圧

　歯科手術と血圧管理については、2014 年に高血圧学会から発表された高血圧ガイドラインから抜粋する[3]。

　歯科治療中にも脳卒中など心血管疾患の発症リスクがあることより、歯科治療に際しても高血圧の有無と血圧管理状況について事前に評価する必要がある。血圧が 180/110 mmHg 以上であれば、緊急処置以外は内科医への紹介を優先する。降圧薬を服用中の患者では、歯科治療当日も服用を忘れないように指導する。歯科治療中、疼痛や不安を伴う処置や時間を要する歯科手技などで血圧上昇が大きいことが報告されている。アドレナリン（エピネフリン）を含む局所麻酔薬により、僅かではあるが血圧は上昇するため、その使用量に配慮しつつ、疼痛管理に必要な麻酔は確実に行うよう心がける。強い不安を訴える患者には精神安定薬の処方も考慮する。

1-4 ｜ 骨吸収薬顎骨壊死 （表3）

　「骨吸収抑制薬関連顎骨壊死の病態と管理：顎骨壊死検討委員会ポジションペーパー 2016」では、骨吸収薬顎骨壊死について以下のように記述している。

　「2003 年、ビスホスホネート（BP）治療を受けているがん患者および骨粗鬆症患者に対して、難治性の顎骨壊死（BP-Related Osteonecrosis of the Jaw, BRONJ）が発生することが初めて報告された。当初はその発症機序、リスク因子、対処法等不明な点が多いため臨床現場では様々な混乱を

招いた。その後、骨粗鬆症に対する新たな治療薬としてデノスマブが登場した。この薬剤はBPと同様に破骨細胞による骨吸収を抑制するが半減期が約1ヶ月と短く骨に沈着、残留しないため顎骨壊死は発症しないと考えられた。しかしその予想に反してこの薬剤を使用している患者にもBRONJと同様の顎骨壊死（DRONJ、denosumab-related ONJ）が同程度の頻度で発生することが判明した。このように作用機序が異なるにも関わらず両薬剤でONJを発生することからARONJ（Antiresorptive agents-related ONJ）という名称が使用されるようになってきた」[4]。

ARONJのリスク因子を**表3**に転載する[4]。

骨吸収抑制薬の投与を受けている患者への歯科インプラント治療については、がん患者、骨粗鬆症患者にかかわらずBP投与前に歯科インプラント治療を行い、その後十分なメインテナンスが施されている場合は、BRONJ発生のリスク因子にはなりにくい。

一方、BP治療中あるいは治療後でのインプラント治療はリスク因子となる確率が高いという報告がある[5,6]。また、デノスマブ投与中の患者への歯科インプラント治療とDRONJ発生の関連は不明である。骨吸収抑制薬を使用しているがん患者へのインプラント治療は避けるのが適切であり、骨粗鬆症患者の場合は、医科歯科連携による協議のうえでインプラント治療を行うか否かを決定することが望ましい。

表3 ARONJのリスク因子（[4]より引用）

1. 局所性	・骨への侵襲的歯科治療（抜歯、インプラント埋入、根尖、あるいは歯周外科手術など） ・不適合義歯、過大な咬合力 ・口腔衛生状態の不良、歯周病、歯肉膿瘍、根尖性歯周炎などの炎症性疾患 ・好発部位：下顎＞上顎、下顎隆起、口蓋隆起、顎舌骨筋線の隆起 ・根管治療、矯正治療はリスク因子とはされていない
2. 骨吸収抑制剤	・窒素含有BP＞窒素非含有BP ・デノスマブ（ランマーク、悪性腫瘍）（プラリア、骨粗鬆症） ・悪性腫瘍用製剤＞骨粗鬆症用製剤 ・投与量および投与期間
3. 全身性	・がん（乳がん、前立腺がん、肺がん、胃がん、大腸がん、多発性骨髄腫、その他のがん） ・糖尿病、関節リウマチ、低Ca血症、副甲状腺機能低下症、骨軟化症、ビタミンD欠乏、腎透析、貧血、骨パジェット病
4. 先天性	・MMP-2遺伝子、チトクローム P450-2C 遺伝子などの SNP
5. ライフスタイル	・喫煙、飲酒、肥満
6. 併用薬	・抗がん薬、副腎皮質ステロイド、エリスロポエチン ・血管新生阻害剤（サリドマイド、スニチニブ、ベバシズマブ、レナリドミドなど） ・チロシンキナーゼ阻害剤

注：いずれの因子もエビデンスに基づいて確定されたものではないことに留意。

参考文献
1) 日本糖尿病協会「歯科医師登録医制度」認定テキスト，日本糖尿病学会，2007.
2) 永井裕樹，抗血栓療法と観血的処置，血栓止血誌19(6)：750-753 2008.
3) 日本高血圧学会高血圧治療ガイドライン作成委員会編，高血圧治療ガイドライン2014，日本高血圧学会，2014.
4) 顎骨壊死検討委員会．骨吸収抑制薬関連骨壊死の病態と管理：顎骨壊死検討委員会ポジションペーパー2016，日本口腔外科学会，2016.
5) Holzinger D, Seemann R, Matoni N, Ewers R, Millesi W,Wutzl A, Effect of dental implants on bisphosphonate-related osteonecrosis of the jaws. Oral Maxillofac Surg. 72(10)：1937. 2014.
6) Matsuo A, Hamada H, Takahashi H, Okamoto A, Kaise H, Chikazu D. Evaluation of dental implants as a risk factor for the development of bisphosphonate-related osteonecrosis of the jaw in breast cancer patients. Odontology. ; 104(3)：363-71. 2016.

2 起こりうる合併症について

2-1 特に注意すべき神経

手術中、手術後に起こりうる合併症で重篤性と緊急性が高いのが、神経麻痺と血管損傷による出血である。

2-1-1 下歯槽神経・オトガイ神経

下顎にインプラント治療を行う際に、最も注意を要する部位と思われる。下歯槽神経（**図1**）は下顎孔から下顎管に入り3本の歯槽枝を出した後、オトガイ孔からオトガイ神経として粘膜内に入り前走し、オトガイ枝・下唇枝・口角枝と別れる（**図2**）。

インプラント手術のドリリングの際に、下歯槽神経ならびにオトガイ孔までの距離をCBCT等を使用し熟知しておくことは当然である。最近では、外科的障害を回避するためにガイデッドサージェリーを応用することも選択肢の一つとして考慮する必要がある。

また、粘膜弁に減張切開を施す場合は、オトガイ孔周囲の粘膜だけでなく前方にも分枝が存在するため、粘膜下に深い切開を入れることは、麻痺を引き起こす原因となるため、注意を要する。

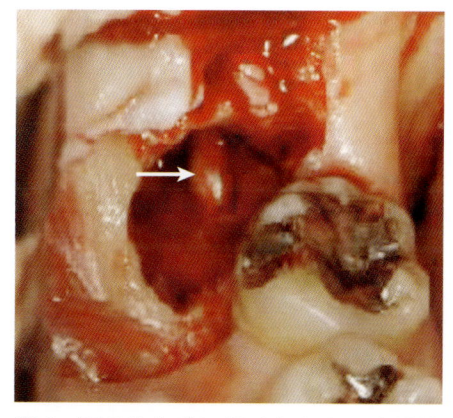

図1 ⎡8̲⎤番抜歯時に認められた下歯槽神経。

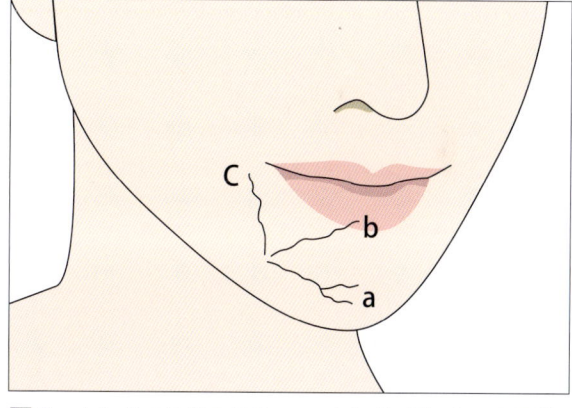

図2 オトガイ神経の分枝。a. オトガイ枝、b. 下唇枝、c. 口角枝

2-2 特に注意すべき血管

2-2-1 舌下動脈・オトガイ下動脈

舌下動脈は舌動脈の分枝として舌下線の内下方を通り前上方に向かい、前歯部歯槽骨下縁ならびにオトガイ棘付近の小孔に入る。オトガイ下動脈は、顔面動脈から分枝し、顎舌骨筋の外側を通っ

てオトガイ下部に達し、下顎骨内に入る。下顎骨舌側にドリルやインプラント体がパーフォレーションすることは、これらの血管を損傷させる危険性が非常に高く、生命に関わる事故につながりかねない（**図3**）。

2-2-2　大口蓋動脈・静脈・神経

大口蓋孔より粘膜内を前方に走行している。インプラント埋入時ならびに口蓋からの結合組織や角化歯肉採取時には注意が必要となる。**図3**に示すように動脈の本幹は小臼歯・犬歯付近まで及ぶので、縦切開には十分な注意が必要となる。

2-2-3　後上歯槽動脈

上顎洞の頬側骨内面に走行していることがあるため、上顎洞底挙上術を行う際は、その走行をCBCTにて十分確認しておく必要がある（**図4**）。開窓時に同部より出血が生じた際には、迅速に出血点を確認し止血鉗子等で圧迫止血を試みる。しかし、出血が多い場合は、出血点を確認し長時間圧迫止血を加えることは困難である。そのような事態に備えて、止血用バイポーラを用意しておくことは有効な手段の一つである。

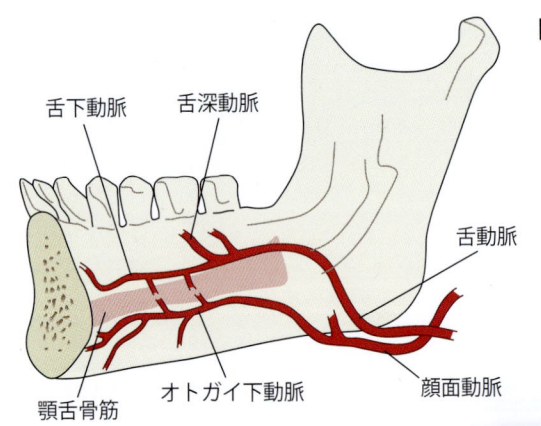

図3　舌下動脈とオトガイ下動脈の位置関係。

（ラベル：舌下動脈、舌深動脈、舌動脈、オトガイ下動脈、顎舌骨筋、顔面動脈）

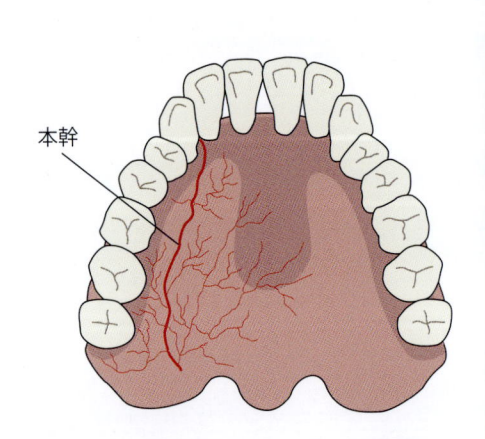

図4　大口蓋動静脈（図3、4：古賀剛人. 科学的根拠から学ぶインプラント外科学応用編. p.10. クインテッセンス出版, 2004，より引用改変）。

（ラベル：本幹）

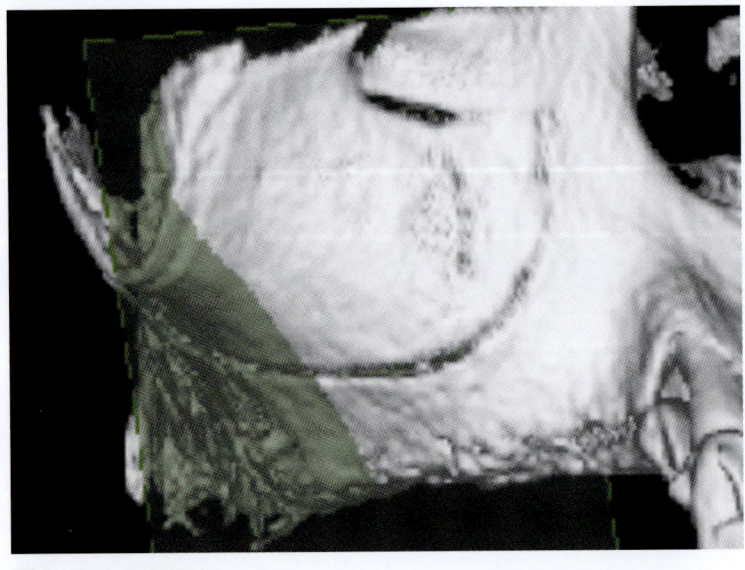

図5　後上歯槽動脈。

3 術後の合併症について

3-1 術後の腫脹・出血斑

　術後の腫脹と皮下出血斑は、インプラント埋入に伴う骨造成術や上顎洞底挙上術を行った場合に高い頻度で発生する（**図1**）。術前に起こりうる可能性について十分に患者に説明しておくことが必須であり、それが患者とのトラブル回避につながる。

3-2 術後感染

　また、合併症の一つとして術後感染が挙げられる。その予防として抗菌薬の使用は必要ではあるが、その過剰投与による耐性菌の発生も大きな問題である。そこで、歯科における術後の感染予防に対する抗菌薬の適正使用ガイドラインを**表3**に示す[1]。

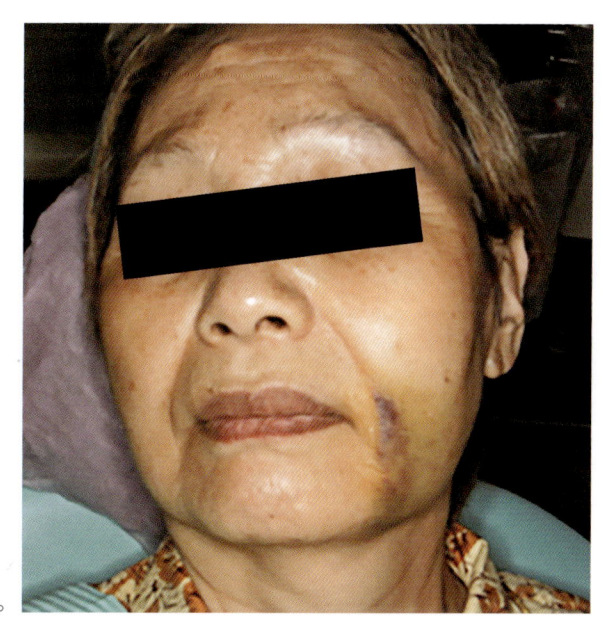

図1　術後の腫脹と出血斑の一例。

参考文献
1）日本化学療法学会 / 日本外科感染症学会術後感染予防抗菌薬適正使用に関するガイドライン作成委員会編,「術後感染予防抗菌薬適正使用のための実践ガイドライン」, 日本化学療法学会 / 日本外科感染症学会, 2016.

表 3 歯科における術後の感染予防に対する抗菌薬の使用ガイドライン[1]

| 術式 | 推奨抗菌薬 | β-ラクタム系抗菌薬アレルギー患者での代替薬 | 投与期間 | | 備考 |
			単回または術後時間	推奨グレード/エビデンスレベル	
歯科用インプラント埋入手術	AMPC（経口 1 回 250 mg～1 g）	CLDM（経口）	単回	A-I	手術 1 時間前に服用。
下顎埋伏智歯抜歯手術	AMPC（経口 1 回 250 mg～1 g）、CVA/AMPC（経口 1 回 375 mg～1.5 g）	CLDM（経口）	単回～48 時間	B-I	手術 1 時間前から服用。骨切除など侵襲の大きな場合や高度な術中汚染を認めた場合は、予防抗菌薬術後投与を考慮。
抜歯 感染性心内膜炎の高リスク症例：①生体弁、人工弁置換患者、②感染性心内膜炎の既往を有する患者、③複雑性チアノーゼ性先天性心疾患：単心室、完全大血管転位、ファロー四徴症、④体循環系と肺循環系の短絡増設術を実施した患者、⑤ほとんどの先天性心疾患、⑥後天性弁膜症、⑦閉塞性肥大型心筋症	ABPC（注）、AMPC（経口 1 回 2 g）	CLDM（経口）、AZM（経口）、CAM（経口）	単回	C1-III	①手術 1 時間前に服用。②米国心臓協会（AHA）のガイドラインでは予防抗菌薬投与の対象症例を下記にとどめている：a. 人工弁置換術後、b. 感染性心内膜炎の既往、c. 先天性心疾患（未修復のチアノーゼ性先天性心疾患）、d. 術後 6 カ月以内、e. 心臓移植患者。③抜歯時の予防抗菌薬の適応に関してはその他の報告も散見される。
抜歯（SSI リスク因子あり）	AMPC（経口 1 回 250 mg～1 g）、CVA/AMPC（経口 1 回 375 mg～1.5 g）	CLDM（経口）	単回～48 時間	C1-III	手術 1 時間前から服用。
抜歯（心内膜炎、SSI のリスク因子なし）	予防抗菌薬の使用は推奨しない	—	—	—	

AMPC：アモキシシリン
CVA/AMPC：クラブラン酸 / アモキシシリン
ABPC：アンピシリン

歯周病患者への治療計画

1 術前診査・歯周基本治療の重要性と 再評価までの治療の流れ

1-1 歯周病を事前にコントロールすることの重要性

　歯周炎既往患者は既往歴のない患者に比べてインプラント周囲の骨吸収が大きく、インプラント周囲炎に罹患しやすいと言われている[1-5]。たとえ歯周炎に対する治療を終えていても歯周炎の既往がインプラント周囲炎のリスクファクターとなるのであれば、歯周炎をコントロールしないインプラント治療は更なるリスクとなる（**表1**）。

　ヒトの口腔内には無数の細菌が生息しており、特に歯周炎患者では歯周病原因菌が増殖している。その状態でインプラントを埋入することは素手で、あるいは未滅菌の外科器具でインプラント埋入手術を行うことと同じである。ゆえに口腔内に歯周病原因菌が多数存在する状態でインプラントを埋入すれば、容易に細菌感染を引き起こすことが予想される。また、インプラント埋入後でも歯周病変部位からの歯周病原因菌が二次的に感染を起こし、インプラント周囲粘膜炎、インプラント周囲炎を引き起こすことは十分に考えられ

る[6-8]。よって歯周病原因菌を極力減らしておくことは不可欠である。

　また、歯周炎患者の口腔機能回復にインプラント治療を選択する場合、残存歯の歯周炎をコントロールした上で、歯の予後をできるだけ予測することは極めて重要である。例えば歯周病のコントロールがされないままインプラント治療を進め、その後、歯周炎に罹患した歯が保存不可能となった時には、さらにその部位もインプラントとなることがあり、その結果患者に経済的、精神的負担を強いることになり、信頼を損ねかねない。さらに残存歯の動揺により咬合力の支持が不安定であれば、インプラントへの負担は増し、咬合性外傷を引き起こしインプラントの早期脱落などの問題を生じる可能性もある[9-11]。

　このように、歯周病を事前にコントロールすることは、細菌学的、力学的、および治療計画の面からも大変重要である（**図1〜3**）。

表1　歯周治療をせずにインプラント治療をすることで起こりうるリスク

1.	埋入時の細菌の一次感染
2.	埋入直後からの細菌の二次感染
3.	治療終了後の残存歯のトラブル
4.	残存歯の動揺によるインプラントの過重負担

1-2　インプラント治療前の歯周基本治療の重要性

症例 1　歯周病が放置されたまま他院でインプラント治療が行われ、インプラント周囲炎などの問題に悩まされた例

患者：72 歳、女性　初診：2018 年 4 月
主訴：左上の歯がなくて具合が悪い
現病歴：前医で長期にわたって通院していた。今回⌊6 7 欠損部に上顎洞底挙上術をし、その後インプラント治療をすると言われ、不安になり当院に来院した。

初診時　2018.4

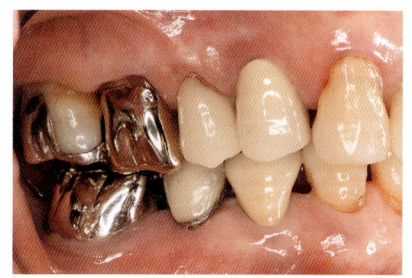
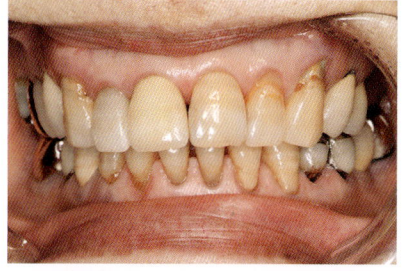
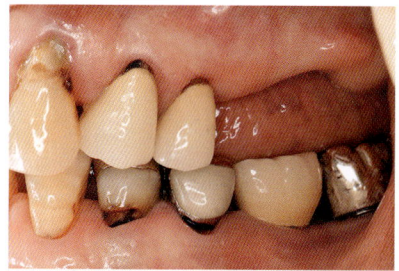
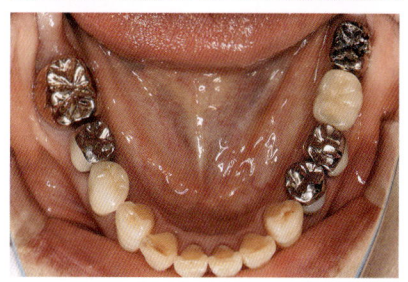
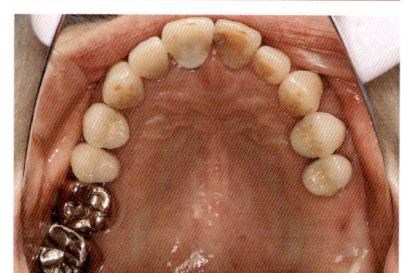

638	433	222	626	333	323	333	222	323	343	623	222	…………	……
7	6	5	4	3	2	1	1	2	3	4	5	6	7
847	623	534	866	524	323	223	322	223	333	622	222	…………	……

337	…………	322	222	222	212	212	312	222	322	222	233	333	568
7	6	5	4	3	2	1	1	2	3	4	5	6	7
336	…………	222	323	323	212	212	213	212	323	322	222	535	454

図 1-a、b　右上下臼歯部には歯周炎が進行しており、⌊4、⌊6 7 部インプラントにはインプラント周囲粘膜炎、インプラント周囲炎が認められる。さらに⌊4 5 には進行したう蝕が進行しているが放置されている。患者は歯周炎、インプラント周囲炎、う蝕についてはまったく伝えられておらず、筆者が診査した内容からの診断を告げると驚いていた。骨吸収の著明な⌊4 については SPT で経過を追っていくが、今後の経過が心配である。

51

患者：60歳、男性
初診日：2010年8月
主訴：歯がぐらつく
現病歴：3年前まで前医でメインテナンスを受けていた
全身的既往歴：15年前禁煙、その他特記事項なし

初診時　2010.8

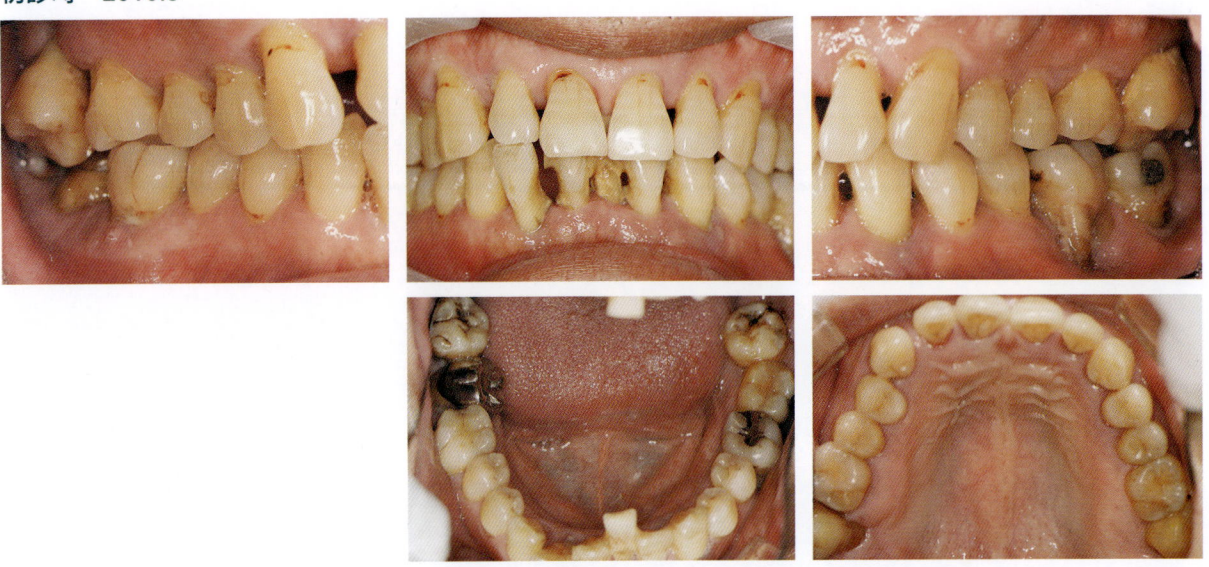

………	475	423	588	626	624	424	325	724	326	833	527	634	5 4 12
7	6	5	4	3	2	1	1	2	3	4	5	6	7
………	567	566	855	667	686	666	876	885	686	986	798	837	14 11 12

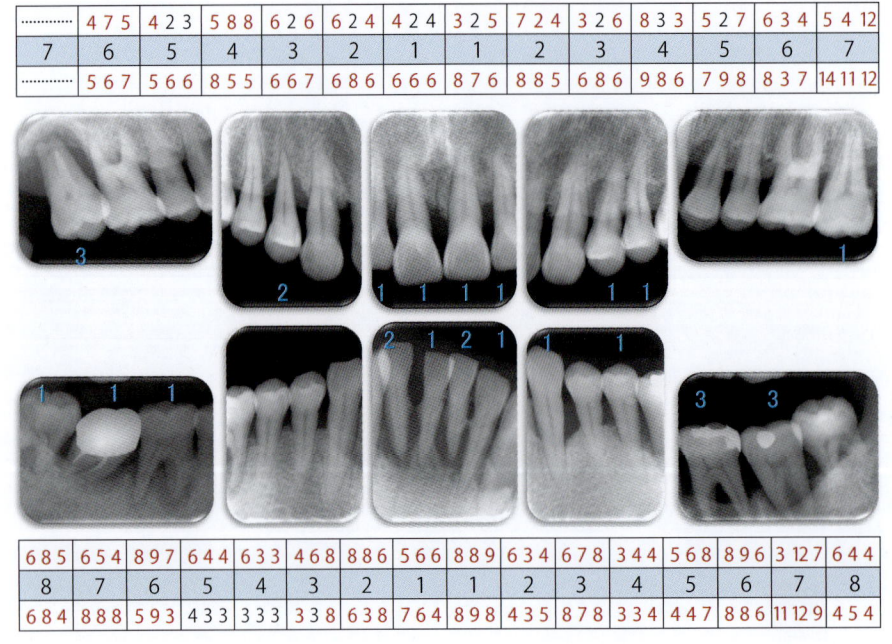

685	654	897	644	633	468	886	566	889	634	678	344	568	896	3 12 7	644
8	7	6	5	4	3	2	1	1	2	3	4	5	6	7	8
684	888	593	433	333	338	638	764	898	435	878	334	447	886	11 12 9	454

青字は動揺度

図2-a、b　全顎的にBOPを伴う深い歯周ポケットと著明な歯槽骨吸収が認められる。⁷|、|6 7、|1、2|、8 7 6|は根尖を超えるほどの歯槽骨吸収がありホープレスと診断した。患者がインプラントを希望した場合、何本のインプラントが必要であろうか。まずは歯周基本治療を徹底して行い再評価を行った。

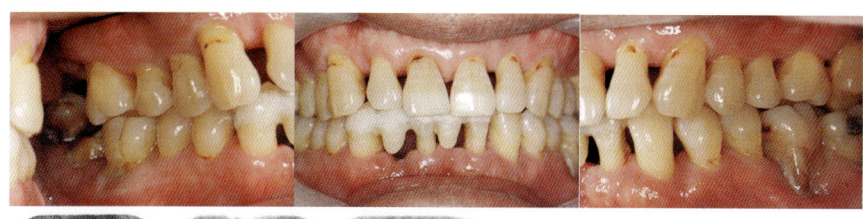

再評価時　2010.11

図 3-a、b 　1|、2|、|7は抜歯、7|、|6 7、|6は咬合の維持のために暫間的に保存している。歯周基本治療により歯周ポケットが大幅に改善。歯周組織が安定傾向のため、歯周外科処置とインプラント治療へ移行した。当初は|6も抜歯してインプラントの予定であったが、患者の強い希望で保存することになり、歯根分割した後、補綴処置を行った。

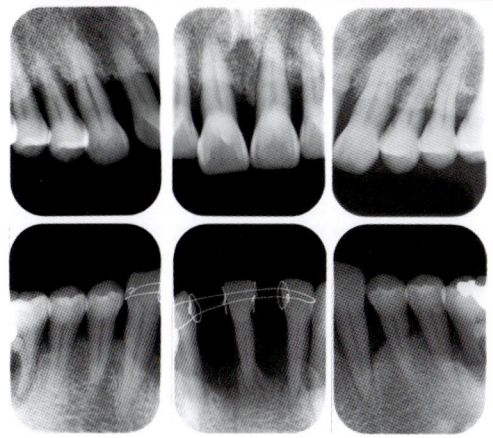

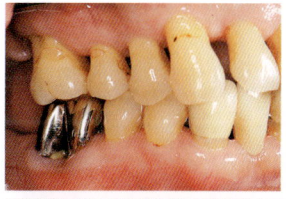
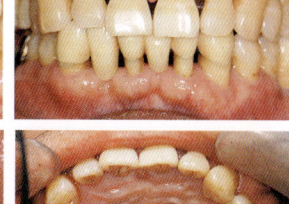
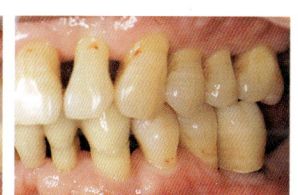

SPT 移行時　2011.11

図 4-a、b 　多くの歯がホープレスであったが、4 mm 以上のポケットは右上下大臼歯部のみとなった。最終的に|6にインプラントを 1 本のみ入れて咬合の安定、歯周組織の安定が得られたため、SPT へ移行した。

262	222	323	323	322	322	223	323	222	322	223	223
6	5	4	3	2	1	1	2	3	4	5	6
323	333	223	323	223	322	223	222	323	322	322	323

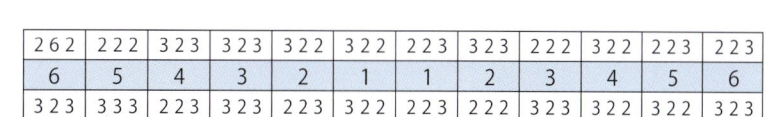

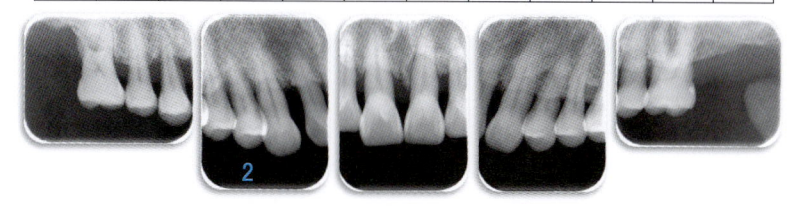

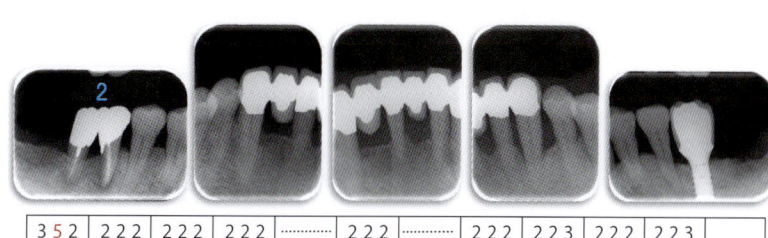

352	222	222	222	....	222	....	222	223	222	223	
6	5	4	3	2	1	1	2	3	4	5	6
242	222	322	222	....	222	....	322	322	222	223	

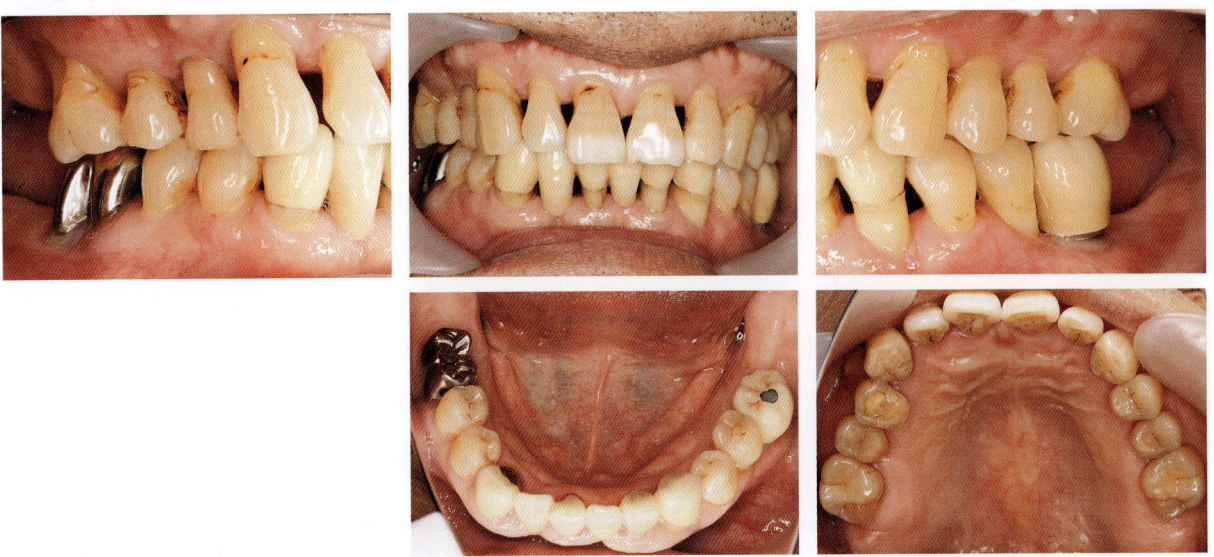

332	223	343	323	323	322	223	524	226	622	226	223
6	5	4	3	2	1	1	2	3	4	5	6
323	323	333	323	323	333	233					

363	333	223	222	………	323	………	222	223	322	323	
6	5	4	3	2	1	1	2	3	4	5	6
333	322	212	223	………	222	………	323	223	212	223	

図 5-a、b　6| の中央に 6 mm のポケットと 2 度の動揺が認められ、|4 の歯槽骨吸収がや
や進行している以外は健全な状態を維持している。インプラント周囲粘膜に僅かな退縮が
見られるが、炎症はなく、歯槽骨レベルに変化はない。

1-3　歯周炎患者へのインプラント治療計画までの治療フローチャート

（日本臨床歯周病学会編　歯周病患者におけるインプラント治療のガイドライン　p.14 図 1 より [12]）

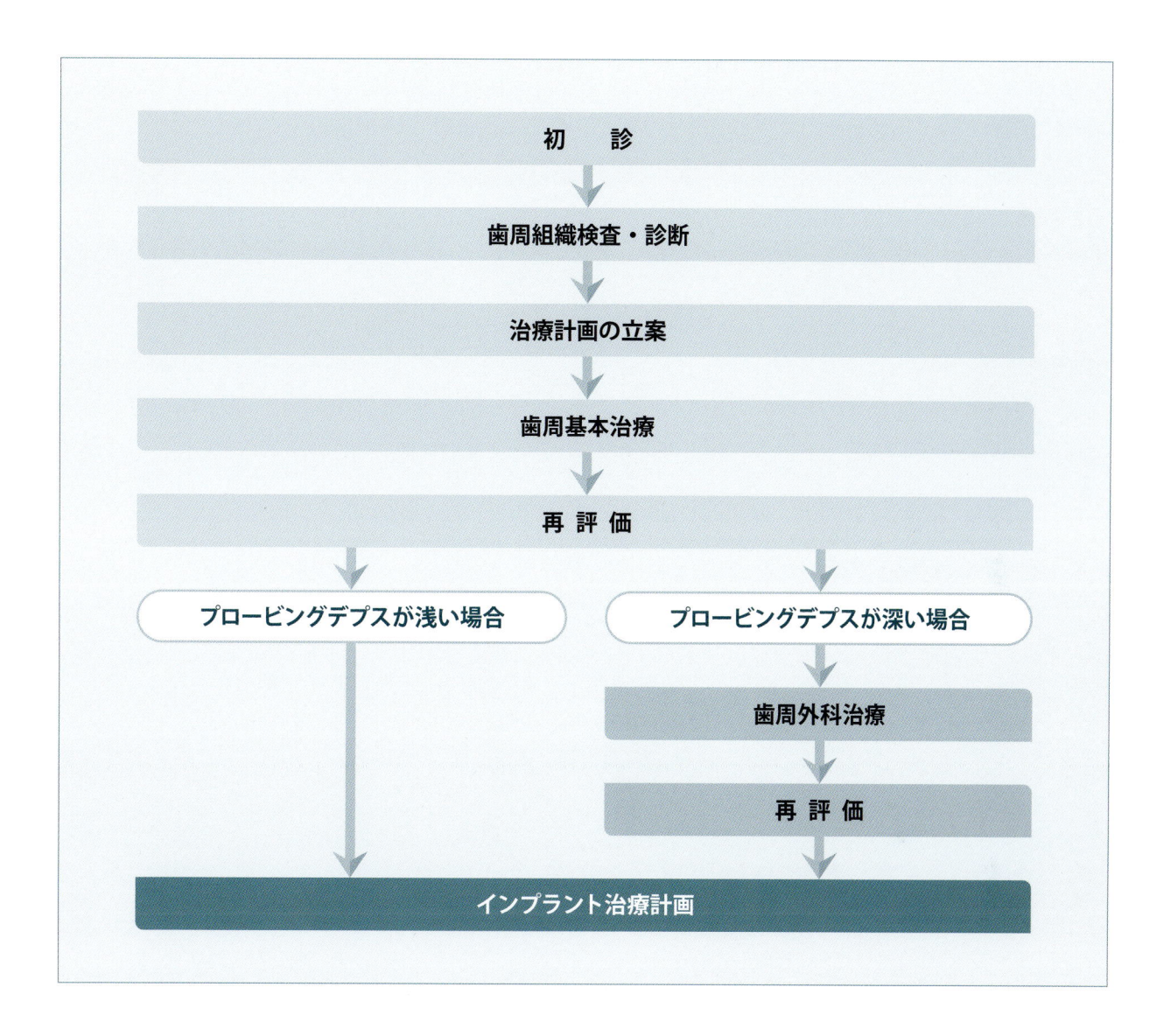

初診

一般問診

主訴：患者の主訴をよく認識して、まずその解決に努める。

現病歴：主訴についてその経過を詳細に記録する。

既往歴：喫煙の有無、全身疾患の把握は歯周炎だけでなく、インプラントの成功率との関係でも重要である。また、インプラント埋入手術に際して全身状態の把握や服用薬の確認は重要である。

医療面接

歯周炎患者が欠損部にインプラント治療を希望しているのであれば、現在の歯周病の状態の説明、歯周治療の重要性、インプラント治療の概要、歯周炎とインプラントのメインテナンスの重要性等に関し理解、承諾させる、いわゆるインフォームドコンセントが重要で

ある。
　また、このように説明をすることで患者との信頼関係（ラポール）が形成され、治療に対する協力度（コンプライアンス）が得られ治療を進めていく上で相互に有益となる。

歯周組織検査	プロービングデプス、プロービング時の出血（BOP）、歯の動揺度、歯肉の退縮、付着歯肉の有無など歯周治療、インプラント治療に影響を及ぼすファクターの診査を行う。あわせて咬合診査や顎機能診査も同様に重要である。
診断	歯周炎の診断のみでなく、リスクファクターとなる咬合性外傷などの診断も重要となる。さらに個々の歯に関して予後を予測することにより、最終的な治療計画の参考とすることができる。
治療計画の立案	歯周組織検査をはじめとした検査結果、診断、個々の歯の予後予測をもとに、歯周治療計画を立案し、患者に提示する。この時、患者には歯周基本治療、歯周外科治療に対する再評価の結果によって治療計画は再考され変更もあることを説明、承諾を得ておくことが必要である。また、治療計画は複数提示し、患者の要望や状況の変化に応じて選択できるようにしておくべきであり、決して独善的、画一的な治療計画で治療を進めないことが求められる。
歯周基本治療	歯周組織の炎症を改善し、口腔内の細菌数を減らすために歯周基本治療は必須である。口腔清掃指導を行い、患者にプラークコントロールを定着させることは歯周治療に欠かせないことであり、インプラント治療を終えて長期的に良好な環境を維持するために重要である[13-15]。
再評価	再評価を行い初めて歯周炎のコントロールができているかがわかる。この時、プロービングデプスの深い部位がある場合には、もう一度歯周基本治療に戻るか、歯周外科治療への移行を検討する。深い歯周ポケットの残存とホープレスの歯は歯周病原因菌の溜まり場[7, 8]となり、そこから他の部位への再感染やインプラントへの感染が起こる可能性がある[16, 17]ため、歯周外科処置や抜歯を行い、できる限りそのような部位を減らしておく必要がある。

　インプラント治療前に歯周基本治療を行うことは必須であり、治療後にたとえ歯周ポケットが残っていても炎症のコントロールができている状態であれば、多くの場合、天然歯とインプラントは共存し問題なく長期的に経過する。しかし、歯周治療を施されない状態でインプラント治療を行うことはインプラント周囲炎などの問題を起こす可能性が高い。そのような治療は避けるべきでり、この点に関しても毅然とした対応が必要である。

参考文献

1）Van der Weijden, G. A. et al. Implant therapy in partially edentulous, periodontally compromised patients: a review J Clin Periodontol, 32; 5; 506-11, 2005.

2）Schou, S. et al. Outcome of implant therapy in patients with previous tooth loss due to periodontitis Clin Oral Implants Res, 17 Suppl 2; 104-23, 2006.

3）Karoussis, I. K. et al. A comprehensive and critical review of dental implant prognosis in periodontally compromised partially edentulous patients Clin Oral Implants Res, 18; 6; 669-79, 2007.

4）Quirynen, M. et al. Impact of supportive periodontal therapy and implant surface roughness on implant outcome in patients with a history of periodontitis J Clin Periodontol, 34; 9; 805-15, 2007.

5）Renvert, S and Persson, G.R. Periodontitis as a potential risk factor for peri-implantitis J Clin Periodontol. 36 Suppl 10; 9-14, 2009.

6）Sumida, S et al. Transmission of periodontal disease-associated bacteria from teeth to osseointegrated implant regions Int J Oral Maxillofac Implants 17; 5; 696-702.

7）Papaioannou et al. The influence of periodontitis on the subgingival flora around implants in partially edentulous patientsClin Oral Implants Res, 7; 4; 405-9, 1996.

8）van Winkelhoff et al. Early colonization of dental implants by putative periodontal pathogens in partially edentulous patients Clin Oral Implants Res, 11; 6; 511-20, 2000.

9）Isidor, F. Loss of osseointegration caused by occlusal load of oral implants. A clinical and radiographic study in monkeys Clin Oral Implants Res, 7; 2; 143-52, 1996.

10）Isidor, F. Histological evaluation of peri-implant bone at implants subjected to occlusal overload or plaque accumulation Clin Oral Implants Res, 8; 1; 1-9.

11）Miyata T, et al. The influence of controlled occlusal overload on peri-implant tissue: a histologic study in monkeys Int J Oral Maxillofac Implants, 13; 5; 677-83, 1998.

12）日本臨床歯周病学会編　歯周病患者におけるインプラント治療のガイドライン，クインテッセンス出版，2013.

13）Lindquist, L. W. et al. A prospective 15-year follow-up study of mandibular fixed prostheses supported by osseointegrated implants. Clinical results and marginal bone loss Clin Oral Implants Res, 7; 4; 329-36, 1996.

14）Ferreira, S. D. et al. Prevalence and risk variables for peri-implant disease in Brazilian subjects J Clin Periodontol, 33; 12; 929-35, 2006.

15）Rinke S, et al. Prevalence of periimplant disease in partially edentulous patients: a practice-based cross-sectional study Clin Oral Implants Res, 22; 8; 826-33, 2011.

16）Cho-Yan Lee, J. et al. Residual periodontal pockets are a risk indicator for peri-implantitis in patients treated for periodontitis Clin Oral Implants Res, 23; 3; 325-33, 2012.

17）Pjetursson, B. E. et al. Peri-implantitis susceptibility as it relates to periodontal therapy and supportive care Clin Oral Implants Res, 23; 7; 888-94, 2012.

2 初期治療後の治療計画

2-1 基本的埋入位置・深度・角度

　歯周病によって歯が失われた患者にインプラント治療を行うと、合併症や失敗のリスクが高くなることは以前より言及されていたが[1, 2]、近年、新たな見解も出てきている。

　インプラント治療後5年以上メインテナンスを行っている患者で、歯周治療後残存歯に6mm以上のプロービングデプス（以下PD）を認める群・6mm以上のPDを認めない群・もともと歯周病の既往がない群の3つのグループに分けて調査したLeeらの研究によると、歯周治療後残存歯に6mm以上のPDを認める群のみが優位にインプラント周囲のPDや骨吸収が大きく、インプラント周囲の骨吸収と5mm以上のPDおよび排膿が合併した所見も優位に示した[3]。

　つまり、歯周炎の既往も重要な因子であるが、

必要十分な歯周治療後にインプラント治療を行い、かつ適切なメインテナンスを継続しているかどうかが、歯周病患者に行ったインプラントの成功の鍵を握るとも考えられる。

　そのため歯周病患者にインプラント治療を行う際は、徹底的な歯周治療の後にインプラントを埋入し、プラークコントロールを行いやすい上部構造を提供することが重要となる[4]。

　また、歯周病患者に限らず、頬筋や舌の運動を阻害しない位置に上部構造を作製しなければならない。そのため可及的に適切なインプラントの位置・深度・角度を与える必要がある（**図1**）。なお、インプラント埋入にあたっての術前の局所状態の評価には、**表1**に示す多数の検査項目があげられる[5]。

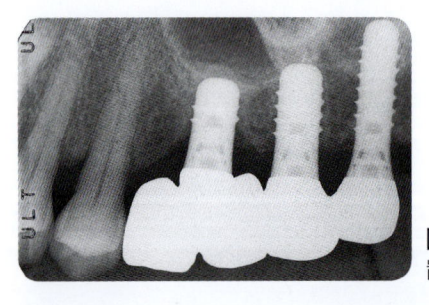

図1　2歯欠損の中間にインプラントが植立されていた。インプラントの埋入位置が不適切である。

表1　局所の評価に必要な検査項目（[5]より引用改変）。

欠損部の検査	口腔内の検査	顎関節・咬合検査	審美的検査
❶ 欠損部の顎堤の幅	❶ 残存歯数と欠損歯数	❶ 咬合状態	❶ リップラインの高さ
❷ 顎堤の形態	❷ う蝕の有無	❷ 咬合のガイド	❷ 歯肉粘膜の形態と厚み
❸ 欠損部と対合歯のクリアランス	❸ 歯冠補綴装置、充填物の状態	❸ 残存歯の咬耗	❸ コンタクトポイントと歯肉頂までの高さ
❹ 欠損部の近遠心間隙	❹ 義歯の使用状況	❹ 最大開口量	❹ 口唇や頬部のリップサポート
❺ 隣接歯の状態	❺ 口腔衛生状態	❺ 顎関節雑音	❺ スマイルライン
❻ 下顎管までの距離	❻ 歯周疾患の有無	❻ 顎関節・咀嚼筋の痛み	❻ 残存歯の歯冠の形態と色
❼ オトガイ孔の位置	❼ 小帯の付着部位	❼ 顎位の安定性	❼ 欠損部粘膜の厚みと色
❽ 上顎洞底、鼻腔底までの距離	❽ 顎骨の状態	❽ 顎運動	
❾ 顎骨、上顎洞内の異常の有無	❾ アブフラクション		
	❿ 骨隆起		

2-1-1　基本的なインプラントの埋入位置

インプラント手術には、隣接する歯根や神経血管構造・上顎洞・鼻腔など、隣接する解剖学的構造に対するリスク、および皮質骨穿孔の可能性が伴う。そのため十分な術前診査を行った後に埋入計画を立てるべきである[6]。

インプラント埋入部位にはインプラント周囲に十分な血液供給を得るため、また、インプラント－天然歯間の骨吸収や歯肉退縮を減少させるため、一定の骨幅が求められる。標準的なサイズ（インプラント・プラットフォーム径約4mm）のインプラントを埋入する場合、両隣在歯間に7mm以上の水平的距離があることが望ましいと言われている[7,8]。

なお、複数のインプラントを連続した位置に埋入する際は、インプラント－インプラント間の埋入後の骨吸収や歯肉退縮を減少させるため、3mm以上の距離を確保するべきである（**図2～5**）[9,10]。

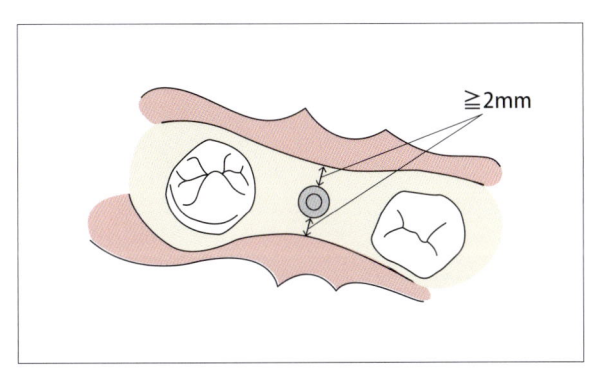
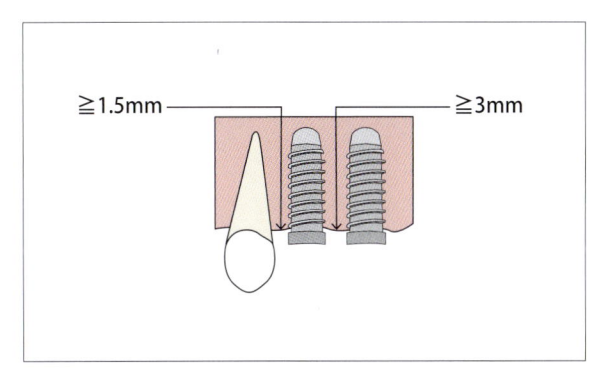

図2、3　インプラント－天然歯間の水平距離として1.5mm以上が必要、インプラントの形態にもよるが、1.5～2.0mmが望ましいとされる。頬舌的にはインプラントの直径＋両側2mm以上の骨幅が必要である。

臼歯部の術前術後の比較　　　　　　前歯部の術前術後の比較

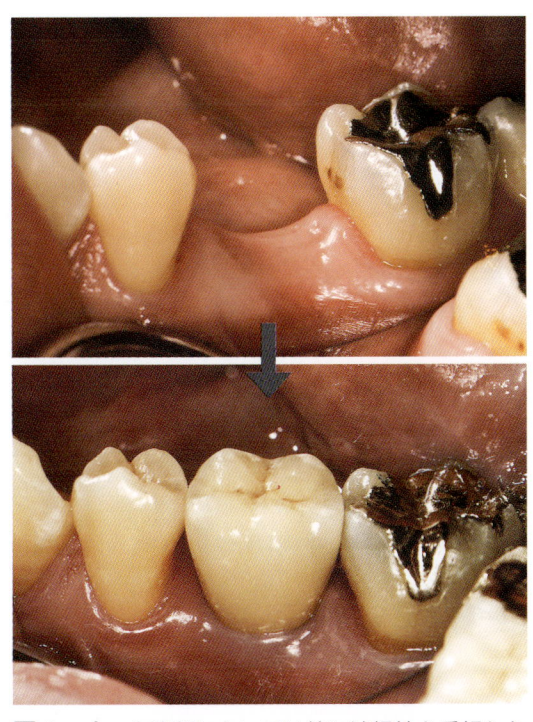
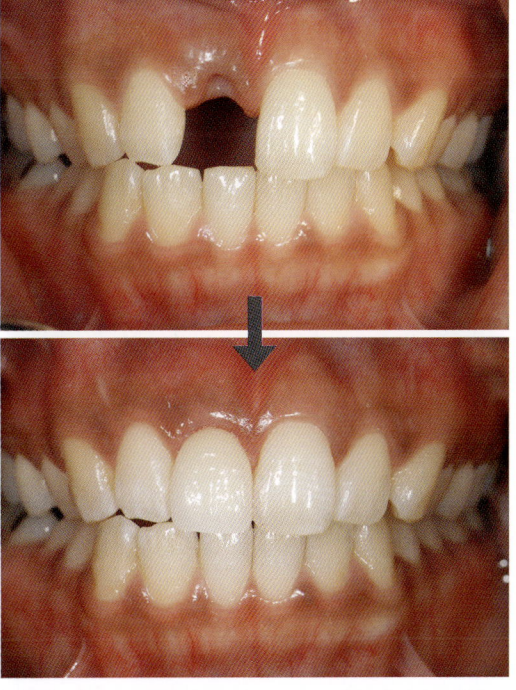

図4a、b　臼歯部においては特に清掃性を重視したエマージェンスプロファイルを心がけるべきであろう。

図5a、b　上顎前歯部においては審美性と清掃性を両立し、可及的にブラックトライアングルの発生を避けるべきである。

広く一般に用いられているアバットメントがバットジョイントで接合される2ピースタイプのインプラントでは、骨縁下深くにインプラントを埋入した場合、アバットメント装着後にインプラント周囲の歯槽骨が吸収し始め、最終的にアバットメントとの接合部（マイクロギャップ）より根尖側で安定することがわかっている。また、マイクロギャップの影響がない場合は、研磨面と粗面の境界部で歯槽骨が安定することが報告されている[11]。そのため、インプラントの埋入位置を必要以上に深くしないことが、インプラント埋入後の周囲骨の吸収抑制につながる。

また、適正な深さにインプラントを埋入することで、より深い位置に埋入した場合と比較してクラウン-インプラント比（C-Ｉ Ratio）を改善することができる（**図6、7**）[12]。

歯周病患者においては、重度歯周炎で抜歯を余儀なくされた結果、インプラント埋入部位の骨量が不足しているケースも多い。インプラントのサイズや埋入位置がしばしば制限されるため、埋入部位の状況改善に骨造成が実施されることも多い。患者の享受するベネフィットと支払うコストのバランスを見極め、条件が許せばメインテナンス時の口腔ケアがより簡便になる治療法の選択が歯周病学的にも望ましいであろう。

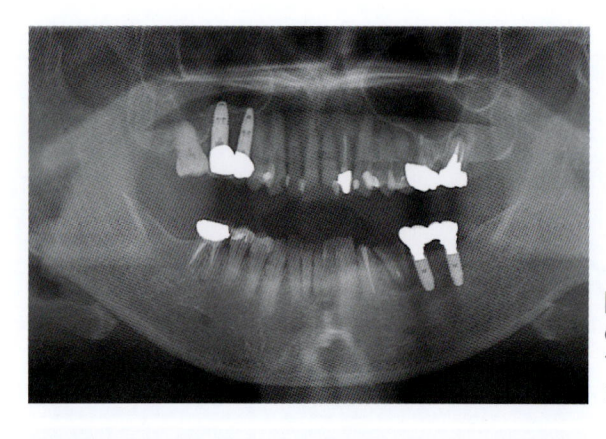

図6 上顎右側の歯槽堤が吸収した部位に対して、上顎洞底部の骨造成とインプラント埋入が行われていた。歯肉縁下深くまで長いアバットメントが装着されており、クラウン-インプラント比は不良である。

図7a〜c 口蓋根に大きなパーフォレーションがあり、エンド-ペリオ病変となっていた。抜歯後に歯槽堤の大きな吸収が予測されていたため、GBR法とオステオトーム法を併用して骨造成を行い、インプラントを埋入した。図6の治療と比べ、クラウン-インプラント比は良好で、プラークコントロールを行いやすい上部構造を製作できた。

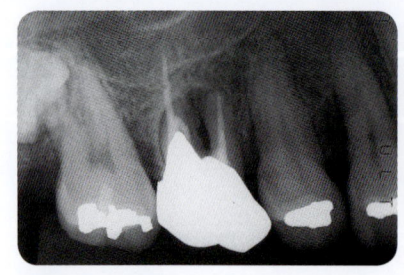

図7-a 術前。

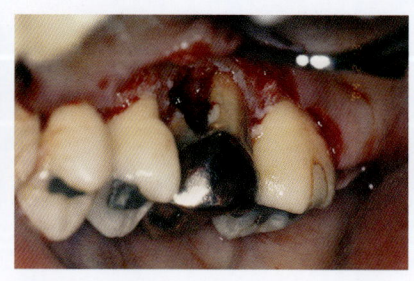

図7-b 抜歯時の状態。かなり骨吸収が進んでいる。

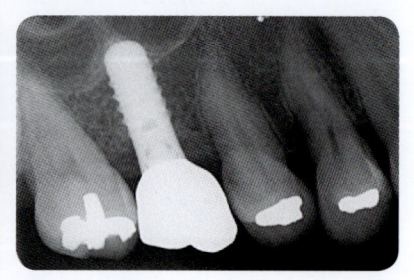

図7-c 術後。

2-1-3 基本的なインプラントの埋入角度

インプラント体に加わる曲げモーメントは、インプラントの埋入方向を傾斜させるとより大きくなる。そのため、可及的にインプラント軸方向に咬合力が伝達するようインプラントを埋入すべきである。また、患者やSPTを担当する歯科衛生士がプラークコントロールを行いやすい位置へのインプラント埋入が望まれる。これらの観点より、生理的な上下顎間関係の場合、上顎のインプラント埋入時は下顎前歯の切端、あるいは臼歯の頬側咬頭頂にインプラント長軸が向かうようにする。下顎のインプラント埋入時は長軸が上顎前歯の舌側咬頭付近、あるいは臼歯の舌側咬頭頂に向かうようにする。また近遠心的には、咬合平面に対して垂直方向にインプラント長軸が向かうように配置する（**図8**）[13]。

図8-a、b　インプラントの埋入方向は、顎骨の形態および予定されるインプラント上部構造の形態も考慮して決定される（[13] より引用改変）。

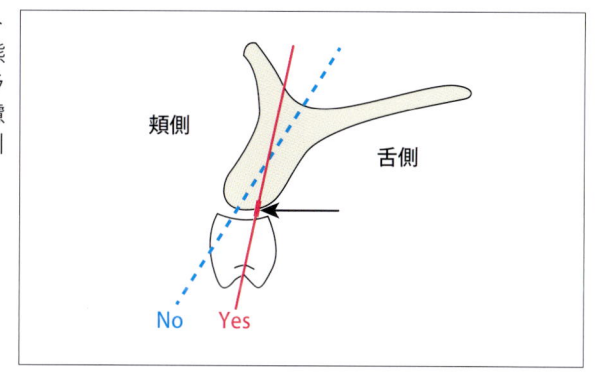
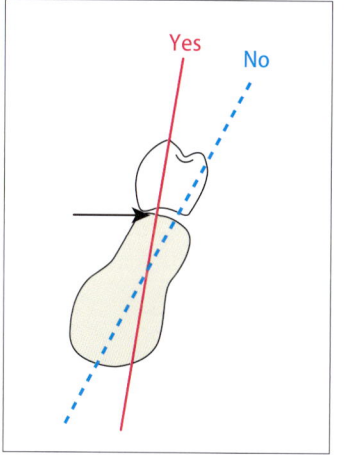

1 審美性が要求される部位

審美性の決定要因としては、歯肉のフェノタイプやスマイルラインなどの影響も非常に大きいが、ここでは埋入位置・深度・角度に関して述べたい。

インプラントの埋入位置は製作する上部構造の位置に規制される。三次元的に適正な位置にインプラントを埋入することが審美的な結果を得るための重要なポイントとなる[14, 15]。

a. 審美性が要求される部位の近遠心的埋入位置

近遠心的には、隣接する天然歯とインプラントショルダーの距離が1.5 mm以上であれば、埋入の適正域であり、それ未満は危険域となる。インプラントショルダーと隣接する天然歯の距離が近すぎる（1.5 mm以下）とアバットメント装着後

インプラント周囲に起こる皿状の骨吸収が隣在歯や歯間乳頭部歯肉、インプラント－天然歯間の歯槽骨に影響し、審美性の悪化につながる（**図9**）[16]。また上部構造の形態も悪影響を受ける[17, 18]。

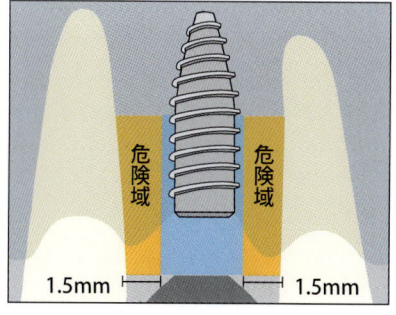

図9　審美性を要求される部位におけるインプラント埋入位置、近遠心的な適正域（comfort zone）を青で、危険域（danger zone）をオレンジで記す（[16] を引用改変）。

b. 審美性が要求される部位の頬舌的埋入位置

インプラントショルダーの頬側部は最終補綴装置が立ち上がる点から1.5〜2mm口蓋側に設定すべきである（**図10**）。インプラント窩を形成後、頬側に2mm以上の骨壁が残るのが理想的である。なお、インプラントショルダーが適正域を越えて口蓋側に位置すると上部構造はオフセットの強いリッジラップデザインとなる[15]。

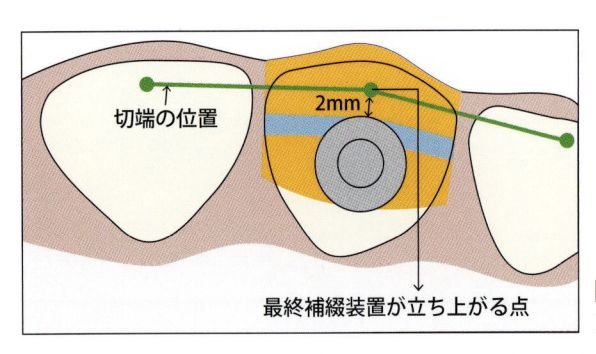

図10 頬舌的な適正域を青で、危険域をオレンジで記す[16]（を引用改変）。

c. 審美性が要求される部位の埋入深度

歯軸方向の適正域は1mm程度の幅しかない。約2mmの高さの研磨面を持つインプラントの場合、隣在歯のセメントエナメルジャンクション（CEJ）よりも根尖側1mmの位置にインプラントショルダーを位置づけるのが好ましい（**図11**）[17、19]。

その結果、インプラントショルダーは歯肉縁より約2mm根尖側に位置することとなる（プラットフォームシフティングした形態のインプラントの場合、約3mm根尖側となる）。

インプラントショルダーが歯肉縁よりも3mm以上（プラットフォームシフティングした形態のインプラントの場合、4mm以上）根尖側に位置すると、インプラント頬側の歯槽骨が吸収し、歯肉縁の位置が根尖側に移動してしまう。また、インプラントショルダーが適正域よりも歯冠側の危険域に位置すると、メタルマージンの出現や上部構造のエマージェンスプロファイルの形態不良の原因となる。

上部構造作製時の許容量を増すため、またメタルマージンの露出を避けるため、つい深い位置にインプラントを埋入したくなる。しかし、インプラントの埋入位置が深くなりすぎることはアバットメント装着後のインプラント周囲の骨吸収につながるため、好ましくない。逆に埋入深度が浅すぎると、審美性の低下に繋がってしまう。そのため埋入深度においても適正域が推奨される。

図11a、b 埋入深度の適正域を青で、危険域をオレンジで記す[16]（を引用改変）。

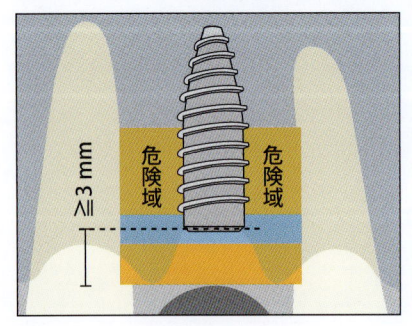

図11-a プラットフォームがボーンレベルのインプラント（プラットフォームシフトしたインプラント）。

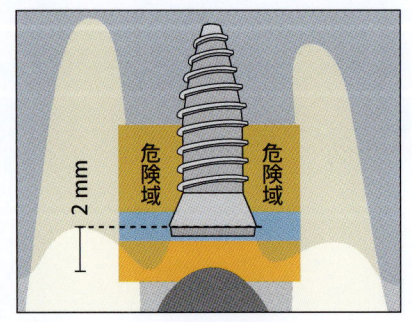

図11-b プラットフォームがティッシュレベルのインプラント（プラットフォームシフトしていないインプラント）。

d. 審美性が要求される部位の埋入角度

　理想的な埋入角度と埋入可能な角度が極端に違う場合は、審美性に関し患者との事前打ち合わせが重要で、状況によってはインプラントを用いない補綴設計も視野に入れるべきである（**図12**）。

　なお、審美性が要求される部位においては、軟組織および硬組織の歯槽堤増大術が必要になることが多い。また、埋入位置の規制も大きいため、厳密な治療が要求される。近年はガイデッドサージェリーの発達により、比較的容易に埋入シミュレーションを行うことが可能となっている。審美領域のインプラント治療を行う際は、補綴主導の設計を行いサージカルガイドを使用するメリットは非常に大きいと考えられる。

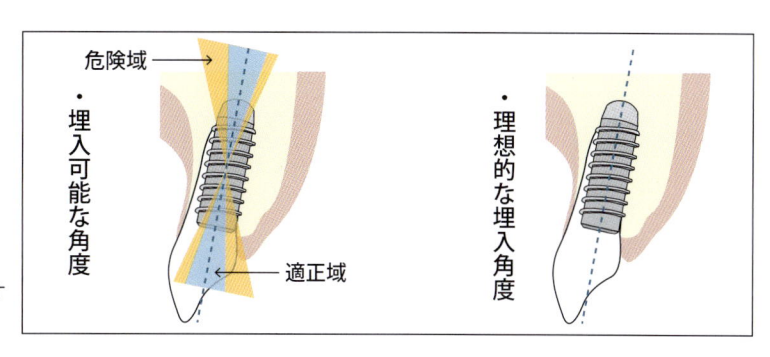

図12　埋入角度の適正域を青で、危険域をオレンジで記す（[16] を引用改変）。

2-1-4　その他

1　インプラント体の形態

　プラットフォームシフティングした形態のインプラント体では、そうでないインプラント体よりもインプラント周囲の皿状の骨吸収量が少なかったという報告がある[20, 21]。そのため、審美性が要求される部位においては、プラットフォームシフティングタイプのインプラント体が比較的治療を行いやすいとされている。また、審美性が要求される部位に限らず、インプラントの先端にテーパーがあり、先細り形態のインプラント体を用いることは、埋入位置や角度を適正位置に近づけるのに有効である。

a. 傾斜埋入について

　インプラントの傾斜埋入はインプラントの生存率に影響しないという報告や[21]、傾斜埋入によって偶発症のリスク増加は認められなかったという報告[23] もあり、非審美領域においては、角度付きのアバットメントを使用し、適切なプラークコントロールが行われれば、インプラントの傾斜埋入は許容されるという考え方もある。

　そのため、傾斜埋入を避けるために GBR 法などの追加処置が必須となる場合は、患者の受けるベネフィット（審美性・清掃性・力学的メリット等）と支払うコスト（治療にかかる期間や時間・費用・外科的侵襲等）を検討し、術者の治療技術、さらには患者の社会的背景、審美的要求度、口腔清掃に対するコンプライアンスなど様々な条件を考慮して治療方針を決定すべきであろう。

歯周病患者の場合、アタッチメントロスにより対合歯や残存歯の咬合支持負担能力が低下していることが多い。特にインプラントの対合歯は、咬合負荷が大きくなりやすいため、注意が必要である。

2-2-1 骨密度・骨質

骨質と骨量がインプラントの予後に影響することは以前より報告されている[24, 25]。埋入するインプラントがどの程度の咬合力に耐えられるか、骨量や骨密度等を評価する必要がある。骨密度に関して言えば、骨基質の密度は皮質骨がおよそ80〜90％であるのに対し、海綿骨は20〜25％程度しかない。そのため、皮質骨がインプラントと骨との結合やインプラントの固定により大きく寄与している[26]。

インプラント治療の指標となるよう、インプラント埋入部位の骨密度や骨質の分類がLekholm U（**図13**）やMisch CE（**表2**）らによって行われている[27-29]。

タイプⅡおよびタイプⅢがインプラント埋入に望ましい骨質とされる。タイプⅠはドリリング時の骨の火傷やインプラント体埋入時のオーバートルクが起こりやすく、タイプⅣは初期固定不足に陥りやすいため、注意が必要とされる。

Mishも述べているように、一般に上顎骨は下顎骨と比較して骨密度が低い。特に上顎臼歯部は他の部位と比べて骨密度が低いため、インプラント治療を計画する際に配慮する必要がある。

なお、骨質と骨密度がしばしば同義語のように用いられるが、骨質は骨代謝や骨の成熟度、骨内の血管分布など様々な影響を受けるため、骨密度だけでは正しく評価できないとされている[30]。

D1	D1：大部分は緻密骨で構成されている
D2	D2：密度の高い海綿骨の周囲を厚い皮質骨が囲んでいる
D3	D3：十分な強度を持つ密度の高い海綿骨の周囲を薄い皮質骨が囲んでいる
D4	D4：密度の低い海綿骨

図13 Lekholm & Zarbは、皮質骨と海綿骨の割合に基き、前歯部の骨質をⅠ〜Ⅳの4タイプに分類した。

骨密度	ハンスフィールド値	骨の状況	典型部位	類似素材	肉眼所見
D1	>1250	緻密な皮質骨	下顎前歯部	オーク材 カエデ材	
D2	850〜1250	D1よりも少し密度が低く厚い皮質骨に、太い骨梁の海綿骨が囲まれている	上顎前歯部 下顎前・臼歯部	ホワイトパイン材 トウヒ材	
D3	350〜850	細く密度の低い皮質骨に、細い骨梁の海綿骨が囲まれている	上顎前・臼歯部 下顎臼歯部	バルサ材	
D4	150〜350	細い梁の海綿骨で皮質骨はほとんど無い	上顎臼歯部	発泡スチロール	
D5	>150	未熟な石灰化不良の骨			

表2 Mischの骨密度の分類を引用改変。骨質をD1〜D5の5つに分類したが、彼はハンスフィールド値（HU）等を用い、より分類を明確化している。

近年、各インプラントメーカーよりこれまで以上に細い、あるいは短いサイズのインプラントが提供されており、下顎前歯部欠損や、全身疾患患者や高齢者で骨量が不足している場合など、可及的に外科的侵襲を減らしてインプラント治療を行いたいケースに使用されている。

2-2-2　咬合

天然歯の喪失要因はインプラント体を失う原因にもつながる。これは歯周病だけでなく咬合因子にもあてはまる。咬合関連因子としては、開口量・咬合高径・対合歯とのクリアランス・咬合平面・顎関節の状態・咬合支持・パラファンクション（咬合習癖）等があり、様々なものに対する考慮が必要であろう。

1　開口量

開口量は、手術の可否に直接影響するため、最も重要な指標である。

2　咬合高径

咬合高径が低すぎる場合、上部構造作製が困難となる等、補綴物の形態に大きく影響を与えてしまう。逆に高すぎる場合はクラウン‐インプラント比（C‐I ratio）の悪化につながる。

3　対合歯とのクリアランスおよび咬合平面

クリアランスが不足すると、上部構造の製作が困難となることもあるため、必ず計測を行う。対合歯とのクリアランスが十分あったとしても、咬合平面が不適切であると咀嚼に悪影響を及ぼす。咬合再構成を行う場合は、適切な咬合平面を設定した後に、対合歯とのクリアランスを評価することが望ましい。

4　顎関節と顎位

顎関節に症状がある場合は、症状改善の後にインプラント治療を行うのが理想である。術前に症状があり完治していない場合、上部構造装着後に症状が悪化することもあり、慎重に対処すべきである。顎位が不安定な場合は、咬頭嵌合位を安定させた後にインプラント治療を行うのが望ましい。

5 咬合支持

歯周病罹患歯の治療後は、PD や BOP の検査値が良好であっても（病状が安定していても）残存歯のアタッチメントロスのため歯冠歯根比（C-R ratio）が悪化し、咬合支持負担能力が低下することがしばしば起こりうる。インプラントには自己感覚受容器がないため、上部構造の咬合接触情報がフィードバックされにくいという特有の問題がある。特にインプラントの対合歯は咬合負荷が大きくなりやすいため、注意が必要である。

また、重度歯周炎により抜歯を行った部位にインプラント治療を行う場合、骨造成を行ったとしても通常よりもクラウン–インプラント比（C-I ratio）比は不良になりやすい。

現段階ではクラウン–インプラント比（C-I ratio）によってインプラントの生存率が変わるというコンセンサスは得られていないが、天然歯の歯冠歯根比（C-R ratio）を参考にすると、状況的に可能であれば、インプラントにおいても1：1よりも良好であることが望ましい[13,31]。

6 パラファンクション（咬合習癖）

ブラキサーは、天然歯の治療だけでなく、インプラント治療においてもハイリスク群に分類される。インプラント治療における機械的、あるいは技術的偶発症の発生頻度は、非ブラキサーと比較して、統計学的に有意に高い比率で認められたことが報告されている[32]。

7 その他

a. 2本連続してインプラントを埋入する場合

従来はインプラント体に加わる応力の緩和や上部構造脱離等の合併症を避けるため、連結冠の上部構造を作製すべきとされていた。しかし、インプラント埋入から10年後の辺縁骨の吸収量を連結冠と単独冠で比較した Vigolo らの報告では、骨吸収量に差はあるものの、臨床的には意味をなさない程度であったと結論づけられている[33]。

連続して埋入されたインプラントの上部構造を連結冠と単独冠のどちらにすべきかのコンセンサスは未だ得られていないが、上部構造のパッシブフィットを得やすいこともあり、インプラントの埋入条件が良い場合は、単独冠による上構造を作製する術者が増えている。

b. 3歯連続欠損部にインプラントを埋入する場合

インプラント治療の登場初期には、咬合支持のため欠損歯と同数もしくはそれ以上のインプラントを用いることが好まれていた。3本連続してインプラントを埋入する際に、Rangert らは、各インプラントに加わる曲げ応力を最小にするために3本のインプラントの埋入軸を三角形を描くようにする方法を提唱した[34]。

しかし現在では、2本のインプラントで支持されたブリッジタイプの上部構造と3本のインプラントで支持された上部構造間で、合併症の発生率に大きな差がないという報告も出ており、骨質や骨量、埋入したインプラントのサイズ等の条件が良い場合はインプラントの埋入本数を減らす傾向にある[35]。

2-3 ｜ 補綴主導型治療の重要性

　1960年代にインプラントが登場した当時の目的は、無歯顎患者に対する咀嚼機能の回復であり、清掃性や審美性に焦点があてられることはなかった。そのためインプラントを埋入する部位は、存在する歯槽骨の位置に限定される外科主導型治療であった。しかし、インプラント治療の適応が部分欠損症例にも広がるにつれ、多くの問題が露呈することとなった。つまり、既存の歯槽骨にインプラントを埋入する、いわゆる外科主導型治療では、適切な咬合関係や良好な清掃性、あるいは適切な審美性を求めることは困難であり、補綴装置の破損や周囲粘膜への炎症の波及、発音などの機能障害、あるいは審美障害を引き起こす要

因となった。(**図14-a**、**b**)

　しかし、90年代に骨造成術が登場し垂直的・水平的骨欠損を回復することが可能となり、前述の問題を解決することを目的に補綴主導型治療が推奨されるようになった[36, 37]（**図15**）。補綴主導型治療では、機能の回復にとどまらず適切な咬合関係、清掃性の向上、理想的な審美性等を確保できる最終補綴装置の形態・位置を考慮し、その上で適切なインプラントの埋入ポジションが決定される。そのため、インプラントの埋入予定部位の硬組織が大きく失われている場合は、まずその部位の硬組織の再建を行うことが必須となる。

外科主導型治療

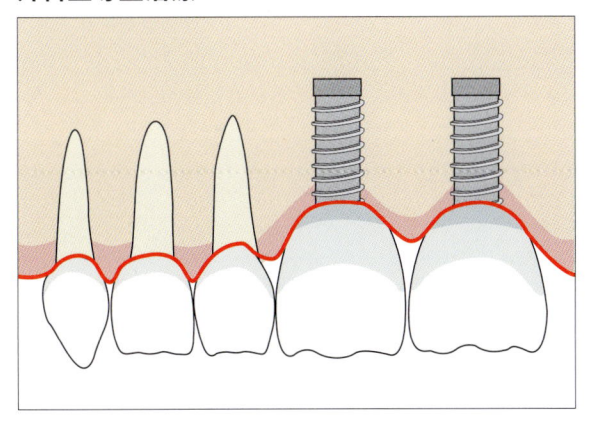

図14-a　垂直的・水平的に吸収した既存骨にインプラントを埋入した場合、大きく清掃性を損なう補綴装置となる。

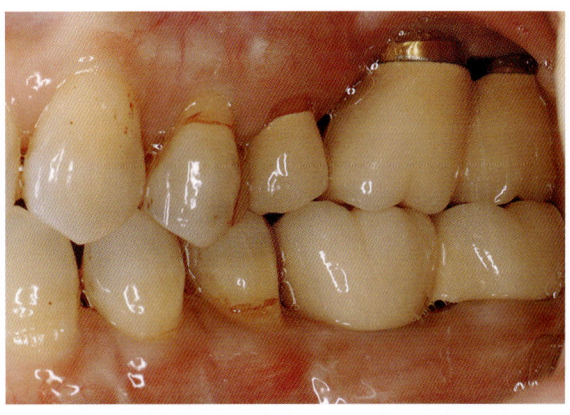

図14-b　骨欠損が大きい状態のまま外科主導型治療を行うと長い歯冠長となり清掃性が著しく低下する。

補綴主導型治療

図15　骨造成術を施した後にインプラントを埋入する。

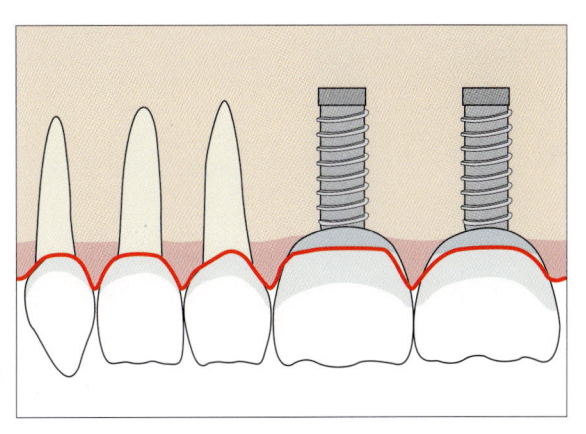

セットアップモデルを作製し、適切な最終補綴装置を装着するには、どの程度の硬組織が不足しているかを検討する必要がある（**図16**）。その不足量により骨造成術のみを先に行うのか、インプラント体の埋入手術と同時に骨造成を行うのかを判断する。続いて最終補綴装置の形状を模倣した

診断用ステントを作製し、CT撮影を行う。

セットアップモデルやCT画像、局所の状態から最終的な骨造成の量やインプラント体の埋入位置、必要な材料などを決定する。骨移植材料やバリアメンブレンに関する詳細は他書にゆずる。

症例 1 補綴主導型で治療を行った例

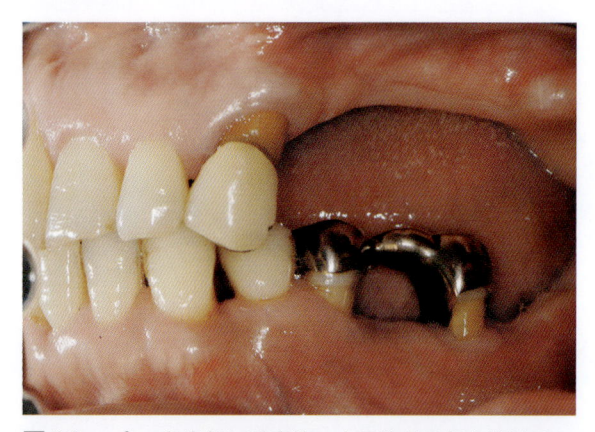
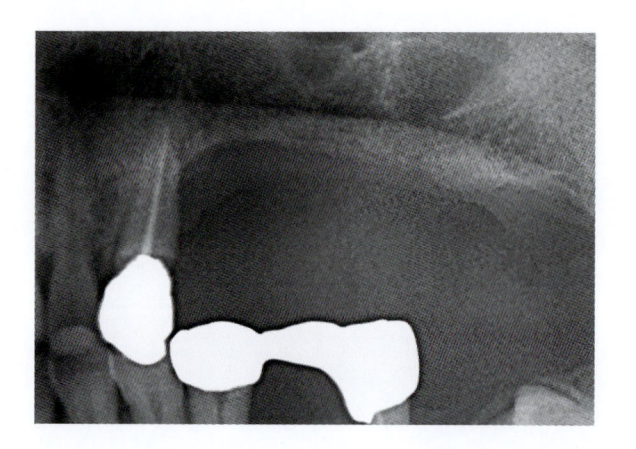

図 16-a、b　臼歯部に垂直的・水平的骨吸収を認める。

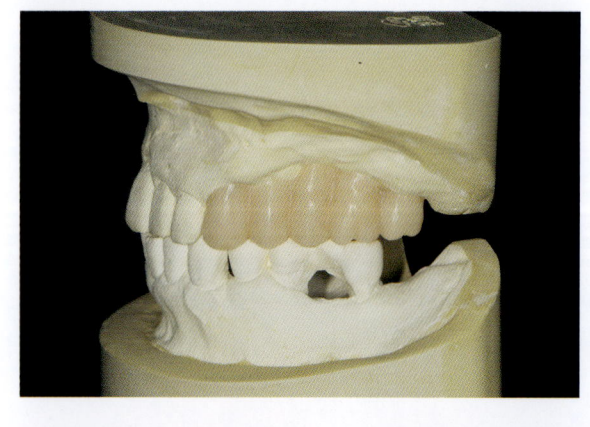

図 16-c　セットアップモデルの作製。この状態でインプラント補綴を行えばこのような長い歯冠長となる。

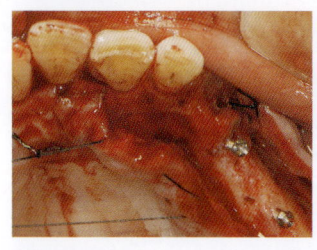
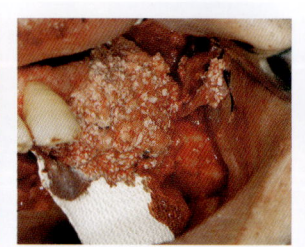
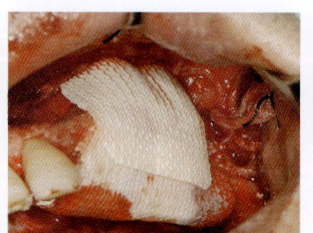
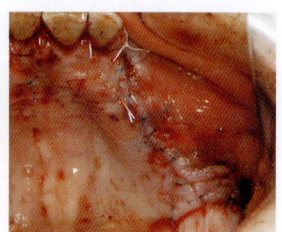

図 16-d〜g　スクリューピンを立て、骨移植材と吸収性膜で骨造成術を行う。

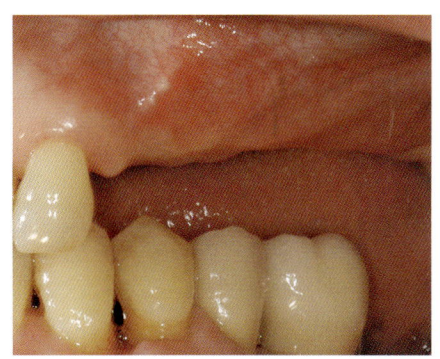
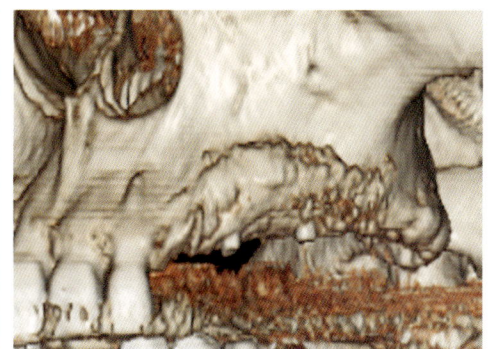
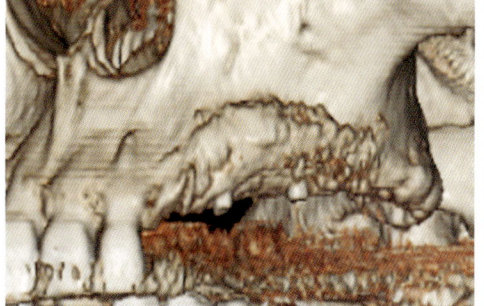

図 16-h、i　10 ヶ月後、十分な垂直的骨造成が達成された。

図 16-j　インプラント埋入手術時。垂直的には十分な骨様組織を認める。

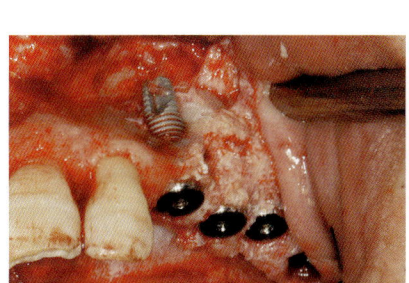
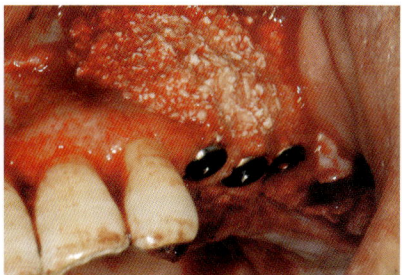
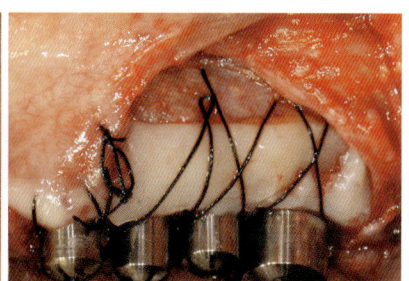

図 16-k、l　一部水平的に骨量が足りない部分には、再度骨造成を行った。

図 16-m　二次手術時に 3 相当部には、歯肉弁根尖側移動術を 6 5 4 相当部には角化歯肉移植術を同時に行った。

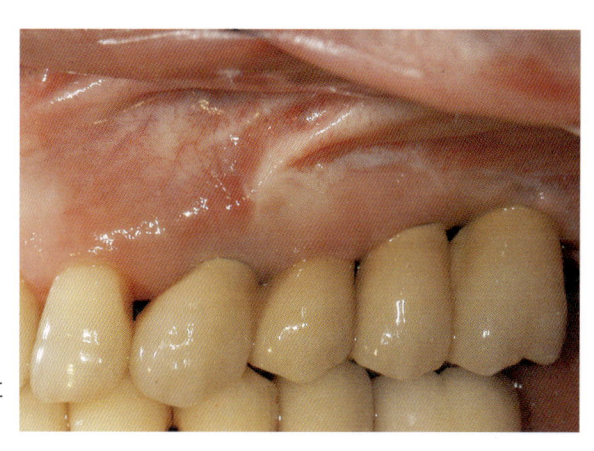

図 16-n　最終補綴装置周囲に十分な角化歯肉を獲得できた。

インプラント周囲に角化歯肉が必要かどうかは、長期間論争の的となってきた。まずは天然歯とインプラント周囲組織の解剖学的・組織学的成り立ちの違いを認識する必要がある（**図17**）。天然歯において歯肉・歯槽骨・歯根膜の間にはお互いに血液供給が存在するが、インプラント周囲組織では歯根膜からの血液供給を受けることはできない。

また、天然歯では歯槽骨骨頂から歯冠側に生物学的幅径が存在し結合組織性付着、上皮性付着、歯肉溝で構成されている。結合組織性付着の部分では、歯肉とセメント質はシャーピー線維で強固に結合している。さらに、歯肉・歯槽粘膜領域の上皮を 2N の臭化ナトリウムにより剥離し、立体的に観察した Nobuto T らの報告からも、角化歯肉部では上皮突起と結合織乳頭が深く嵌合し、物理的刺激に対して剥離しにくいことが示唆される（**図18、19**）[38]。また、歯槽粘膜部の上皮下には乳頭を形成しない弾性線維を主体とした結合組織が広がり、物理的にも容易に上皮が剥離すると考えられる。したがって、角化歯肉は粘膜骨膜として強固に骨と付着しているだけでなく、刷掃時の物理刺激に対しても十分に抵抗する能力を有するものと考えられる。

一方、インプラントではインプラント - アバットメント接合部から根尖方向に生物学的骨吸収いわゆるソーサライゼーションが起こりその部分は、歯根膜のない上皮性の付着となるため、歯肉とインプラントを強固に繋ぎ止める組織は存在しない。よって、天然歯は外界からの刺激に対して強い抵抗性を示すが、インプラントの周囲組織にそれを望むことはできない。

また、昨今の多くの論文がインプラント周囲に角化歯肉がある方が、インプラント周囲に炎症を起こしにくいと報告している[39-42]。また、2013年の Hom-Lay Wang らのインプラントと角化歯肉に関するシステマティックレビューによれば、インプラント周囲に角化歯肉がない場合は、プラークの堆積量、組織の炎症、歯肉退縮、アタッチメントロスの項目で負の相関関係が認められると報告されている。2017 年のアメリカ歯周病学会とヨーロッパ歯周病学会における The World Workshop on the Classification of Periodontal and Peri-implant Disease and Conditions においても、インプラント周囲粘膜炎、インプラント周囲炎の原因の一つにプラークがあげられている。よってインプラント周囲には、プラークが停滞しにくい清掃性の良い角化歯肉を伴う歯周環境を構築するべきと考える。

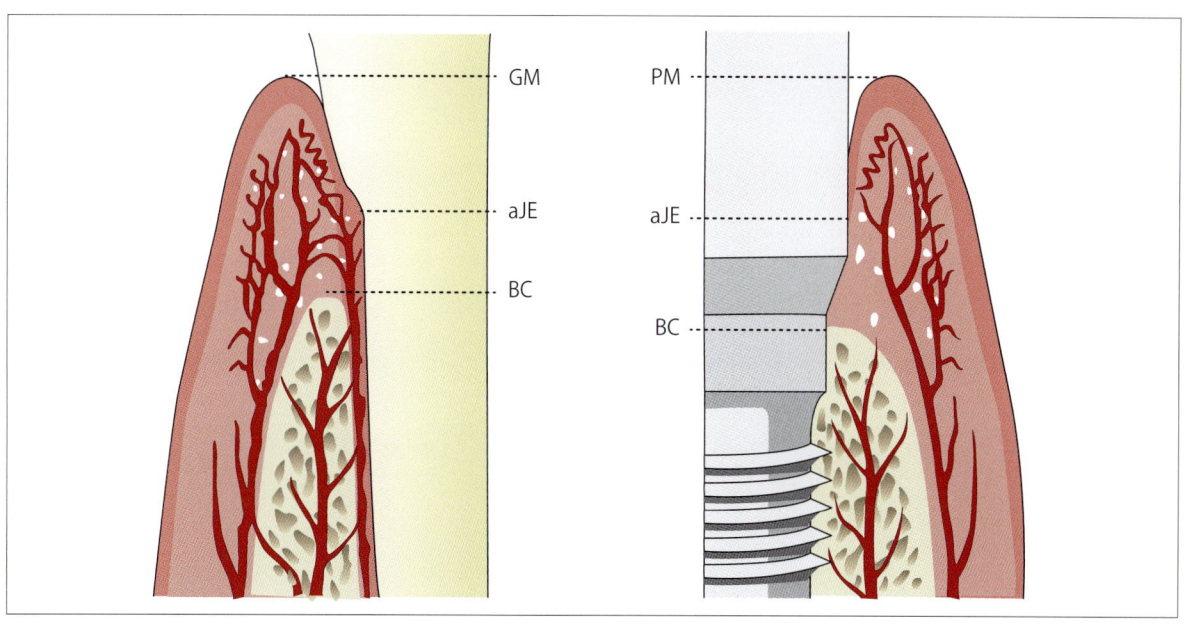

図17　天然歯とインプラントの周囲組織の違い（(43) より引用改変）。
GM：歯肉辺縁　PM：インプラント周囲粘膜辺縁
aJE：上皮性付着根尖歯根尖端
BC：歯槽骨辺縁

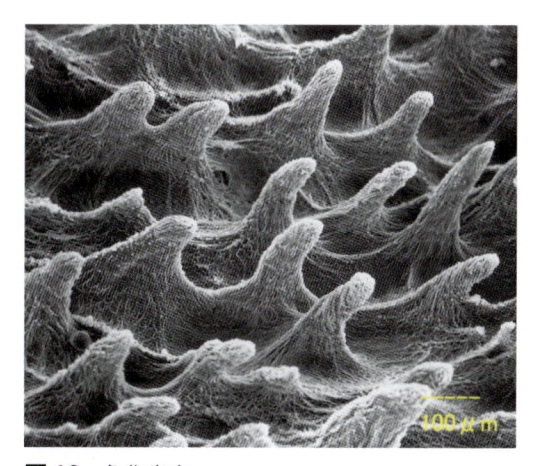

図18　角化歯肉。

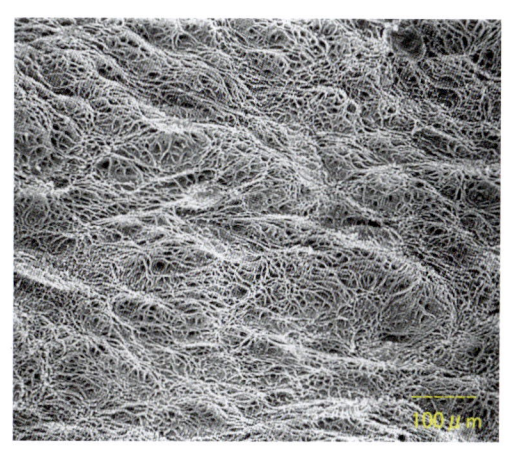

図19　歯槽粘膜（図18、19とも信藤孝博先生のご厚意による）。

2-4-2　角化歯肉を獲得するための二次手術

最終補綴装置周囲に十分な幅の角化歯肉を獲得するために以下の3術式を適用する。

　a. パンチアウト
　b. 歯肉弁根尖側移動術
　c. 遊離歯肉移植術

どの術式を選択するかは、残存角化歯肉の状態や量、歯肉歯槽粘膜移行部の位置、インプラント埋入位置、インプラント周囲の頬舌側の角化歯肉の位置、手術侵襲度等によって判断する（**表3**）。

a. パンチアウト（Punch Out）（**図20**）

インプラント体上部の軟組織を切除しても、なお頬舌側に十分な角化歯肉が存在する場合に適応する。外科的侵襲が低く簡便な方法であるが、適応症例は稀である。

b. 歯肉弁根尖側移動術（Apically Positioned Flap）（**図21**）

インプラント埋入部位の口蓋側（舌側）に水平切開、近心、遠心に縦切開を加えて歯肉弁を部分層弁で剥離する。その後、歯肉弁を頬側の根尖方向に移動さて、死腔のないように骨膜に縫合固定する。歯槽部角化歯肉が約3mm残っていることが条件となる。

c. 遊離歯肉移植術（Free Gingival Graft）（**図22**）

角化歯肉がほとんどあるいは全く存在しない場合が適応症となる。

まず、インプラント頬側の粘膜弁を部分層弁で剥離し受容床を作製する。次に、インプラントにヒーリングアバットメントを装着し、上顎口蓋側から採取した遊離歯肉を、受容床に骨膜縫合にて固定する。この術式は、供給側と受容側の2ヶ所に手術が必要となるため、患者にとっては侵襲が大きくなるが、角化歯肉がない場合に最も効果的な方法である。なお、合併症として角化歯肉採取部からの後出血が危惧されるため、上顎には外科用シーネを用意しておくことを勧める。

表3　頬側に5mmの角化歯肉獲得のための術式の選択基準

手術法	残存角化歯肉幅	難易度
パンチアウト	8mm以上	簡単
歯肉弁根尖側移動術	3mm以上	やや難しい
遊離歯肉移植術	0mm	難しい

パンチアウト

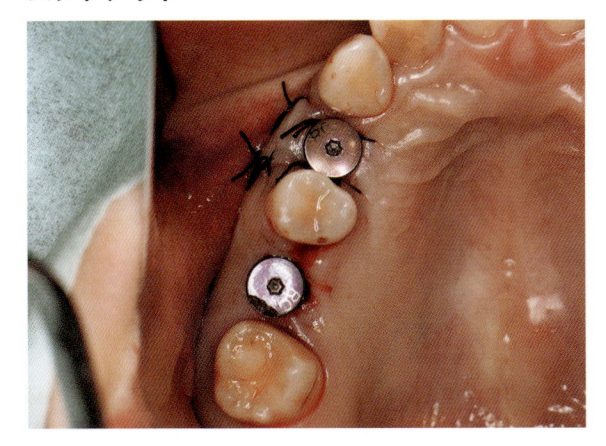

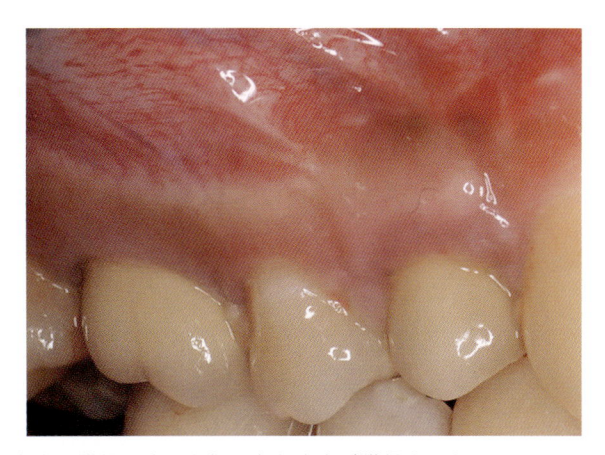

図20　└6にパンチアウト、└4は歯肉弁根尖側移動術を行い角化歯肉を獲得。十分な幅の角化歯肉が獲得された。

歯肉弁根尖側移動術

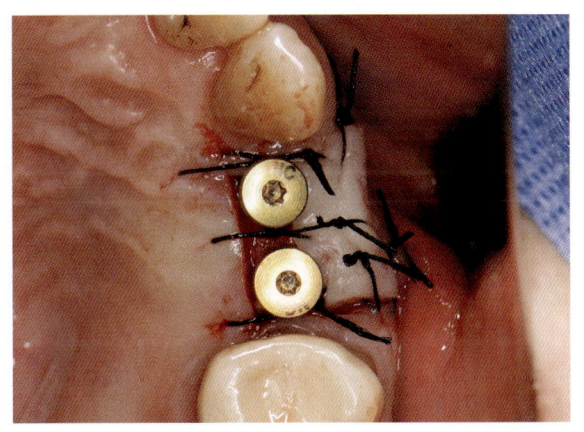

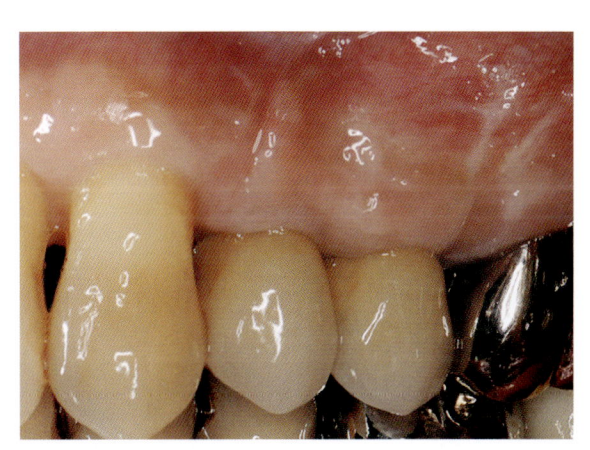

図21　APFにて角化歯肉の獲得を狙った。期待通りに十分な幅の角化歯肉が獲得できた。

遊離歯肉移植術

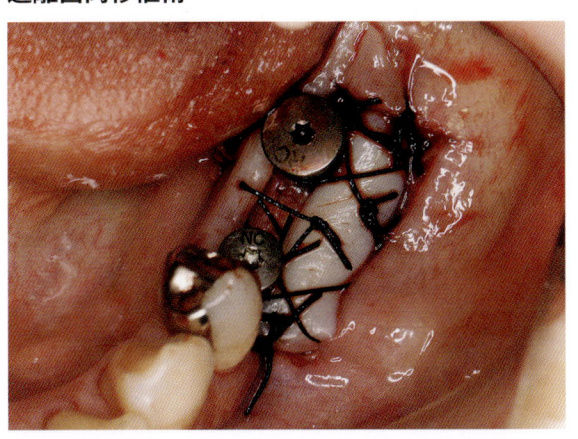

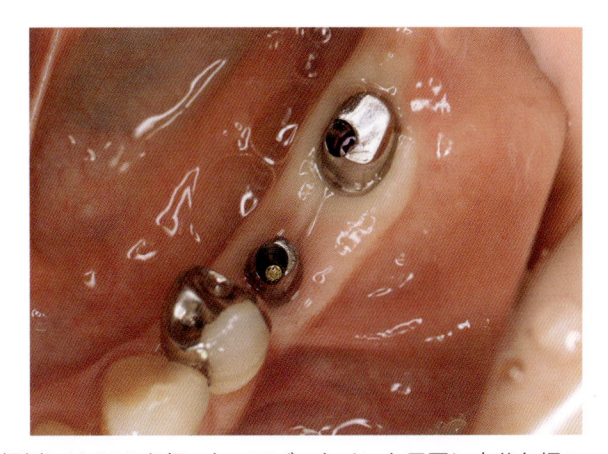

図22　歯槽頂部に僅かに存在した角化歯肉を舌側に移動し、頬側にはFGGを行った。アバットメント周囲に十分な幅の角化歯肉が認められる。

参考文献

1) Baelum V, Ellegaard B. Implant survival in periodontally compromised patients. J Periodontol, 75 (10) : 1404-12, 2004.

2) Karoussis IK, Salvi GE, Heitz-Mayfield LJ, Brägger U, Hämmerle CH, Lang NP. Long-term implant prognosis in patients with and without a history of chronic periodontitis: a 10-year prospective cohort study of the ITI Dental Implant System. Clin Oral Implants Res, 14 (3) : 329-39, 2003.

3) Cho-Yan Lee J, Mattheos N, Nixon KC, Ivanovski S. Residual periodontal pockets are a risk indicator for peri-implantitis in patients treated for periodontitis. Clin Oral Implants Res, 23 (3) : 325-33, 2012.

4) 監著：宮本泰和, 二階堂雅彦. 歯周病患者におけるインプラント治療のガイドライン. 特定非営利活動法人日本臨床歯周病学会, クインテッセンス出版, 38-39, 2013.

5) 口腔インプラント治療指針 2016 公益社団法人 日本口腔インプラント学会 編. 15. 2016.

6) A. Dawson, S. Chen, D. Buser, L. Cordaro, W. Martin, U. Belser Ed: A. Dawson, S. Chen. The SAC Classification in Implant Dentistry, Chicago: Quintessence Publishing, 2009.

7) Albrektsson, Tomas; Zarb, George A. The Brånemark osseointegrated implant. Chicago: Quintessence, 1989.

8) Buser D, et al. Surgical Manual of Implant Dentistry, Chicago: Quintessence Publishing, 2007.

9) Tarnow DP, Cho SC, Wallace SS. The effect of inter-implant distance on the height of inter-implant bone crest. J Periodontol, 71 (4) : 546-9, 2000.

10) Elian N, Bloom M, Dard M, Cho SC, Trushkowsky RD, Tarnow D. Effect of interimplant distance (2 and 3 mm) on the height of interimplant bone crest: a histomorphometric evaluation. J Periodontol, 82 (12) : 1749-56, 2011.

11) Hermann JS, Buser D, Schenk RK, Cochran DL, Crestal bone changes around titanium implants. A histometric evaluation of unloaded non-submerged implants in the canine mandible. J Periodontol, 71 (9) : 1412-1424, 2000.

12) Proceedings of the fifth iti consensus cinference, The International Journal of ORAL & MAXILLOFACIAL IMPLANTS. Supplement, Chicago: Quintessence Publishing, 2014.

13) Jan Lindhe Thorkild Karring・Niklaus P. Lang 監訳：岡 本 浩. Clinical Periodontology and Implant Dentistry Lindhe 臨床歯周病学とインプラント 第4版［インプラント編］ クインテッセンス出版. 2005.

14) Belser UC, Bernard JP, Buser D. Implant-supported restorations in the anterior region: prosthetic considerations. Pract Periodontics Aesthet Dent, 8 (9) : 875-83, 1996.

15) Belser UC, Buser D, Hess D, Schmid B, Bernard JP, Lang NP. Aesthetic implant restorations in partially edentulous patients--a critical appraisal. Periodontol 2000, 17: 132-50, 1998.

16) Buser D, Chen S, Wismeijer (編). ITI Treatment Guide Volume 10：審美領域におけるインプラント治療：単独歯欠損修復に関する最新の治療法と材料, クインテッセンス出版, 2018.

17) Buser D, Martin W, Belser UC. Optimizing esthetics for implant restorations in the anterior maxilla: anatomic and surgical considerations. Int J Oral Maxillofac Implants, 19 Suppl: 43-61, 2004.

18) Esposito M, Ekestubbe A, Gröndahl K. Radiological evaluation of marginal bone loss at tooth surfaces facing single Br nemark implants. Clin Oral Implants Res, 4 (3) : 151-7, 1993. ＋Clin Oral Implants Res, 11 Suppl 1: 83-100, 2000.

19) Buser D, von Arx T. Surgical procedures in partially edentulous patients with ITI implants. Int Oral Maxillofac Implants, 19 Suppl: 43-61, 2004.

20) Wennström JL, Ekestubbe A, Gröndahl K, Karlsson S, Lindhe J. Implant-supported single-tooth restorations: a 5-year prospective study. J Clin Periodontol, 32 (6) : 567-74, 2005.

21) Lazzara RJ, Porter SS. Platform switching: a new concept in implant dentistry for controlling postrestorative crestal bone levels. Int J Periodontics Restorative Dent, 26 (1) : 9-17, 2006.

22) Sethi A, Kaus T, Sochor P, Axmann-Krcmar D, Chanavaz M. Evolution of the concept of angulated abutments in implant dentistry: 14-year clinical data. Implant Dent, 11 (1) : 41-51, 2002.

23) Koutouzis T, Wennström JL. Bone level changes at axial- and non-axial-positioned implants supporting fixed partial dentures. A 5-year retrospective longitudinal study. Clin Oral Implants Res, 18 (5) : 585-90, 2007.

24) van Steenberghe D, Lekholm U, Bolender C, Folmer T, Henry P, Herrmann I, Higuchi K, Laney W, Linden U, Astrand P. Applicability of osseointegrated oral implants in the rehabilitation of partial edentulism: a prospective multicenter study on 558 fixtures. Int J Oral Maxillofac Implants, 5 (3) : 272-81, 1990.

25) Jaffin RA, Berman CL. The excessive loss of Branemark fixtures in type IV bone: a 5-year analysis. J Periodontol, 62 (1) : 2-4, 1991.

26) Iacono VJ. Dental implants in periodontal therapy. Committee on Research, Science and Therapy, the American Academy of Periodontology. J Periodontol, 71 (12) : 1934-42, 2000.

27) Lekholm U, Zarb GA. Brånemark PI, Zarb GA, Alberktsson T, editors. Tissue Integrated Prostheses: Osseointegration in Clinical Dentistry, Chicago: Quintessence Publishing, 199-209,1985.

28) Misch CE. Density of bone: effect on treatment plans, surgical approach, healing, and progressive bone loading. Int J Oral Implantol, 6 (2) : 23-31, 1990.

29) Misch CE. Contemporary Implant Dentistry 3rd edition. Mosby, 11. 26, 2007.

30) Molly L. Bone density and primary stability in implant therapy. Clin Oral Implants Res, 17 Suppl 2: 124-35, 2006.

31) 日本歯科医学会編. 歯科インプラント治療指針. 2013.

32) Brägger U, Aeschlimann S, Bürgin W, Hämmerle CH, Lang NP. Biological and technical complications and failures with fixed partial dentures (FPD) on implants and teeth after four to five years of function. Clin Oral Implants Res, 12 (1) : 26-34, 2001.

33) Vigolo P, Mutinelli S, Zaccaria M, Stellini E. Clinical

evaluation of marginal bone level change around multiple adjacent implants restored with splinted and nonsplinted restorations: a 10-year randomized controlled trial. Int J Oral Maxillofac Implants, 30 (2) : 411-8, 2015.

34) Rangert B, Jemt T, J rneus L. Forces and moments on Branemark implants. Int J Oral Maxillofac Implants, 4 (3): 241-7, 1989.

35) Eliasson A, Eriksson T, Johansson A, Wennerberg A. Fixed partial prostheses supported by 2 or 3 implants: a retrospective study up to 18 years. Int J Oral Maxillofac Implants, 21 (4): 567-74, 2006.

36) Garber DA, Belser UC. Restoration-driven implant placement with restoration-generated site development. Compend Contin Educ Dent. 1995 Aug; 16 (8): 796, 798-802, 804. Review.

37) Zarb GA, Albrektsson T. Consensus report: towards optimized treatment outcomes for dental implants. J Prosthet Dent. 1998 Dec; 80 (6): 641

38) Nobuto T, et al: The relationship between connective tissue and its microvasculature in thehealthy dog gingiva J Periodont Res 1989; 24: 45-52.

39) Monje A, Blasi G. Significance of keratinized mucosa/ gingiva on peri-implant and adjacent periodontal conditions in erratic maintenance compliers. J Periodontol. 2018 Nov 21. doi: 10.1002/JPER.18-0471.

40) Perussolo J, Souza AB, Matarazzo F, Oliveira RP, Araújo MG. Influence of the keratinized mucosa on the stability of peri-implant tissues and brushing discomfort: A 4-year follow-up study. Clin Oral Implants Res. 2018 Oct 22. doi: 10.1111/clr.13381. [Epub ahead of print]

41) Isler SC, Uraz A, Kaymaz O, Cetiner D. An Evaluation of the Relationship Between Peri-implant Soft Tissue Biotype and the Severity of Peri-implantitis: A Cross-Sectional Study. Int J Oral Maxillofac Implants. 2018 Oct 3. doi: 10.11607/jomi.6958. [Epub ahead of print]

42) Schwarz F, Becker J, Civale S, Sahin D, Iglhaut T, Iglhaut G. Influence of the width of keratinized tissue on the development and resolution of experimental peri-implant mucositis lesions in humans. Clin Oral Implants Res. 2018 Jun; 29 (6): 576-582. doi: 10.1111/clr. 13155. Epub 2018 Apr 24.

43) 日本歯周病学会編：歯周病患者におけるインプラント治療の指針，第 1 版，医歯薬出版．2009.

3 部分欠損症例への治療計画

3-1 中間欠損

歯周病患者へのインプラント治療において留意すべき点は以下の3つに分けられる。

①インプラント埋入予定部位に歯周炎による骨吸収があり、埋入に際して骨量が不足している。

②口腔前庭が浅く、角化組織も不足していることが多い。

③残存歯の歯周炎が適切に治療されていなければ、インプラント周囲炎のリスクは大きくなる。

このうち③については CHAPTER 1 を参照されたい。本項では主に①、②に関して埋入、二次手術時にどのような配慮が必要かを以下の3つに分けて述べる。

・補綴の治療計画
・埋入位置
・周囲粘膜の状態

なお、清掃性、審美性に配慮したアバットメントも含めた上部構造の適切な設計、患者のリスクに応じた適切なメインテナンスが、治療結果の長期的維持に欠かせないことは言うまでもない。

3-1-1 補綴の治療計画

インプラント埋入予定部位が単独歯欠損の場合は、埋入位置や周囲粘膜の状態を考慮すればよいが、多数歯欠損の場合、埋入本数、部位に選択の余地がある。できるだけ低侵襲な手技を採用するためにも垂直、水平的に骨量があり、GBR法などの骨造成術を併用せずに埋入できる位置を選択すべきであるが、基本的に補綴主導で埋入位置を決定する。また、インプラント周囲組織の永続性を考慮すると、インプラントを連続させずにポンティックを活用することも考慮すべきである。

2回法インプラントにおけるインプラント間距離に関する幾つかの研究[1, 2] が示すように、アバットメント締結後にインプラント周囲の生物学的幅径が確立されると一定幅の骨吸収が起こり、近接しすぎていると、インプラント間の乳頭喪失などが起き、審美性、清掃性に問題を生じる。よって3歯以上の欠損の場合には、力学的に問題がなければ1歯、もしくは2歯おきにポンティックを配置する方がよいと考えられる（**図1**）。

3-1-2 中間欠損の場合の埋入位置

どのような場合においても補綴主導型で、三次元的に適切な位置に埋入することに変わりはないが、中間欠損の場合、限られたスペースの中で残存天然歯との近遠心的距離を最低1.5mm以上に保つこと、インプラント間距離を最低3mm以上保つことが要求される。そのため、インプラントの直径とあわせて、これらの距離が保てるかを術前にシミュレーションしておく必要がある。

症例 1　3歯以上の欠損の場合は、1歯もしくは2歯おきにポンティックを配置する

図1　6歯欠損に対して3本のインプラントで対応した5年経過症例（1」、|3 5に埋入）。

初診時

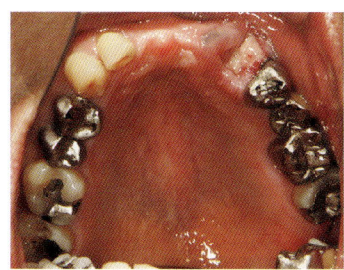 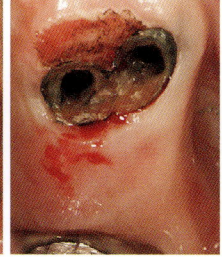 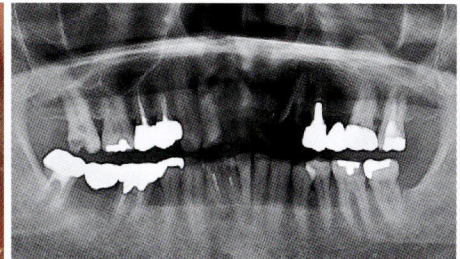 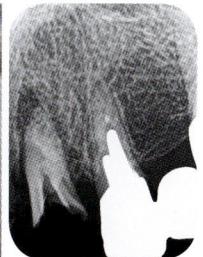

図1-a、b　1＋2、5の欠損に|3が破折、|4が歯肉縁下カリエスと脆弱な歯質のため抜歯となった。

図1-c、d　初診時のパノラマエックス線像と|3 4のデンタルエックス線像。

術中

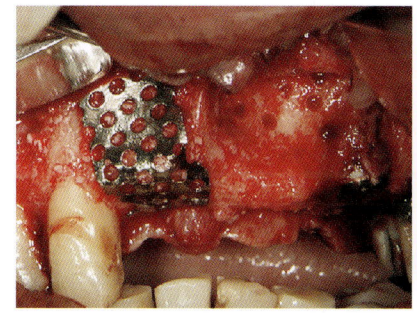 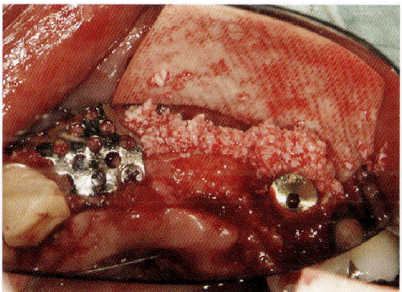 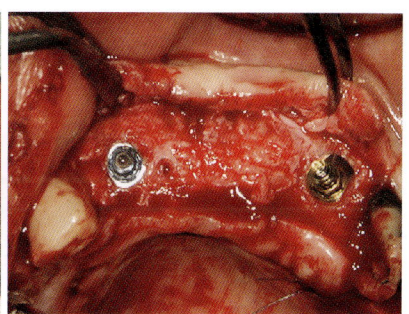

図1-e～g　1」、|3 5にインプラントの埋入とGBR法を併用した骨造成を行い、7ヶ月後二次手術時の状態。インプラントの唇側に十分な厚みの硬組織が確認できる。

5年後

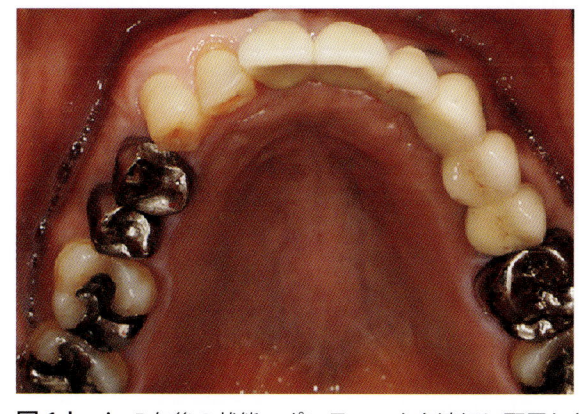 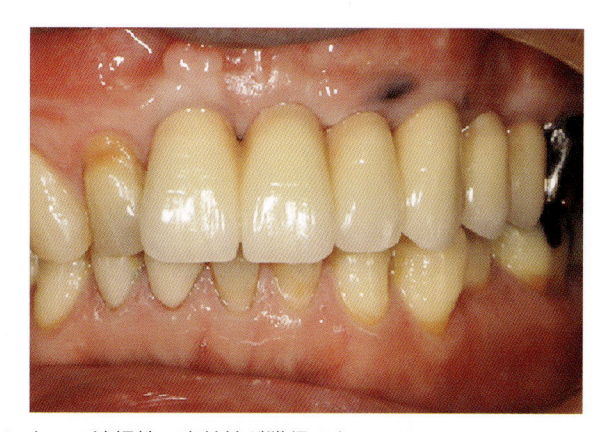

図1-h、i　5年後の状態　ポンティックを適切に配置したことによって清掃性、審美性が獲得できている。

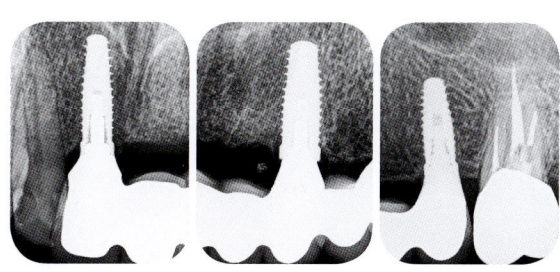

図1-j～l　同時期のデンタルエックス線像骨頂部の吸収は見られない。

症例2 インプラントの頬側に 2mm の骨幅が確保できない場合は、骨造成を行うべきである

図2 補綴主導型のインプラント埋入と骨造成を併用した例。

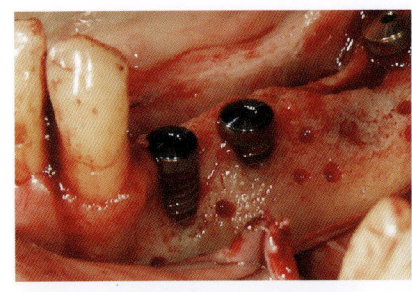 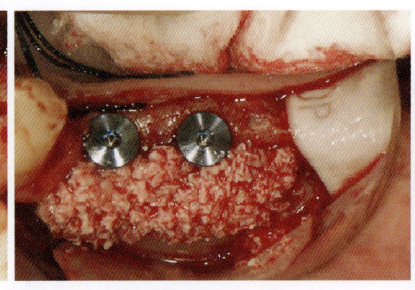 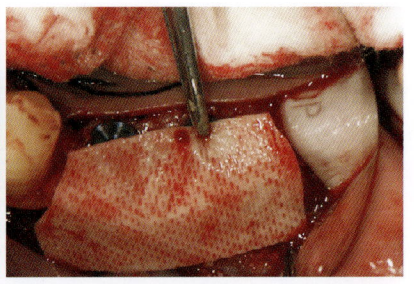

図2-a 水平的な顎堤の吸収がある
が、補綴学的に適切な位置に埋入し
た結果、インプラントの頬側は骨の
外に露出している。

図2-b 異種骨移植材を填入。

図2-c 遅延型吸収性コラーゲン膜を設
置。

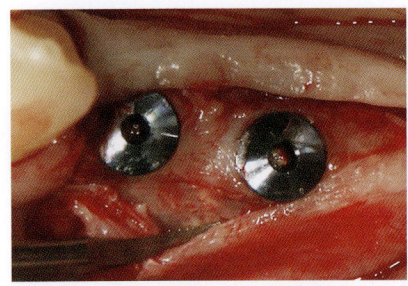 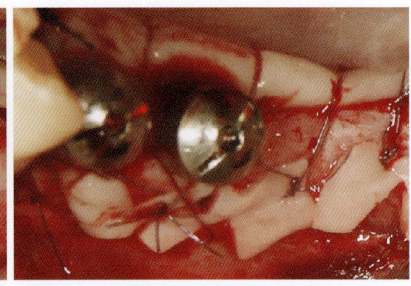 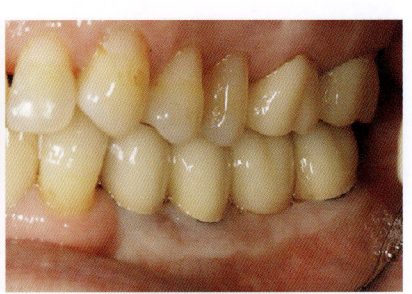

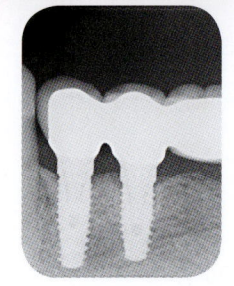

図2-d 約6ヶ月後、二次手術時に
インプラント周囲に硬組織を確認。

図2-e 遊離歯肉移植を行った。

図2-f、g 最終補綴後3年。

a. 頬舌的骨幅が狭い場合

　頬舌的骨幅が狭い場合でも、できるだけ補綴主
導の原則通り埋入するために、インプラントの頬
側に 2mm の骨幅が確保できない場合は、骨造成
を行うべきである[3]（**図2**）。

b. 隣在歯との段差が大きい場合

　さらに、垂直的な位置も既存骨の状態に大きく
影響される。隣在歯との段差が大きくなりすぎる
とインプラント周囲組織に持続的な炎症が起こ
る。これは、骨に大きな段差があると深いポケッ
トを生じ、清掃できない環境を多く作ることにな
り、結果的にバクテリアの停滞を招くためと考え
られる。このことからも、欠損部と残存歯の間に
大きな段差がある場合、インプラントの埋入に際
しては可及的に段差を解消するよう骨造成を行う
か（**図3**）、骨の段差が大きい場合にはブリッジ
あるいは可撤性義歯による補綴装置も考慮すべき
である。

症例 3 骨に段差があり、可及的に段差を解消した例

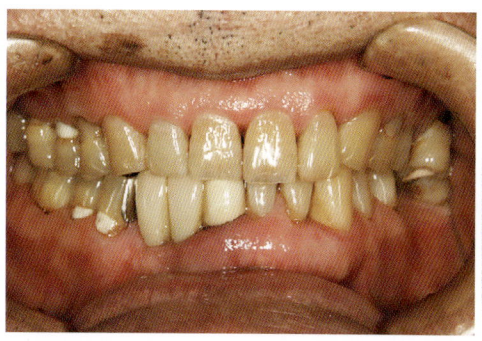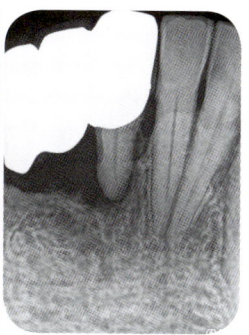

図 3-a、b 初診時の口腔内所見とデンタルエックス線写真。3-1 ブリッジの支台歯が歯周炎の進行のため抜歯となった。この場合の骨レベルの目標は、隣接する残存歯の欠損側の骨頂を結ぶラインとなる。

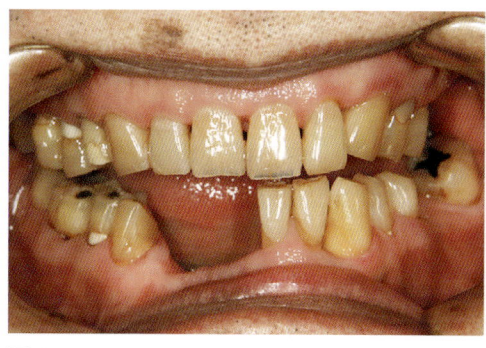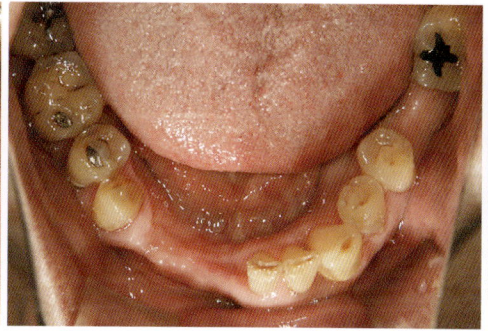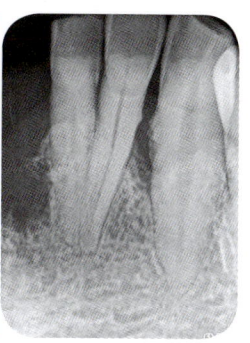

図 3-c〜e 抜歯後の状態。欠損部顎堤は水平的、垂直的にも骨吸収があり、骨の段差が大きい状態。

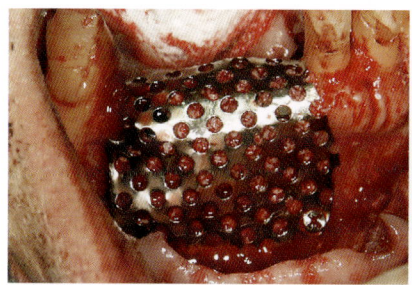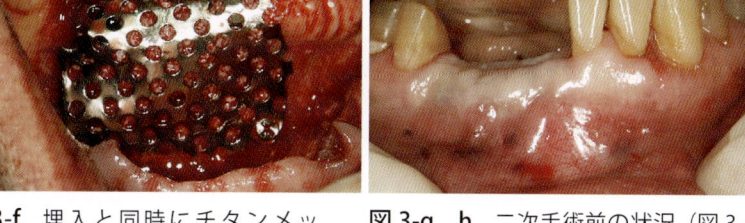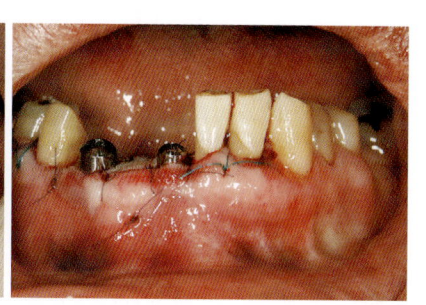

図 3-f 埋入と同時にチタンメッシュ、異種骨移植材を用いて骨造成を行った。

図 3-g、h 二次手術前の状況（図 3-g）と、上皮付き結合組織移植をインターポジショナルグラフトとして行った状態。

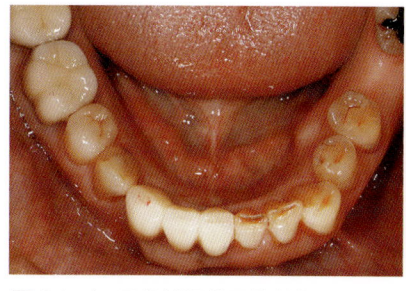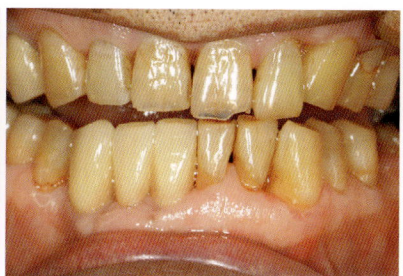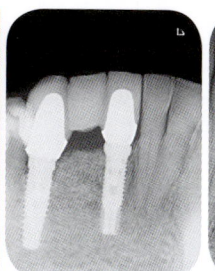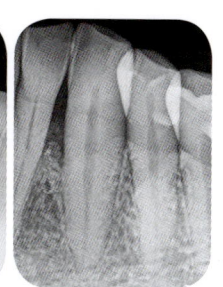

図 3-i〜l 最終補綴装置装着後 5 年の状態。骨レベルは緩やかな曲線に改善されている。

c. 隣在歯に垂直性骨吸収がある場合

　また、隣在歯に垂直性の骨吸収がある場合、再生療法を併用して骨レベルを改善した上でインプラントを埋入することができれば、骨の段差は生じない（**図 4**）。

症例4 隣在歯に垂直性の骨吸収があり、骨レベルの改善後、インプラントを埋入した例

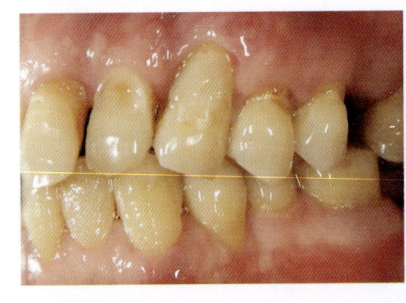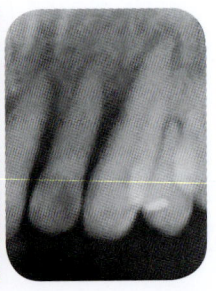

図 4-a、b　初診時3のプロービング値は 9 mm、周囲に骨吸収像が見られる。

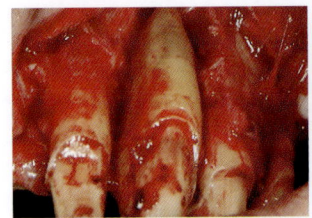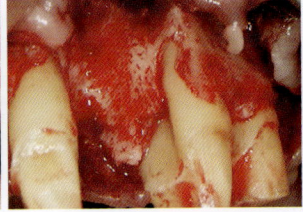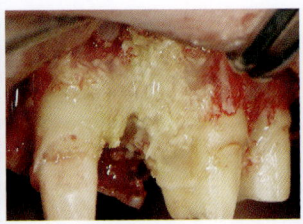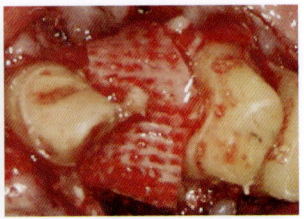

図 4-c〜f　フラップを剥離し、3の根尖を超える骨吸収を確認、抜歯後、4近心にも付着の喪失を認めたため、EMD と同種他家移植骨、吸収性バリアメンブレンを用いて再生療法を行った。

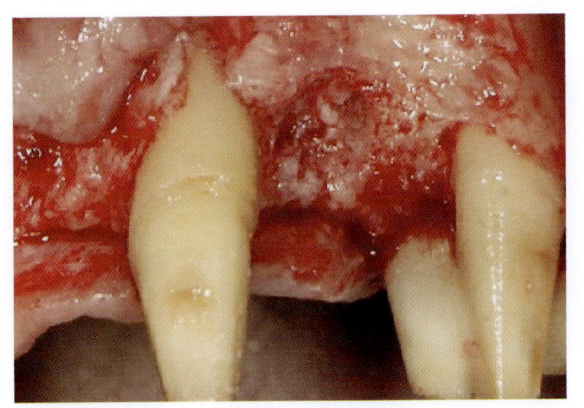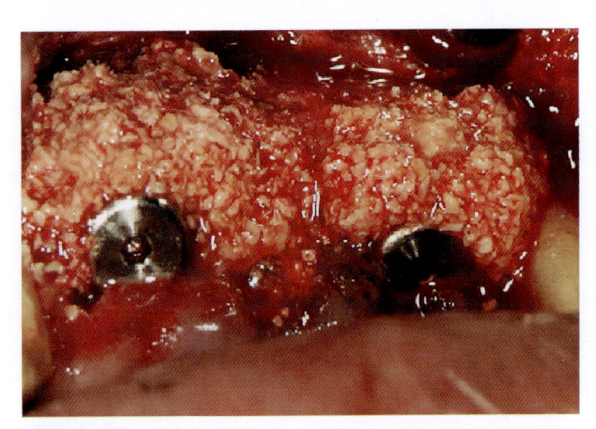

図 4-g　1 年 8 ヶ月後。4近心に硬組織の修復を認めた。

図 4-h　1 3にインプラントの埋入と GBR 法による骨造成を図った。

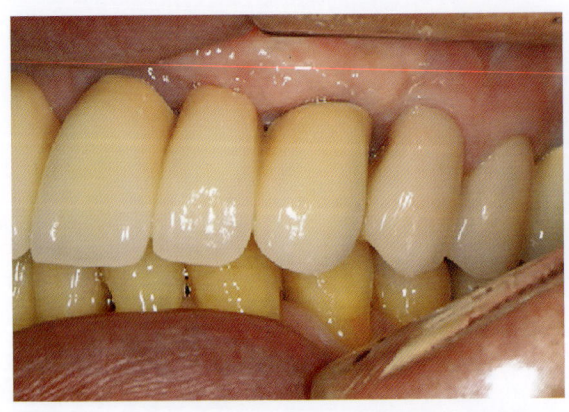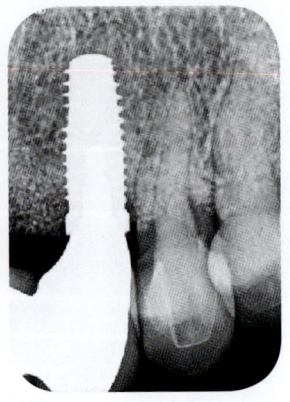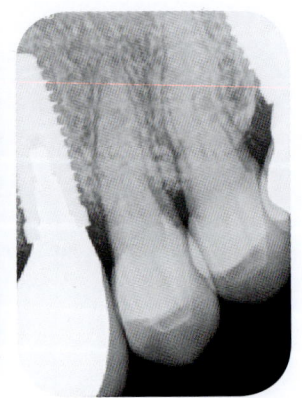

図 4-i〜k　最終補綴装置装着後 6 年の状態。周囲組織に炎症は見られない。

d. 埋入深度

埋入深度については、将来の上部構造の唇側中央マージンの最下点から約3mm（3〜4mm）下方にインプラントのプラットフォームを位置づけることが1つの基準となる。骨頂との位置関係は粘膜の厚みを考慮に入れると、粘膜が薄い場合

には骨縁下（Sub-crestal）埋入になることが多く、粘膜が厚い場合は骨縁（Crestal）埋入に近くなる。したがって軟組織の厚みによって、インプラントと骨頂との位置関係は埋入時に調整する（**図5**）[4]。

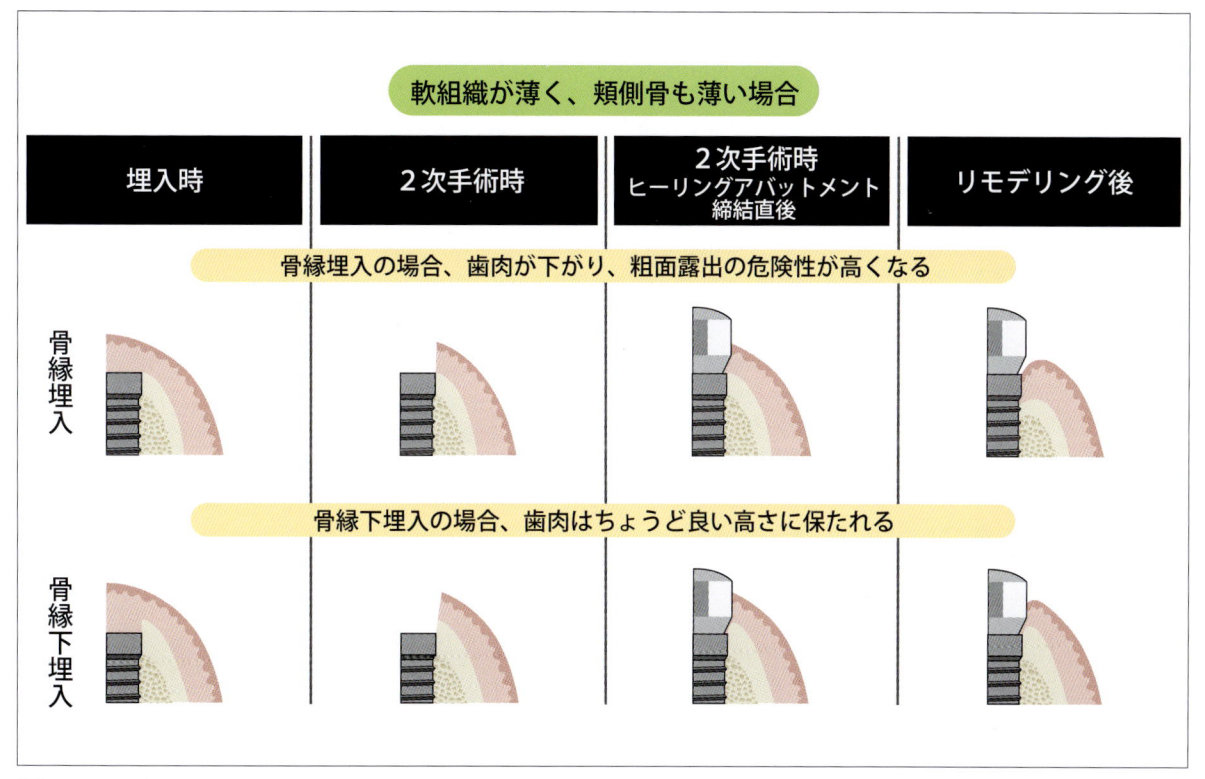

図5　インプラント埋入時の骨頂からの位置関係を示す。軟組織が薄く、頬側骨も薄い場合、骨縁（Crestal）埋入では歯肉退縮が起こり、フィクスチャーが露出するリスクを生じる。骨縁下（sub-crestal）埋入（骨頂より1mm縁下）であれば、歯肉が退縮してもちょうど良い高さに保たれる。

3-1-3　周囲粘膜の状態

インプラント周囲組織のバイオフィルムの侵入に対する防御機構は、天然歯と比べ脆弱である。軟組織中の線維の走行、血液供給、付着様式のすべてにおいてインプラント周囲組織は歯周組織の防御機構より劣る[5]（**図6**）。また、インプラント周囲の角化粘膜の存在は、プラークの堆積やそれに伴う粘膜の炎症との相関が見られ[6, 7]、将来のインプラント周囲炎の予防に役立っていることが

示唆される。

これらのことから、インプラント周囲に角化粘膜が欠如している場合には、積極的に獲得するよう計画を立てるべきである。具体的には二次手術前の状態で評価し、Ono, Nevins の分類[8]（**図7**）にあるように歯肉弁根尖側移動術、もしくは遊離歯肉移植術にて二次手術時に対応することで、侵襲を最小限にすることができる。

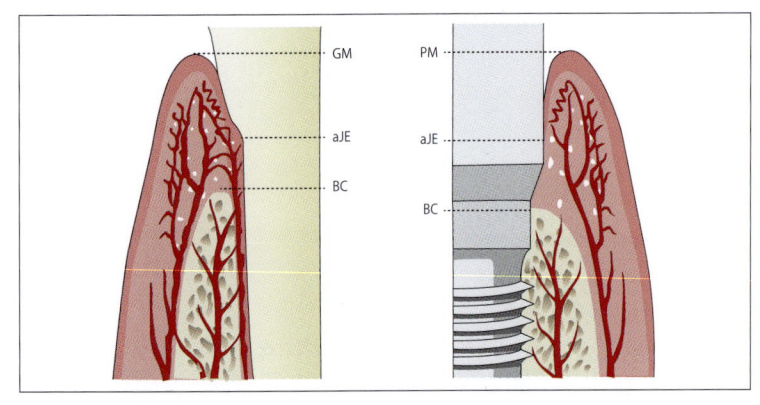

図6 歯周組織とインプラント周囲組織の違い。
歯周組織では、根面に垂直に入り込んでいる結合組織付着の線維が強固に異物の侵入をブロックする。これに対してインプラント周囲組織には、長軸と平行な線維しか現れない。また、歯根膜の血管網と骨膜の血管網が連絡して豊富な血液供給が得られる歯周組織と比べ、歯根膜のないインプラントは、周囲の骨もある程度の厚み（2mm 以上）がなければ将来的に喪失する可能性が高い。さらに健全な場合でも上皮付着は歯周組織に比べ弱い[9]より引用改変）。

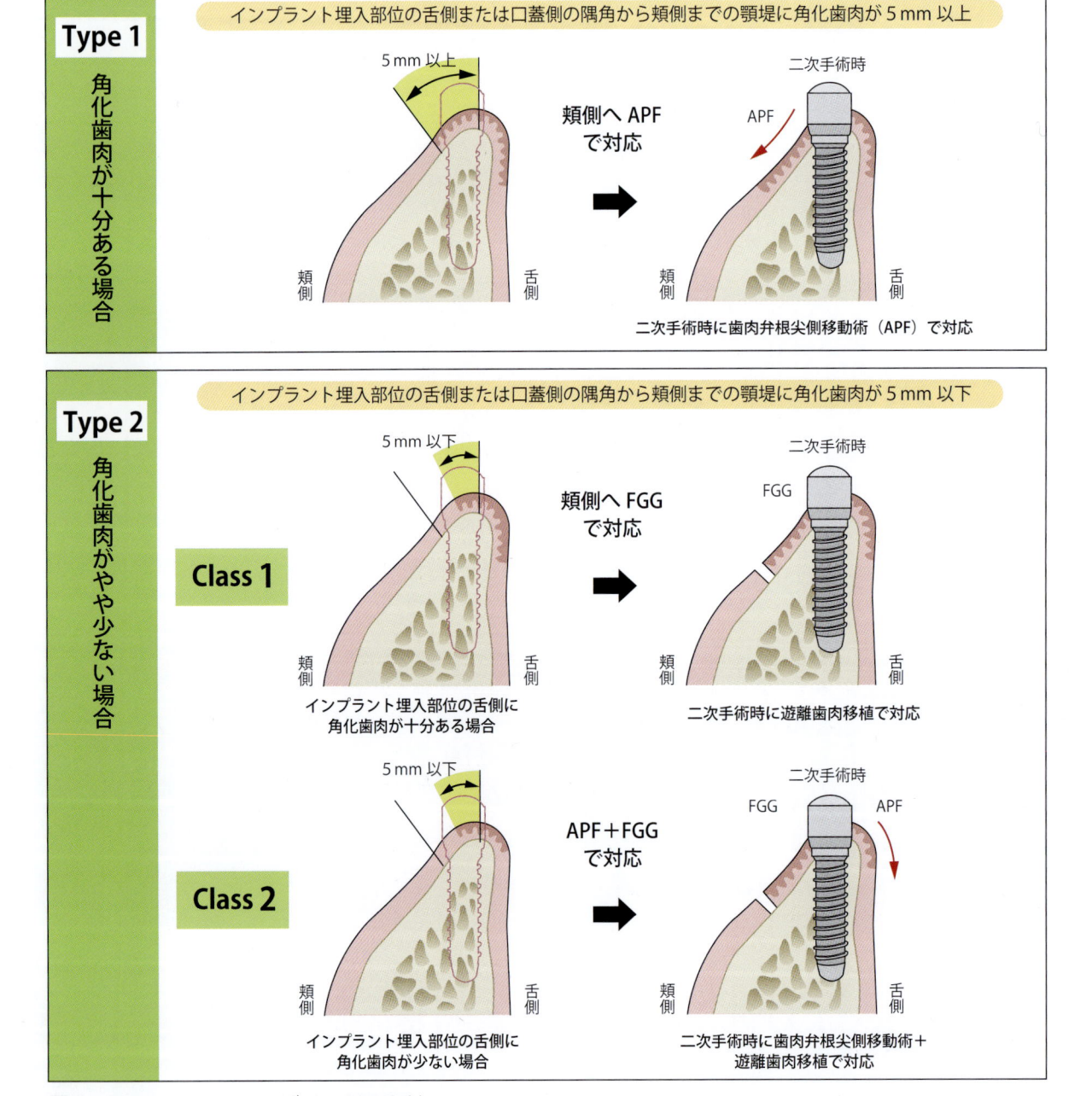

図7 Ono, Nevins の分類[10]より引用改変）。

3-2 遊離端欠損

3-2-1 補綴の治療計画

7番の欠損については、インプラント治療の特性から上下顎で骨質に違いがあるため、注意が必要である。すなわち、下顎7番部は骨質も良く、比較的単純に埋入計画を立てることができるが、上顎7番部は骨質が最も悪く、上顎洞との関係から十分な長さのインプラントが使えないことが多い。また、過大な咬合力がかかることも多いため、骨質が悪く、ショートインプラントしか使えない場合、単独植立は避けた方がよい時もある。すなわち、可撤性義歯を使わない場合は、欠損のままにしておく選択肢もあり得る。

2歯以上の遊離端欠損では、インプラントの上部構造を連結することで力を分散させることが可能であり、補綴主導型で埋入することで十分インプラントの埋入が可能である。3歯以上の欠損の場合、適切な位置にポンティックを配置する場合もある（**図8**）。

また、下顎の3歯以上の欠損においては、近心の残存天然歯との骨の段差が大きい場合や、オトガイ孔を避ける理由で、近心カンチレバーでのポンティックの応用も考慮に入れる。ただし力学的には相当不利であることを十分理解した上で設計を考慮すべきである（**図9**）。

遊離端欠損での、可撤性義歯の場合、ともすれば最遠心の鉤歯への外傷力がかかり、さらに欠損部顎堤の高度な骨吸収を引き起こすこともある。これら遊離端義歯特有の問題の解決法として、遠心部に戦略的にインプラントを埋入し、義歯の支持を作ることがあげられる。これにより、義歯は飛躍的に安定し、設計を単純化することができる（**図10**）。この場合の考え方として義歯を「遊離端にしない」ことが重要であり、残存天然歯の崩壊を予防するという観点では、費用対効果の高い方法と言える。

症例5 3歯以上の欠損において、適切な位置にポンティックを配置した例

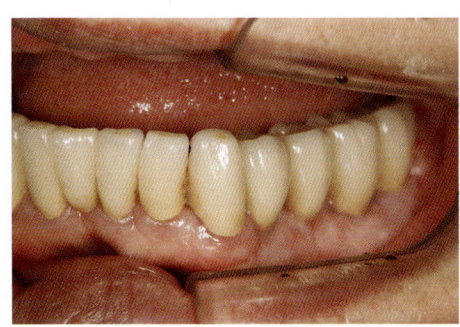 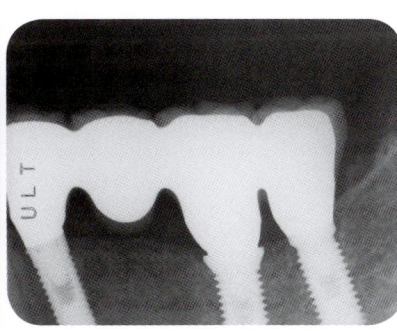

図8-a、b　補綴装置装着後14年経過。インプラント周囲の骨レベルも保たれており、周囲粘膜も良い状態を保っている。

症例 6 骨の段差やオトガイ孔を避けてカンチレバーを応用した例

図9 近心カンチレバーの例。

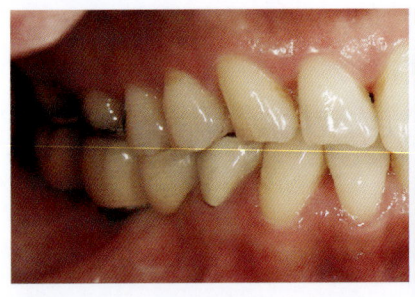 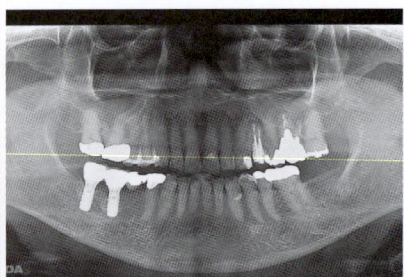 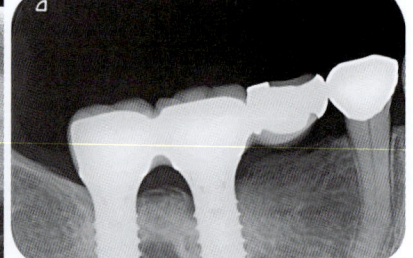

図9-a ⌐7−5⌐欠損に対して1回法インプラントが⌐7 6⌐部に埋入されており、⌐5⌐はポンティック。補綴装置装着後17年経過。周囲粘膜に炎症所見は見られない。

図9-b、c インプラント周囲の骨レベルに変化はなく、対合歯も健全である。

症例 7 遊離端特有の悪条件を回避するためにインプラントを戦略的に使用した例

図10 遊離端義歯にしないための最遠心部へのインプラントの応用（オーバーデンチャーの例）。⌐4−7⌐欠損に義歯を装着。

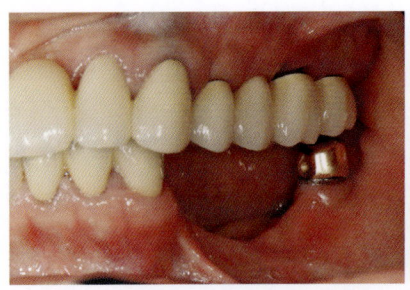 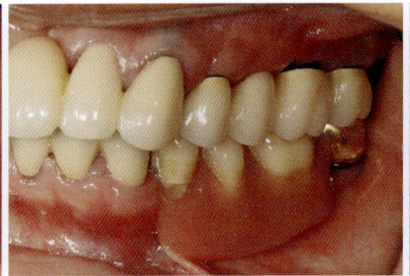 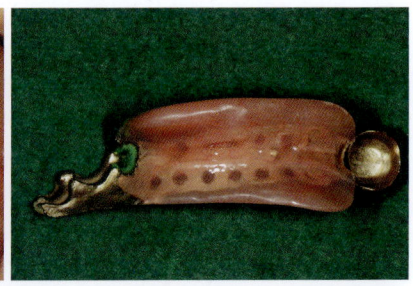

図10-a 義歯を外した状態。顎堤の顕著な吸収が見られる。⌐7⌐部にインプラントが埋入されている。

図10-b 義歯を装着した状態。

図10-c 義歯の内面。天然歯の維持装置もリジッドなアタッチメントを使用。インプラントは内外冠のコーヌスタイプとした。1度もリベースすることなく使えている。

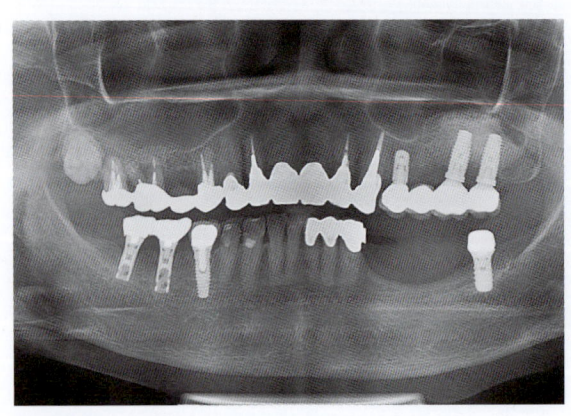

図10-d 義歯装着より11年後のパノラマエックス線像。天然歯の歯根膜も正常で、インプラント周囲の骨吸収も見られない。

3-2-2 　遊離端欠損の場合の埋入位置

　補綴主導型で三次元的に適切な位置に埋入すべきであることに変わりはなく、近遠心的、頬舌的な位置は前述の中間欠損で述べたとおりである。骨吸収が大きく、そのままでは補綴学的に適切な位置への埋入が難しい場合、以下の①、②の方法によって解消する。

　① Staged Approach によってまず骨造成を行い、6ヶ月ほど待った後にインプラントを埋入する（**図11**）。

　② Simultaneous Approach で、インプラント埋入と同時に水平的に骨増大を図る（**図12**）。

　上顎遊離端では上顎洞底挙上術が必要になるケースも多い。この場合の Staged Approach か、Simultaneous Approach かは既存骨の高さが5mm 程度確保できるかどうかで決まる。

症例8 　Staged Approach で埋入を行った例

図11 　GBR 法で対応した例。

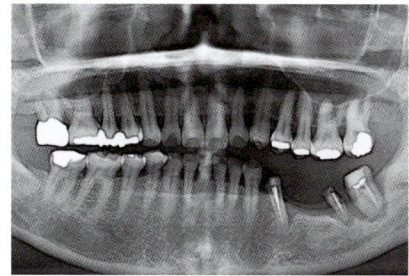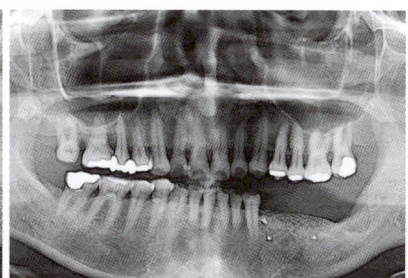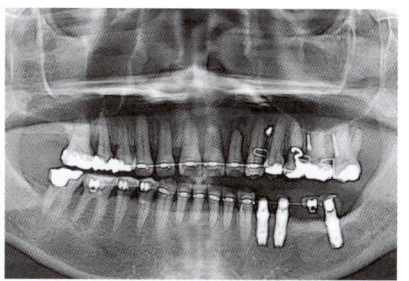

図11-a～c 　術前、チタンメッシュを用いた GBR 法施術後およびインプラント埋入後のパノラマエックス線像。

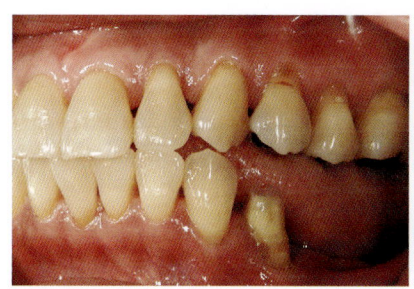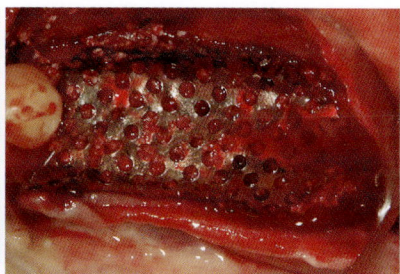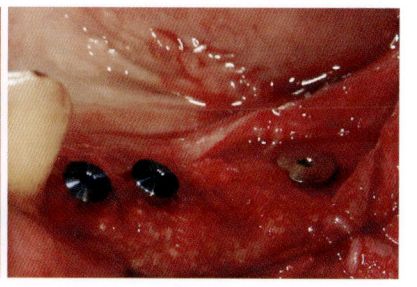

図11-d 　術前の口腔内所見。4｜は抜歯予定、｜5-7 にかけて垂直的にも大きく骨吸収が見られる。

図11-e 　チタンメッシュを用いた GBR 法施術後。水平、垂直的に骨造成を行なった。

図11-f 　新生硬組織の中に補綴主導型でインプラントを埋入。

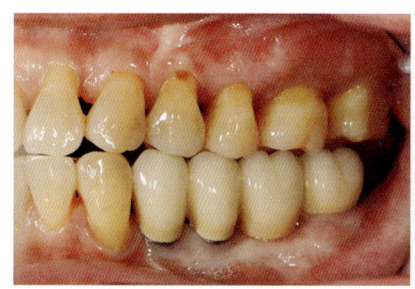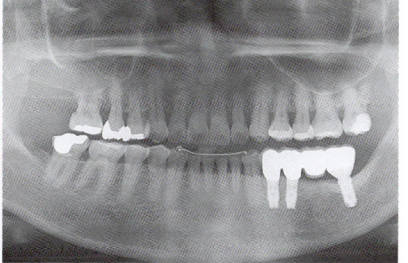

図11-g~i 　最終補綴装置装着後3年の状態。

図12　上顎洞底挙上例。

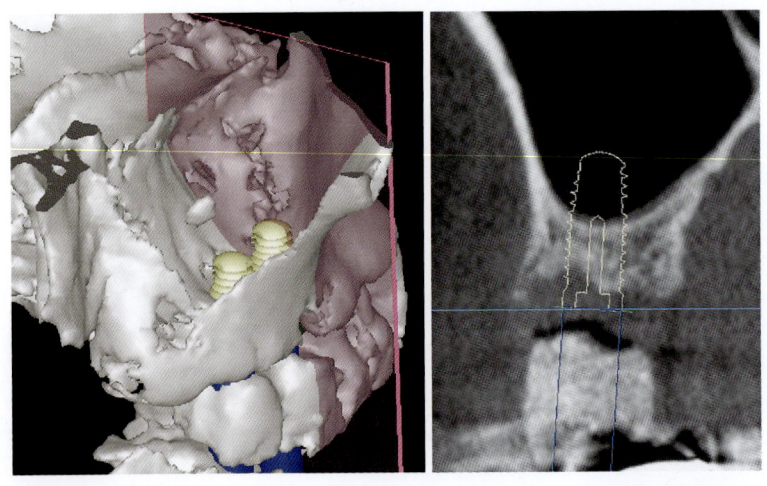

図12-a、b　術前の CT 画像で 7 6 部のシミュレーションと距離の計測を行う。既存骨の高さは、約 5 mm であった。

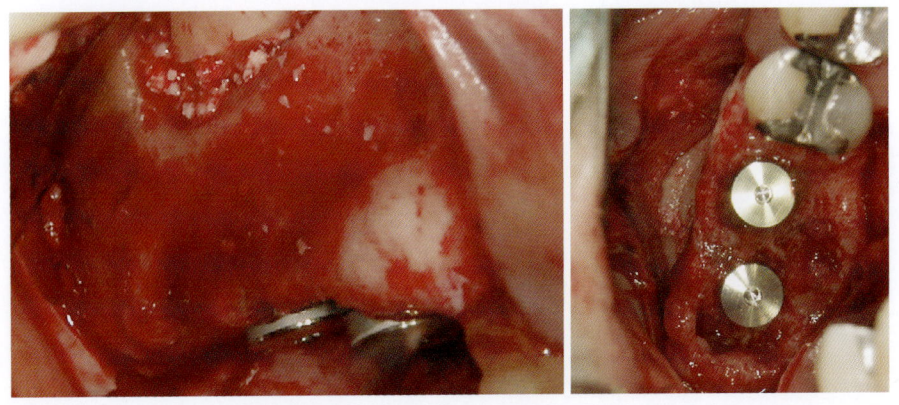

図12-c、d　術中。上顎洞底挙上後、骨移植材料を鼻腔側に先に填入、埋入窩を形成し、インプラント埋入後に残りのスペースを骨移植材料で埋める。

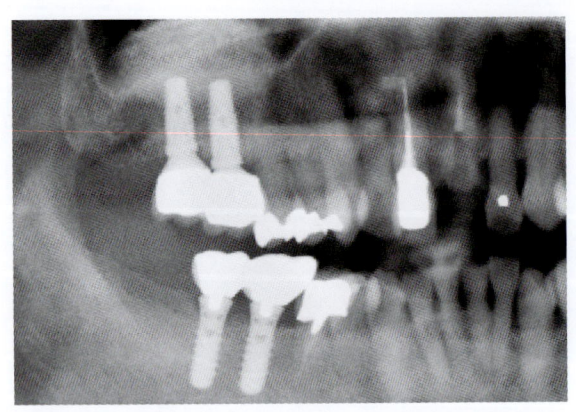
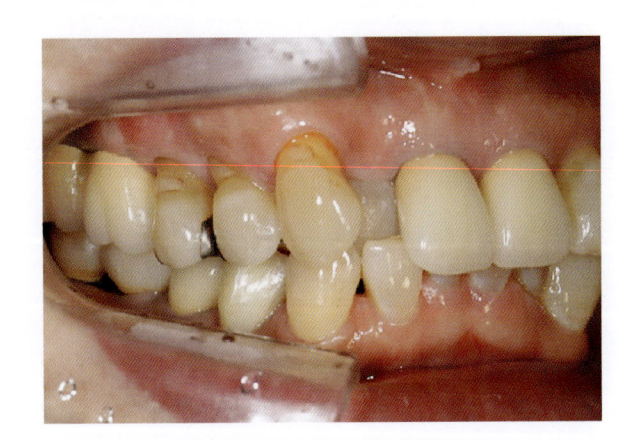

図12-e、f　最終補綴装置装着後 6 年の状態。

3-2-3 周囲粘膜への対応

　下顎の遊離端欠損では角化組織が不十分で、遊離歯肉移植術が必要なケースが多い。また上顎では、口蓋の角化組織を頬側に移動させることで対応することも多い。これらの判断は前述の Ono, Nevins の分類を利用し、埋入手術後、二次手術直前に再評価するが、患者にはその可能性を治療計画の段階から話をしておくべきである。また、ある程度の幅を確保しなければ清掃性と直下の骨組織を守る役割が果たせない。採取する遊離歯肉の幅は、術後の収縮も考慮し、骨に付着する 3 mm の幅を加えて最低 7 mm は確保すべきである。

　遊離歯肉移植を適用した場合、同時に粘膜の厚みも増える。そのため、骨の厚みが十分ある場合は逆に深いポケットを作ることになりかねないので、注意が必要である。その際は採取する角化組織の厚みを薄くする工夫が必要である。

参考文献

1) Grunder U, Gracis S, Capelli M. Influence of the 3-D bone-to-implant relationship on esthetics. Int J Periodontics Restorative Dent. 2005 Apr; 25 (2): 113-9.

2) Tarnow DP1, Cho SC, Wallace SS. The effect of inter-implant distance on the height of inter-implant bone crest. J Periodontol. 2000 Apr; 71 (4): 546-9.

3) Chappuis V, Rahman L, Buser R, Janner SFM, Belser UC, Buser D. Effectiveness of Contour Augmentation with Guided Bone Regeneration: 10-Year Results. J Dent Res. 2018 Mar; 97 (3): 266-274.

4) 瀧野裕行他，こだわりペリオサブノート．クインテッセンス出版．2018，100.

5) Berglundh T1, Lindhe J, Ericsson I, Marinello CP, Liljenberg B, Thomsen P. The soft tissue barrier at implants and teeth. Clin Oral Implants Res. 1991 Apr-Jun; 2 (2):81-90.

6) Guo-Hao Lin, Hsun-Liang Chan, and Hom-Lay Wang. The Significance of Keratinized Mucosa on Implant Health: A Systematic Review. J Periodontol, Vol.84 No.12 December 2013; 1755-1767.

7) Bengazi F1, Wennström JL, Lekholm U. Recession of the soft tissue margin at oral implants. A 2-year longitudinal prospective study. Clin Oral Implants Res. 1996 Dec; 7 (4): 303-10.

8) 小野善弘，宮本泰和，松井徳雄，浦野智，佐々木猛．コンセプトをもった予知性の高い歯周外科処置，クインテッセンス出版，2013，369-371.

9) 伊藤雄策ら，インプラントの上部構造をめぐって．Quint DENT Implantol (1), 22, 2002.

10) 小野善弘，畠山善行，松井徳雄．コンセプトをもった予知性の高い歯周外科処置，クインテッセンス出版，2001，369-370.

歯周病の進行によって支持組織を失うことにより、軟組織の退縮、歯の病的移動などが発生し、審美性が低下し、患者の QOL は大きな影響を受ける。周囲組織を伴って失われた前歯をインプラントで補綴する場合には、疾患のコントロールと同時に審美性の回復が大きな治療目標となる。本項では、歯周病患者における前歯インプラント治療の審美的成功について検討したい。

3-3-1 インプラントによる審美性獲得のための 3 つの治療手段

歯周病によって硬軟組織を三次元的に失った審美的配慮が必要な部位に対し、固定性インプラント治療によって審美性を回復するには、以下の 3 つ治療手段が考えられる。

1 矯正的挺出[1-6] (図13)

重度に骨吸収した前歯部を矯正的に挺出し、硬軟組織を垂直的に増大することにより、インプラントのサイトディベロップメントが可能であることが報告されている[7-9]。しかし、歯軸方向への挺出のみでは十分な幅が得られないことが多い[10]。そのためバッカルトルクを加え、口蓋側の歯根膜を利用することが報告されている[11]。それでも不足する場合には、水平的な組織の増大が併用される。また PET（Partial Extraction Therapy）が効果的な場合もある。またポンティックサイトにおいては Root Submergence Technique, Pontic Shield Technique を、インプラントサイトにおいては Socket Shield Technique を応用することで増大された組織を効果的に温存できる可能性が高まる。この一連の処置は侵襲は低いというメリットはあるが、有効に使用できる残存歯の存在と矯正に対する時間、費用が許容されること、有効な固定源が存在することが条件となる。

症例 1　矯正的挺出により三次元的な軟硬組織の増大を行った例

図 13-a　56 歳、女性。全顎にわたり水平的な骨吸収が進行し、病的な歯の移動が認められる。

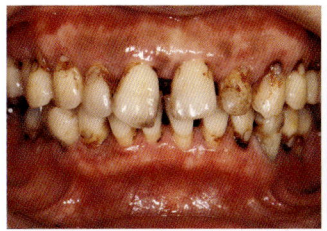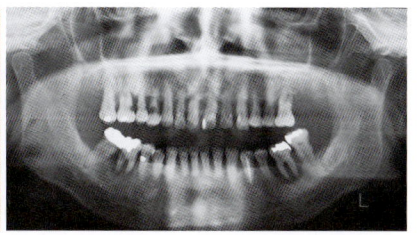

図 13-b　インプラントの位置は矯正のセットアップモデルから決定され、機能開始後は矯正の固定源となる。

図 13-c　近遠心的なスペースをコントロール後、審美部位では歯軸方向への挺出によって歯槽骨と軟組織の増大が図られる。歯槽骨レベルに応じて求められる挺出量は異なるが、ワイヤーによる矯正は相反的な動きであり、特定の歯の挺出量を選択的に正確にコントロールすることは矯正医にとって容易なことではない。

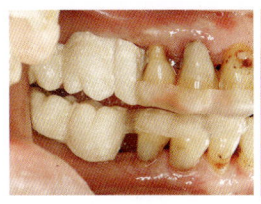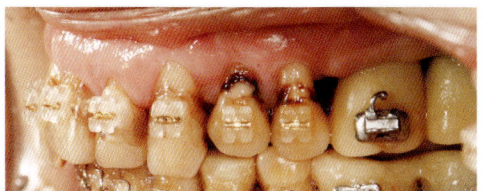

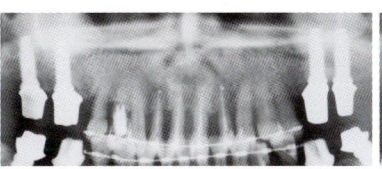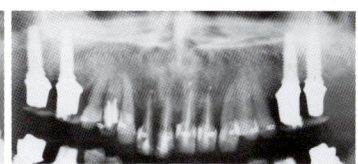

図 13-d、e　挺出前後のパノラマエックス線。審美部位の歯槽骨が垂直的に増大していることがわかる。

図 13-f　十分な保定後（本例では 6 ヶ月）フラップレスにて抜歯即時埋入が行われた。

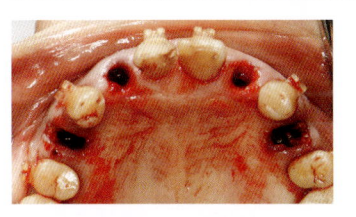

図 13-b	図 13-c
図 13-d	図 13-e
図 13-f	

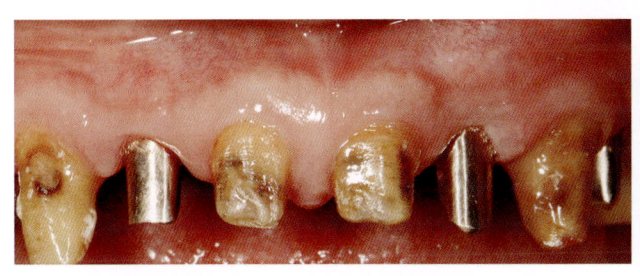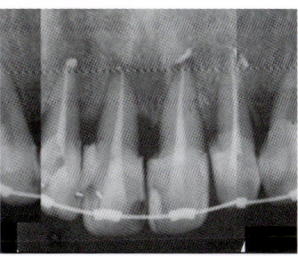

図 13-g　審美部位のインプラントが機能開始後。挺出された歯は、良好な軟組織形態を保っている。

図 13-h　挺出前と保定後のデンタルを比較すると歯槽骨レベルに応じた挺出が行われたことがわかる。

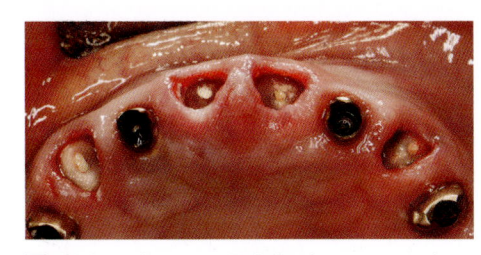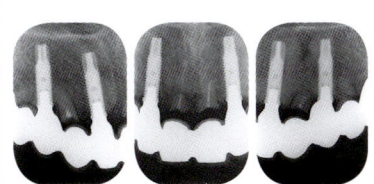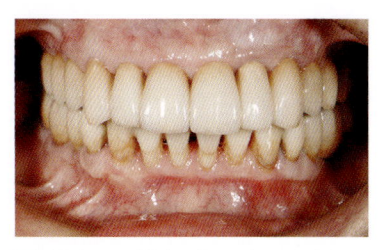

図 13-i　1 年以上の保定後ポンティック部位では Root Submergence が行われた。

図 13-j　Submerge された歯根が有する付着機構がポンティック部位の歯槽骨を良好に維持している。

図 13-k　天然歯列のブリッジと同様な外観を示す補綴装置。

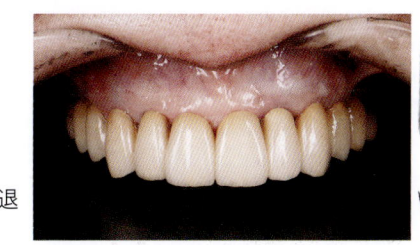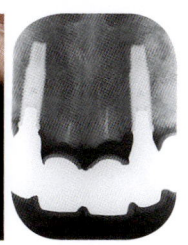

図 13-l　7 年後の状態、若干の組織の退縮が認められるが良好に経過している。

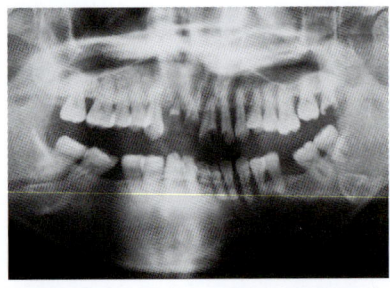 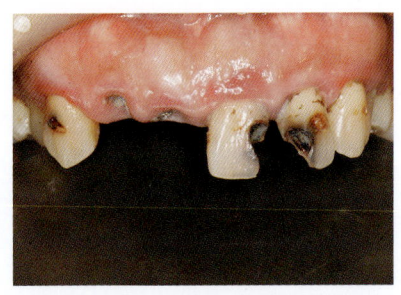 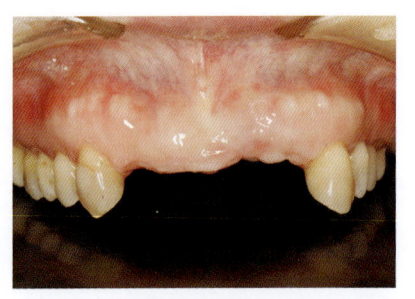

図14-a～c　38歳、女性。全顎的に強い炎症と病的な歯の移動を認めた。欠損はインプラントにより治療されるが、歯周病をコントロール後、矯正治療によるスペースマネージメントが必要である。初診時と矯正、抜歯後の前歯部を示す。

図14-d、e　顔貌から設定されたテンプレートが示す目標に沿って骨造成が達成された状態を示す。
垂直的な目標は、①コンタクトエリアから4mm下方、②隣接する残存歯隣接面の歯槽骨頂、③適切に埋入されたインプラントプラットフォームから2～3mm上方となる。設定した目標が適切であればこれらはすべて同時に達成されるはずである。

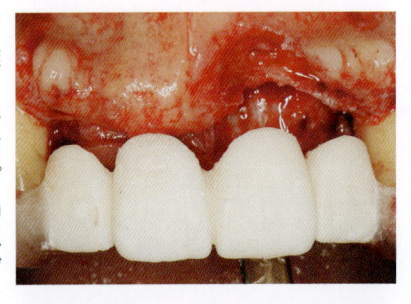 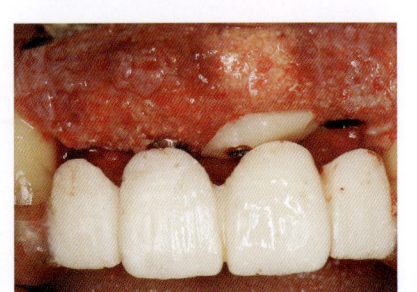

図14-f　咬合面観では、水平的な増大が達成されたことが示されている。インプラントよりも2mm上唇側、補綴マージンよりも唇側へ骨造成が求められる。

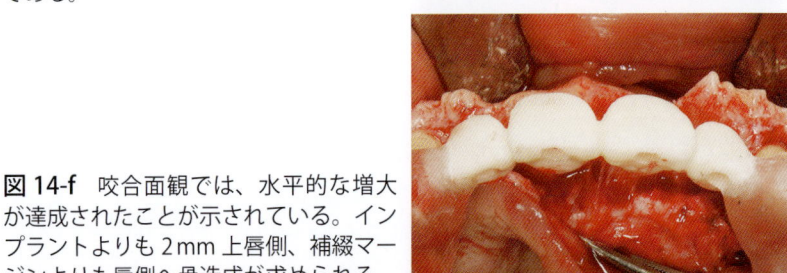 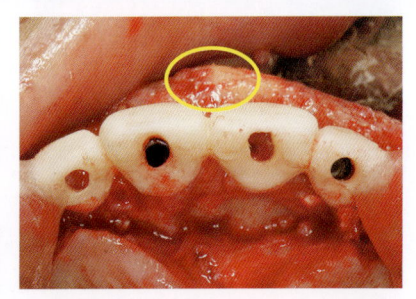

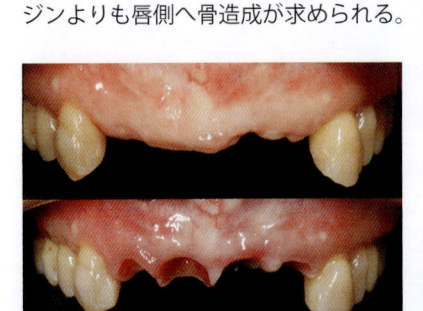 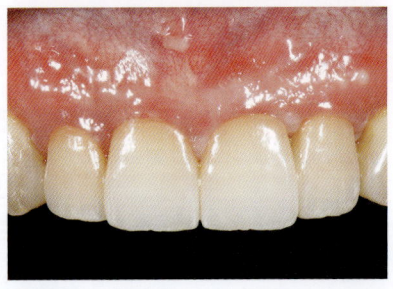 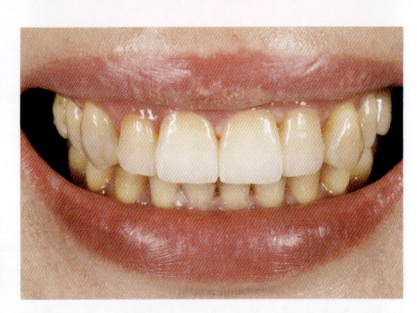

図14-g、h　オベイトポンティック基底部を週に1～1.5mm盛り上げた。アバットメント連結後はアバットメント上のプロビジョナルを調整して軟組織形態を整える。

図14-i　治療後の前歯部。自然な外観が獲得されている。

図14-j　自然なスマイルが得られている。

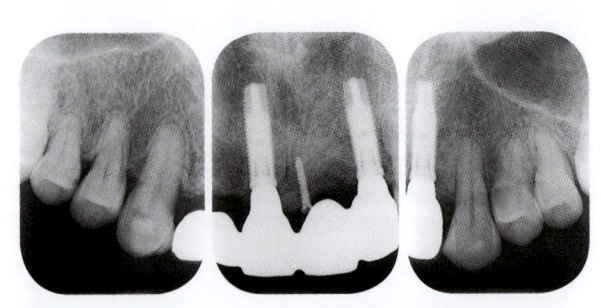

図14-k　術後のデンタルエックス線写真。

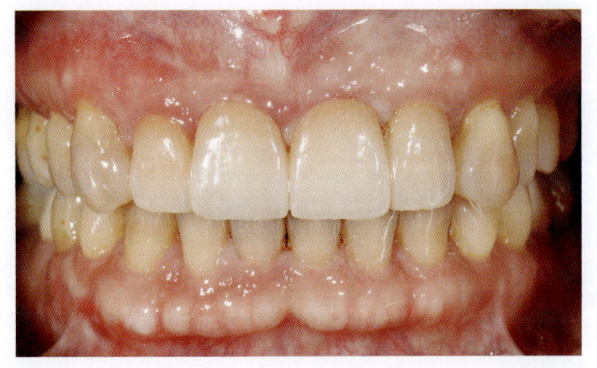

図14-l　治療終了後4年の正面観。治療後1年は月1回、それ以降は3ヶ月に1回のメインテナンスを行っている。

2　インプラント周囲組織の三次元的な増大（図14）

　GBR、骨移植、結合組織移植によって目標となる形態に歯槽堤を三次元的に増大する。自家骨および結合組織の採取量、フラップの減張量によって組織増大量が制限を受ける。複数回における手術侵襲と治癒、組織成熟に要する時間、費用が許容される必要がある。部分欠損における垂直的な増大量はおよそ5〜6mm程度で経験上10mmを越えると難易度はかなり高まる[12-15]。

　近年、結合組織の採取技術が発達し、目的にあわせた組織を効果的に得られるようになってきている[10]。

3　ピンクポーセレンや硬質レジンを使用した人工歯肉の応用（図15）

　患者が許容すれば、外科的に再建することが不可能な軟組織形態を歯肉を付与することによって表現し、理想的な審美的外観を達成できる。適切なリップサポートを得るための水平的な組織の増大と、発音機能、清掃性が確保される必要がある。

　患者がどのようにスマイルしても人工歯肉とオリジナルの軟組織の境界が露出しない、あるいは露出しても他人に認識されないよう色調、形態の移行性を調整することが重要である。術前の診査では歯肉を表現した上部構造のマージンを設定し、そこからインプラントの位置と必要な硬軟組織のマネージメントを検討すべきである。この処置は、決してクラウンブリッジタイプを目指した増大処置の失敗を補うものではない[17-19]。

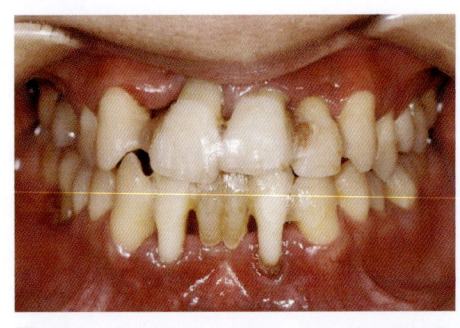
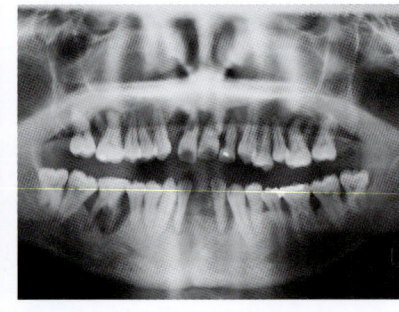
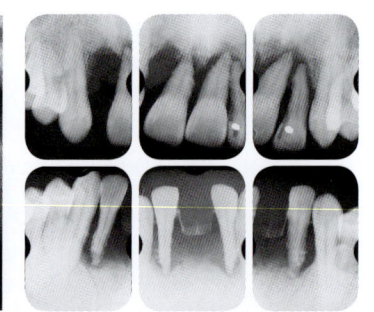

図 15-a、b　27 歳、男性。保存不可能な歯は抜歯後にインプラント治療を行い、その他の適応症部位には再生療法が計画された。

図 15-c　上下の切歯は保存不可能と診断した。

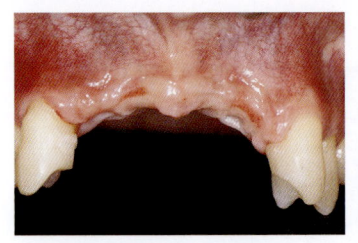
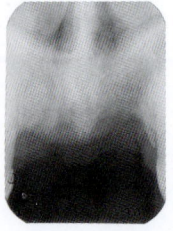
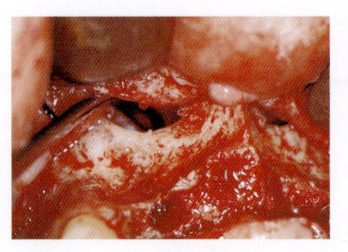

図 15-d　抜歯後、垂直的な欠損が生じた前歯部。

図 15-e　鼻腔底までの距離が不十分なことを示す術前デンタルエックス線写真。

図 15-f、g　鼻腔底挙上により骨高径が増大された。

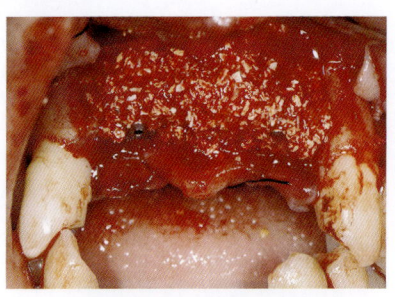
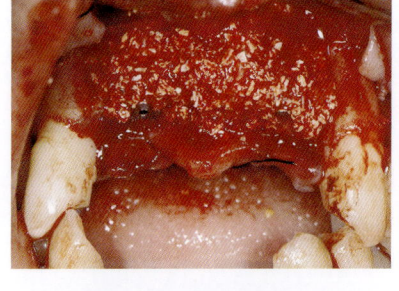
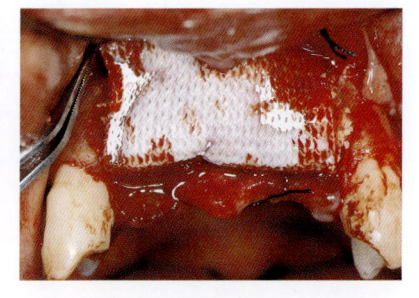

図 15-h、i　クロスリンクコラーゲン膜と DBBM によって水平的な GBR が行われた。

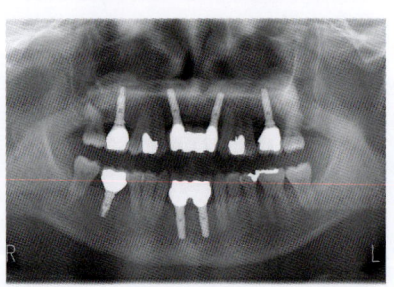
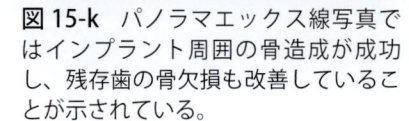

図 15-j　治療終了後 5 年の正面観。

図 15-k　パノラマエックス線写真ではインプラント周囲の骨造成が成功し、残存歯の骨欠損も改善していることが示されている。

図 15-l　術後のスマイル。上下切歯部において僅かであるが人工的に表現された歯間乳頭が露出している。外科的に歯槽骨、軟組織を増大してもこのような形態の歯間乳頭を再建することは不可能であったと思われる。

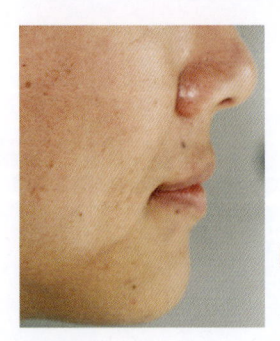

図 15-m　側方面観から良好なリップサポートが得られたことが確認できる。

決定に関わる考慮事項

a. 外観に対する患者の希望

　口腔内の状態だけではなく、術後どのような外観になるかを患者に認識してもらうことが重要である。たとえ通常は辺縁歯肉が見えないロースマイルの患者でも、その9割以上が最大スマイル時に歯間乳頭の一部が露出することが報告されている[20]。

　人工歯肉であれば、そのような歯間乳頭を表現できるが、外科的にインプラント周囲に軟組織を再建することは極めて困難である。したがって、ロースマイルの患者では苦労して低めの歯間乳頭を外科的に再建しても、外観として健全な歯間乳頭とは認識されず、ロングコンタクトの歯冠が露出することになる（**図 16-a**）。

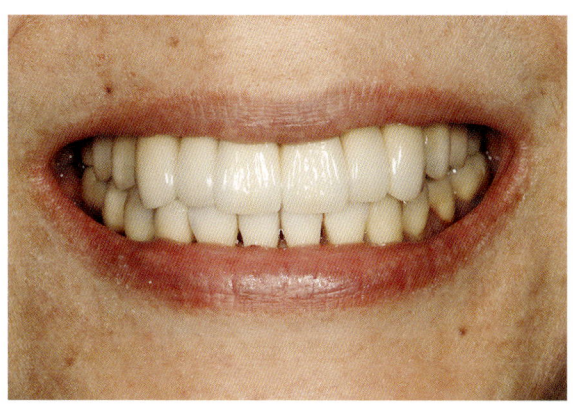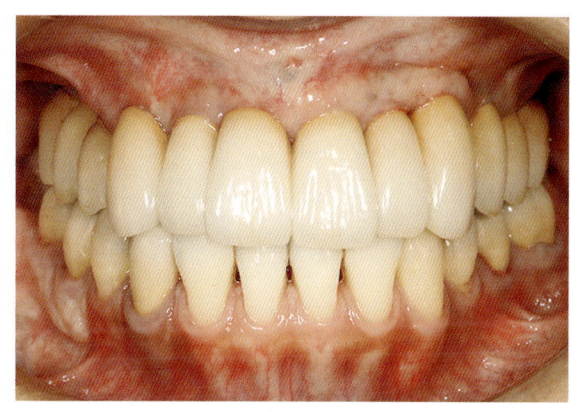

図 16-a、b　51歳、女性。軟組織形態は歯間乳頭は低いながらも適切に調整されている。しかしロースマイルであるため、人目に触れることはない。たとえロースマイルでも歯冠形態はロングコンタクトと認知されてしまう（図15の人工歯肉を配した治療結果の違いに注目）。

b. 清掃性

　特にクラウンブリッジにて修復する場合、歯肉形態を整えるにはアバットメント歯肉縁下の形態を調整し天然歯に近似する軟組織形態を再現することが求められる。組織のマネージメントが成功すれば、通常唇側のエマージェンスアングルは大きくなり、結果、清掃性は低下する。前歯部はフロスによる清掃が比較的平易なため、歯周病患者においても前歯部では審美性を優先することが可能となる場合が多い。が、長期にわたる慎重な観察が要求される（**図 17-a、b**）。

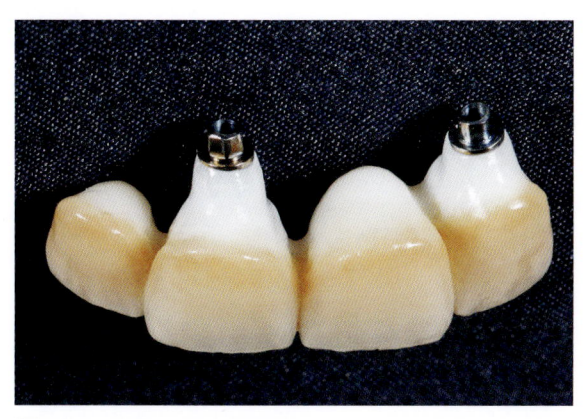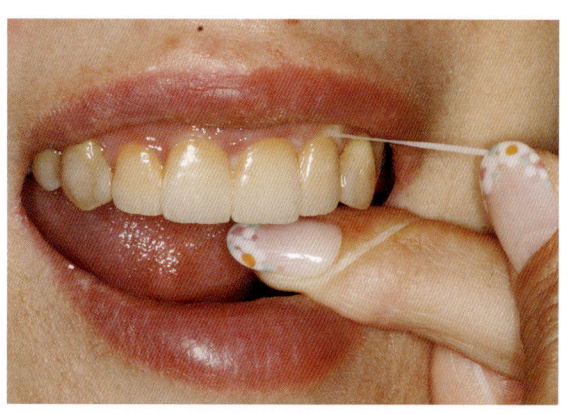

図 17-a　症例3の上部構造。スクリュー固定であるが、唇側の清掃性は良好とは言えない。

図 17-b　審美性の獲得と清掃性の低下というジレンマをのりこえるには患者の協力が不可欠となる。

c. 手術侵襲

組織が残存しているにもかかわらず全層弁を展開すれば、不必要な骨吸収を招く可能性がある。また組織再建処置においては、低侵襲にこだわるあまり、不十分な大きさのフラップ形成では、裂開のリスクが生じ、目的を達成できない可能性が高まる。

患者に侵襲の程度と、それに関わるリスクを適切に説明し、年齢、健康状態、審美性への要求度によって治療ゴールと手術内容、つまり侵襲程度を決定する。

d. 期間、コスト

患者の希望年齢、経済状態などをもとに最適なゴールと治療手順を立案することにより、治療期間の最短化を図ることは重要である。

歯周病が進行している前歯を治療するということは、歯肉の炎症の収束に伴い、歯根が露出し、鼓形空隙が拡大することを意味する。つまり歯周治療は疾患のコントロールが進むと審美性が低下するというジレンマを抱えている。天然歯を保存しつつ審美性を回復するということは、多数歯にわたる水平的な骨欠損に対する歯周組織再生の必要となることを意味している。だが、それはほぼ不可能である。しかし、インプラント治療の場合、上述の3つの手法を用いることにより、患者の希望に応えられる可能性が高まる。とは言え、歯周病の既往歴のある患者で、適切なサポートがなされている場合でも、10年のフォローアップ期間において生存率、歯槽骨レベルの安定性はインプラントは天然歯よりも低いことが示されている[21]。それゆえインプラント治療を受けた歯周病患者には、獲得された審美性維持のためにも残存歯も含め、より綿密なメインテナンスが必要となることを患者と共に認識しておく必要がある。

参考文献

1) Salama M, Ishikawa T, Salama H, Funato A, Garber D. Advantages of the root submergence technique for pontic site development in esthetic implant therapy. Int J Periodontics Restorative Dent, 27: 521-527, 2007.

2) Hürzeler MB, Zuhr O, Schupbach P, Rebele SF, Emmanouilidis N, Fickl S. The socket-shield technique: a proof-of-principle report. J Clin Periodontol, 37: 855-862, 2010.

3) Bäumer D, Zuhr O, Rebele S, Hürzeler M. Socket shield technique for immediate implant placement-clinical, radiographic and volumetric data after 5 years. Clin Oral Implants Res, 23(3), 2017.

4) Gluckman H, Salama M, Du Toit J, Partial Extraction Therapies (PET) Part 1: Maintaining Alveolar Ridge Contour at Pontic and Immediate Implant Sites. Int J Periodontics Restorative Dent, 36(5): 681-7, 2016.

5) Gluckman H, Salama M, Du Toit J, Partial Extraction Therapies (PET) Part 2: Procedures and Technical Aspects. Int J Periodontics Restorative Dent, 37 (3): 377-385, 2017.

6) Gluckman H, Salama M, Du Toit J. A retrospective evaluation of 128 socket-shield cases in the esthetic zone and posterior sites: Partial extraction therapy with up to 4 years follow-up. Clin Implant Dent Relat Res, 20(2): 122-129, 2018.

7) Mankoo T, Frost L. Rehabilitation of esthetics in advanced periodontal cases using orthodontics for vertical hard and soft tissue regeneration prior to implants - a report of 2 challenging cases treated with an interdisciplinary approach. Eur J Esthet Dent, 6 (4): 376-404, 2011.

8) Salama H, Salama M. The Role of Orthodontic Extrusive Remodeling in the Enhancement of Soft and Hard Tissue Profiles Prior to Implant Placement: A Systematic Approach to the Management of Extraction Site Defects. Int J Periodont Rest Dent, 13: 313-333, 1993.

9) Amato F, Mirabella AD, Macca U, Tarnow Dp. Implant Site Development by Orthodontic Forced Extraction: A Preliminary Study. Int J Oral Maxillofac Implant 27 (2): 911-920, 2012.

10) Kwona JY, Leeb EY, Choir J. Effect of slow forced eruption on the vertical levels of the interproximal bone and papilla and the width of the alveolar ridge Korean J Orthod, 46(6): 379-385, 2016.

11) Nozawa T, Sugiyama T, Yamaguchi S, Ramos T, Komatsu S, Enomoto H, Ito K. Buccal and coronal bone augmentation using forced eruption and buccal root torque: a case report. Int J Periodontics Restorative Dent, 23(6): 585-91, 2003.

12) Wang HL, Al-Shammari K. HVC ridge deficiency classification: a therapeutically oriented classification. Int J Periodontics Restorative Dent, 22(4): 335-43, 2002.

13) Urban IA, Lozada JL, Jovanovic SA, Nagursky H, Nagy K. Vertical ridge augmentation with titanium-reinforced, dense-PTFE membranes and a combination of particulated autogenous bone and anorganic bovine bone-derived mineral: a prospective case series in 19 patients. Int J Oral Maxillofac Implants, Jan-Feb; 29(1): 185-93, 2014.

14) Rasia Polo M, Poli P, Rancitelli D, Beretta M, Maiorana C. Alveolar ridge reconstruction with titanium meshes: A systematic review of the literature. Med Oral Patol Oral Cir Bucal, 19(6): 639-646, 2014.

15) Funato A, Ishikawa T, Kitajima H, Yamada M, Moroi H. A Novel Combined Surgical Approach to Vertical Alveolar Ridge Augmentation with Titanium Mesh, Resorbable Membrane, and rhPDGF-BB: A Retrospective Consecutive Case Series. Int J Periodontics Restorative Dent, 33: 437-445: 10, 2013.

16) Zuhr O, Baumer D, Hurzeler M. The addition of soft tissue replacement grafts in plastic periodontal and implant surgery: critical elements in design and execution. J Clin Periodontol, 41 Suppl 15: 123-42, 2014.

17) Coachman C, Salama M, Garber D, Calamita M, Salama H, Cabral G. Prosthetic gingival reconstruction in a fixed partial restoration. Part 1: introduction to artificial gingiva as an alternative therapy. Int J Periodontics Restorative Dent, 29 (5): 471-7. Send to Int J Periodontics Restorative Dent. 2009 Dec; 29 (6): 573-81, 2009.

18) Salama M1, Coachman C, Garber D, Calamita M, Salama H, Cabral G. Prosthetic gingival reconstruction in the fixed partial restoration. Part 2: diagnosis and treatment planning. Int J Periodontics Restorative Dent, 30(1): 19-29, 2010.

19) Coachman C, Salama M, Garber D, Calamita M, Salama H, Cabral G. Prosthetic gingival reconstruction in fixed partial restorations. Part 3: laboratory procedures and maintenance. Int J Periodontics Restorative Dent, 30(1): 19-29, 2010.

20) Hochman MN, Chu SJ, Tarnow DP. Maxillary anterior papilla display during smiling: a clinical study of the interdental smile line. Int J Periodontics Restorative Dent, 32(4): 375-83, 2012.

21) Giulio Rasperini, Vincenzo Iorio Siciliano, Carlo Cafiero, Giovanni E. Salvi, Andrea Blasi, and Marco Aglietta, Crestal Bone Changes at Teeth and Implants in Periodontally Healthy and Periodontally Compromised Patients. A 10-Year Comparative Case-Series Study J Periodontol, 85(6): 152-159, 2014.

4 全顎欠損症例への治療計画

4-1 上部構造様式

4-1-1 フルブリッジ

すべての歯を喪失している無歯顎患者や、歯周病などの問題によって現存する歯を抜歯する必要がある患者にとって、固定式補綴装置をもって機能や審美を回復できるインプラント支持によるフルブリッジは、この上ない喜びを与える治療法である（**図1**）。その結果、患者自身の社会性をも大きく改善できることも多く、患者自身はもちろん、術者にとっても満足度の高い治療方法である。

しかしその一方で、このような治療結果を長期にわたって良好に維持するには、治療前、治療中、治療後に生じうる多くの問題をひとつひとつ解決しておく必要がある。そのため、治療計画が複雑になり、それに伴って処置内容が多くなりその難易度も高く、また治療が長期におよぶ可能性もある。インプラントの本数もオーバーデンチャーやボーンアンカードタイプに比べて多く必要となり、治療費も高額になることが多い。よって、フルブリッジによるインプラント治療を計画するにあたっては、他の選択肢の提示も含めて術者と患者との間で十分な話し合いと相互理解が必要となる治療法である。

1 フルブリッジの利点

フルブリッジによるインプラント治療の最大の利点は、補綴装置着脱の必要がないことである（**表1**）。床を伴う補綴装置のような違和感がなく、食事や会話ができることは何よりも大きな利点と考えられる。また、天然歯での咀嚼時から咬合力が強かったであろうと予測できる患者においては、オーバーデンチャーによる修復よりもフルブリッジによる修復の方が有利である、との考え方もある。インプラントの本数がオーバーデンチャーによる修復よりも多いことから、咬合力支持域も拡大され、より天然歯に近い咬合様式の再現ができるからと思われる。

さらに、歯槽骨や軟組織などの支持領域も含めて再現できる場合には、補綴装置もより天然歯の状態に近く再現することができ、患者のQOLを高い治療法となる（**図2**）。しかし、解剖学的な制約や、外科侵襲の程度や頻度およびその予知性などから、支持領域の再現が困難な場合には、再度の外科処置が必要となったり、修復物の構造が複雑なものとなる他、機能性、審美性、清掃性のあらゆる点において中途半端な修復処置となる可能性も生じてくる。そのため、フルブリッジを適応するか否かの選択は、他の治療法との比較検討も含め慎重に行う必要がある。

❶補綴装置の着脱が必要ない
❷強い咬合力に対応できる
❸天然歯に近い修復を行うことができる

表1　インプラント支持によるフルブリッジの利点

症例 1　総義歯が装着できなかった患者にフルブリッジで修復した例

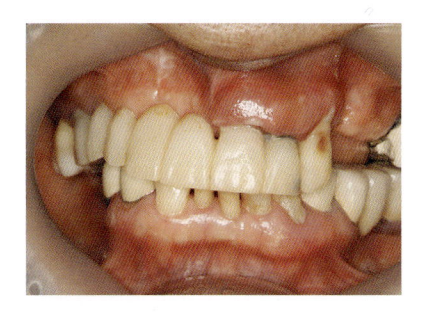
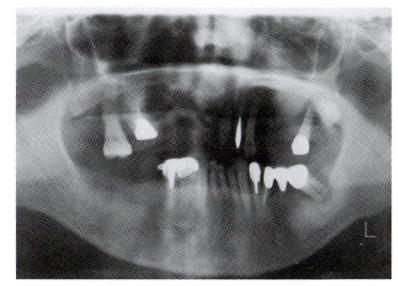

図 1-a　64歳の男性で、咀嚼障害にて来院された。上顎に義歯を装着したが、嘔吐反射がきつく使用できないとのこと。固定式補綴修復を希望して来院された。

図 1-b　喪失歯は多いが、既存歯槽骨の吸収があまり顕著でないことから、歯の喪失原因はカリエスによるものであったと予測できる。

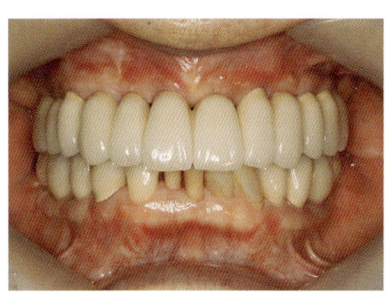
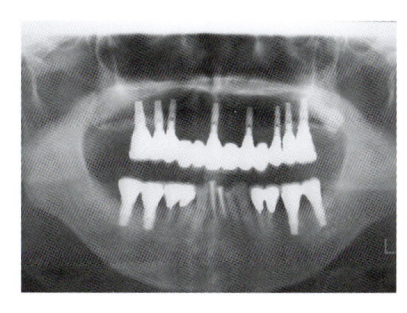

図 1-c　インプラント支持によるフルブリッジにて修復処置を行った。自然な歯冠形態を再現できたことから、機能的にも審美的にも満足のいく治療結果が得られたものと思われる。

図 1-d　術後の状態を長期に維持する上で、インプラント周囲の清掃性が重要となる。インプラントのプラットフォームの位置ができるだけ同じ高さになるように、埋入深度を決定した。この症例のように、既存骨の喪失がほとんどない症例においては、深度の調整は比較的行いやすい。

症例 2　硬・軟組織の増大後、フルブリッジを装着した例

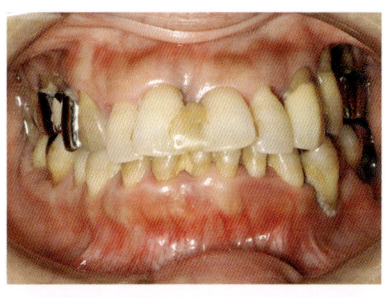
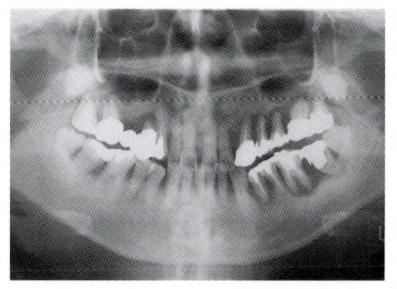

図 2-a　42歳の女性で、咀嚼障害を主訴として来院された。臼歯部は連結されており、補綴物の動揺が顕著であった。

図 2-b　臼歯部歯槽骨の吸収が著しく、根尖にまでおよぶ骨吸収が確認できる。また、上顎においては上顎洞底部までの距離が短いことから、インプラント治療においては歯槽骨の増大が必須であると予測できる。

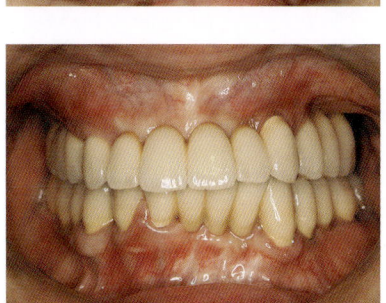
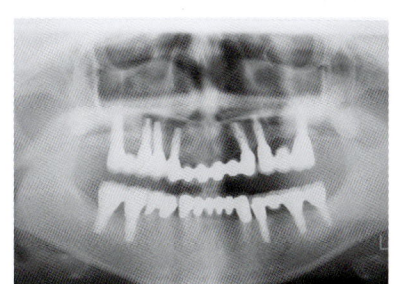

図 2-c　インプラント支持によるフルブリッジにて修復処置を行った。硬組織、軟組織の増大処置を行ったことで、比較的自然な修復処置が行えた。しかし、それに伴い複数回におよぶ外科処置が必要となり、治療期間も3年半ほどと長期におよんだ。

図 2-d　歯周病が原因で歯を喪失した場合、それに伴い周囲歯槽骨も大きく喪失する場合が多い。このような症例においてインプラント治療を計画する場合には、垂直的・水平的な骨造成や、軟組織の増大処置が必要となる。そのためには治療期間中の患者の日常生活状態も含めて、綿密な治療計画の立案が求められる。

2 インプラントの埋入

　インプラント支持によるフルブリッジにおいては、通常上顎で8本、下顎で6本のインプラントが必要であるとされている。また最終補綴物の設計を、前歯群と左右臼歯群とで分けることが多いことから、その配置にも考慮が必要となる。さらに埋入するインプラントの本数は、修復する最後方の臼歯を第一大臼歯までとするか、第二大臼歯とするかによっても変わってくる。

　インプラントの埋入位置は、トップダウントリートメント（補綴主導による治療計画）にて決定することが多い。可能な限り、最終補綴物の歯軸方向にインプラントを埋入できるように計画を立案する。そのため、多くの症例において垂直的、水平的な硬組織・軟組織の増大、再建が必要となる。臼歯部では術後の清掃性を高めるためにできるだけ浅い位置に埋入するように心がけるが、前歯部においては審美性を優先させざるを得ない場合もあり、臼歯に比べて埋入深度が深くなる傾向にある。その際には最終補綴歯の歯冠形態を模したステントなどを参考にして慎重に埋入深度を決定する。

3 補綴物の作製

　最終補綴物とインプラントの固定様式として、セメント合着とスクリュー固定とが挙げられる。スクリュー固定においては、術者の意思で最終補綴物の取り外しが可能なため、メインテナンス時や、術後にインプラント周囲に問題が生じた際の対応がセメント合着に比べて容易である。今後益々の高齢化社会が予測される日本においては、インプラント治療を受診した高齢者が要介護者に移行していくことは容易に想像されることから、その現場における対応についても予測して現在の治療を行う必要がある。

　その一方で、フルブリッジ補綴物においては複数歯を連結する場合が多く、その際に生じる技工操作上の誤差を最小限にとどめることは重要であるが、複数歯の補綴修復物をスクリュー固定するにはより高い精度での対応が必要となる。このように双方において利点、欠点があることから、固定様式の選択は慎重に行うべきであり、欠点に対する対応も含めて考慮する必要がある。

4 メインテナンス

　インプラント治療後に、インプラント周囲に問題を生じる症例が多く報告されていることからも、天然歯以上にインプラント治療後のメインテナンスは重要である。インプラントは円形であるが、最終補綴物には天然歯を模した形態を付与することが多いため、その形態の変局点は歯肉辺縁部付近に生じることが多くなり、患者にとっては清掃しにくい部位となる。メインテナンスの内容は、主に天然歯に準ずるが、第4章にて詳細を述べるようにその特殊性についても理解しておく必要がある。また、特に高齢者の患者においてはその全身状態にも十分注意を払い、インプラント修復物の種類を変更をすべきかどうかについてもタイミングを見図ることも必要となると予測できる。

5 全顎欠損症例から

上記の事項を考慮し、フルブリッジでの治療計画を立てた症例を供覧する。

患者は、59歳、男性。上顎左右および下顎右側臼歯部に欠損が認められる（**図3-a**、**b**）。上顎前歯が動揺し摂食障害があることから、固定性の補綴修復を希望していた。

a. 治療計画

上顎の残存歯は動揺度と垂直的な骨吸収が著しく保存不可である。無歯顎に対する補綴処置として、クラウンブリッジタイプのインプラント補綴を選択し、前歯部と臼歯部に分けて設計とした。下顎の残存歯は可及的に保存し、右側臼歯部は咬合支持能力の高いインプラント補綴とした。

b. 暫間補綴装置とインプラント治療

図3-cは、ファーストプロビジョナル時の状態。上顎右側臼歯部にはインプラント埋入と同時に上顎洞底挙上術を行っている。上下顎とも最終補綴用のインプラントと同時に暫間補綴用のインプラントを活用、患者の咀嚼機能を回復した[1, 2]。

c. 角化歯肉の獲得

インプラント補綴の予後を考慮する上で、角化歯肉の重要であることは前述したが、下顎右側に遊離歯肉移植を（**図3-d**）行った。術後2ヶ月後に、上顎の遊離歯肉移植を行った（**図3-e**）。

d. セカンドプロビジョナル

臼歯部に埋入したインプラントの骨結合が完了した時点で、暫間インプラントを撤去し、最終補綴用のインプラントに支持されたセカンドプロビジョナルを装着した。咬合力が増してくるに従い、顎位を模索する目的でプロビジョナルの咬合調整を行った（**図3-f**）。

e. 上顎前歯部におけるインプラント治療

保存不可能と診断した前歯部の抜歯および抜歯後の顎堤の保存を目的にソケットプリザベーションを行った[3]。2は辺縁歯肉の高さを是正するために矯正的挺出目的で残存させた（**図3-j**）。3ヶ月後に、前歯部にインプラントを埋入し、同時に唇側の骨幅を増大させるために骨移植を行った（**図3-h**）[7]。

f. サードプロビジョナル

前歯部インプラントの骨結合後、上顎臼歯部と前歯部に分けてサードプロビジョナルをセットし、2は挺出を開始した（**図3-i**）。側方ガイドは犬歯に求め、最終的な顎位を模索する（**図3-j**）。

g. 最終補綴物

最終補綴物セットのために、カスタムアバットメントにより支台の平行性を確立し、上部構造体を作製した。最終補綴物セット時の口腔内写真を**図3-k**、**l**に示す。機能的、審美的にも患者の満足を得られた。歯周病による歯の喪失の経験から、メインテナンスに対する患者の意識は高く維持できている。しかし、今後の定期的な口腔内の管理は非常に重要であると考える。

あらゆる歯科治療において、機能および審美の回復は必要であるが、特にインプラント治療においては、従来の治療法に比べて治療における侵襲程度が大きく、治療期間も長くかかり、しかも高額になることが多いため、患者の期待度がとても高い治療と言える。また、従来の治療法に不満足な患者がインプラント治療を希望する場合も多いことからも、その治療の難易度も高い傾向がある。

このようなハードルをクリアするためには、術前の診査に始まり、正しい診断、そしてその診断に基づいた厳密な処置が必要となる。どのステップにおいても精度の高い対応が要求されることから、決して安易に選択すべき治療法ではないと考える。しかし、本書に示しているように各ステップを確実にこなし、また技術的にもラーニングステージを経て身につけていくことで、患者の希望に答えることができるようになる。しかし、このように幾つもの注意点をクリアして行うフルブリッジ修復は、特に治療後のメインテナンスに注意を払う必要があり、患者と術者間の強い協力関係のもとに成り立つ治療でもある。

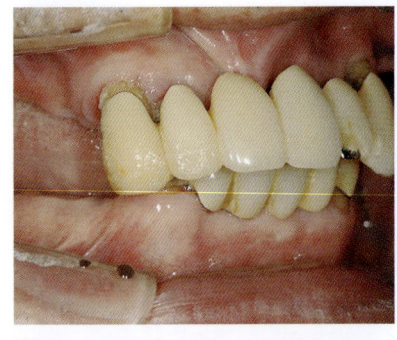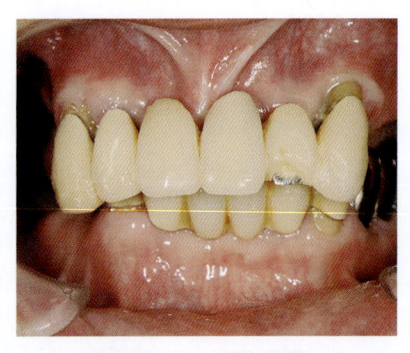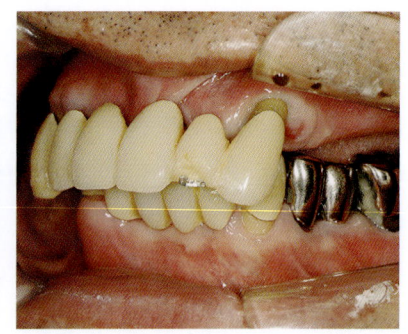

図 3-a　初診時の状態（上顎前歯部の 2 度以上の動揺度により摂食困難であった）。

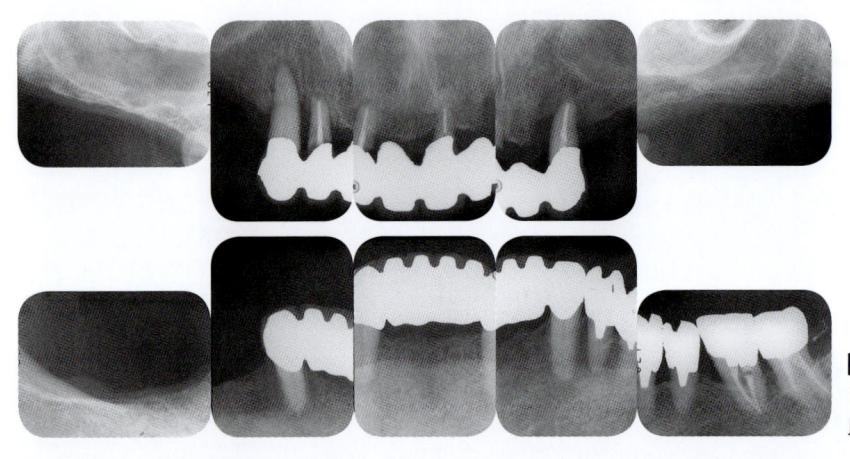

図 3-b　3̲と̲3̲ の周囲骨は高度に吸収している。下顎の残存歯の骨植状態は良好である。

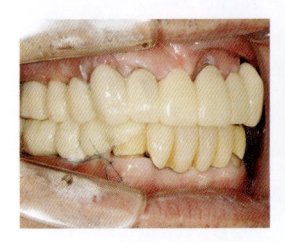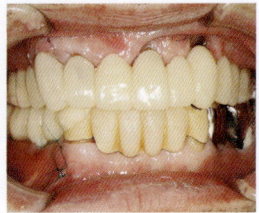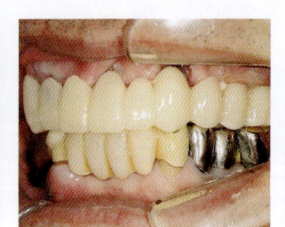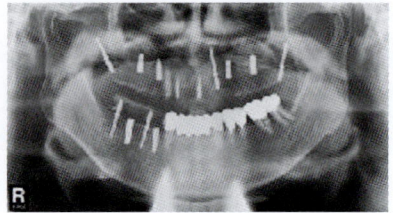

図 3-c　暫間インプラントのみに咬合支持力を負担させてファーストプロビジョナルをセットした。骨植の状態が良好な̲3̲にも固定源を求めた。

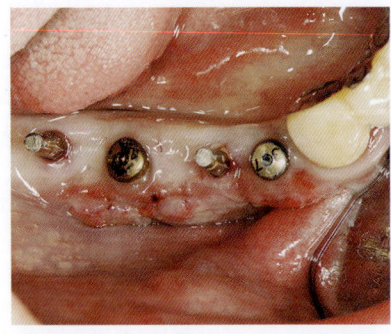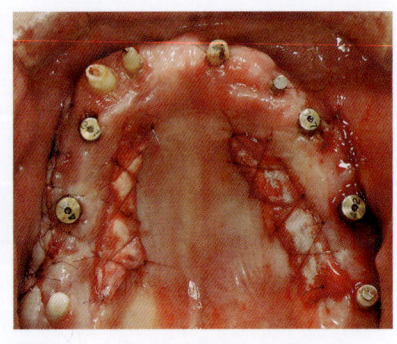

図 3-d　インプラントの予後を良好にする目的で、下顎右側臼歯部に遊離歯肉移植術を行った。

図 3-e　上顎左右臼歯部の頬粘膜に口蓋側から遊離歯肉移植術を行った。

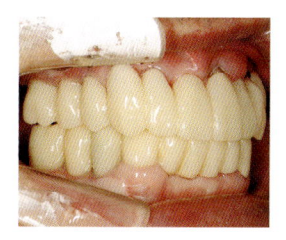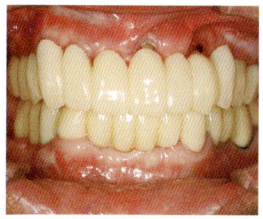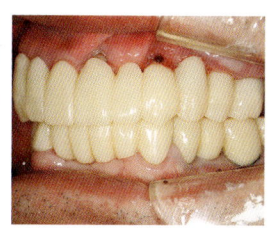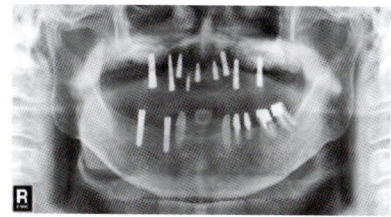

図 3-f　インプラント植立から 3 ヶ月後に、トランジショナルインプラントを撤去し、インプラントに直結したセカンドプロビジョナルをセットした。

図 3-g　上顎前歯部の保存不可能な歯を抜歯し、ソケットプリザベーションを施術した。2」は、歯頸部ライン是正のために挺出する目的で保存した。

図 3-h　歯間乳頭の高さを維持する目的で、31|23にインプラントを埋入し、唇側骨幅の増大を目的に骨移植材による骨造成術を施術した。

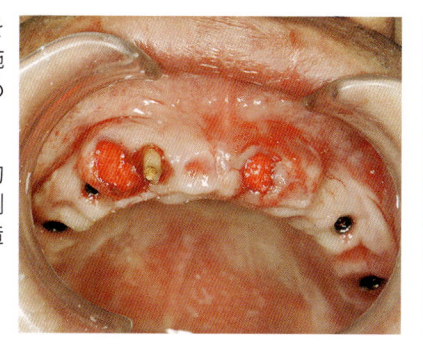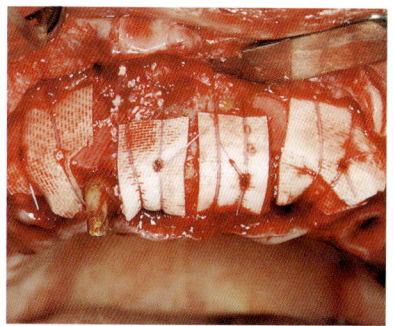

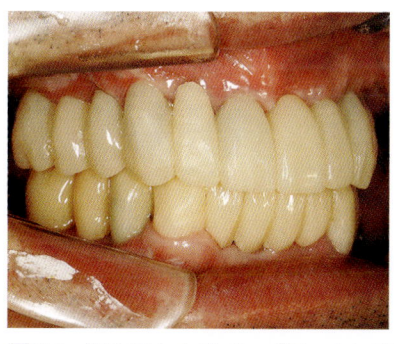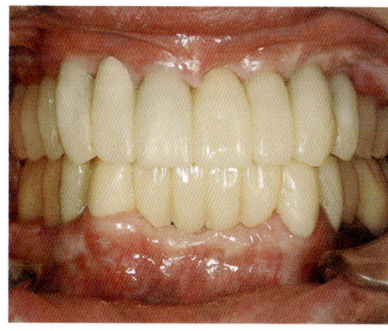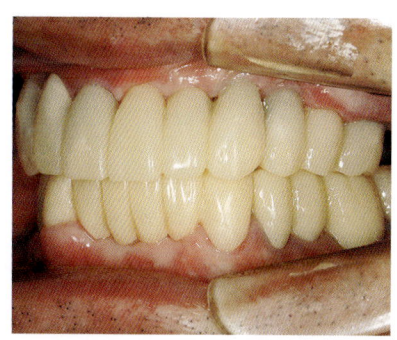

図 3-i　残存歯およびインプラントに直結したサードプロビジョナルをセットした。2」は挺出を開始し、良好な歯頸ラインが確立した後に最終補綴装置へと移行した。

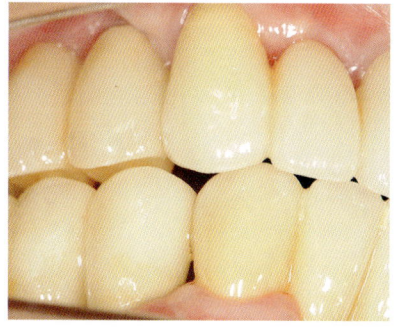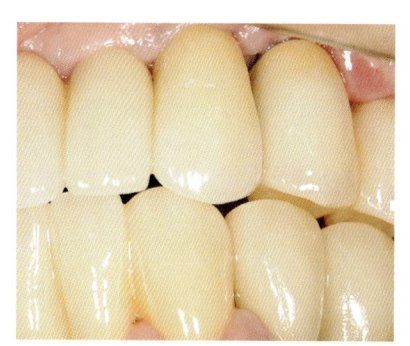

図 3-j　側方ガイドは、犬歯に Lateral protrusive tooth guidance を確立し、顎関節への過剰な負担を軽減させた。

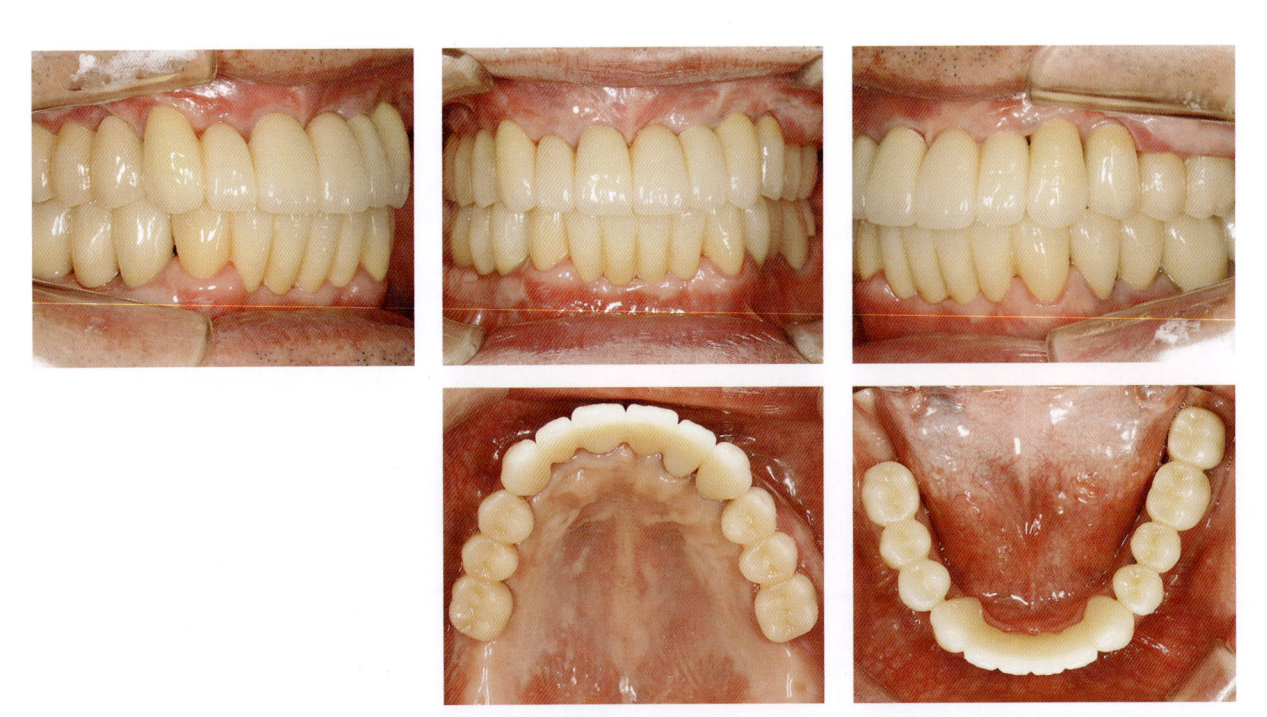

図 3-k　最終補綴装置セット時の口腔内写真。患者は機能的にも審美的にも満足のいく状態であった。

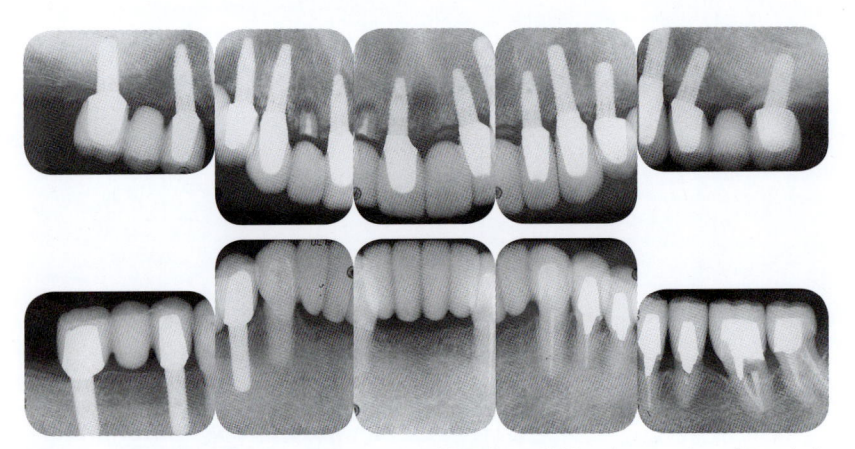

図 3-l　最終補綴装置セット後のエックス線写真 10 枚法である。インプラントおよび天然歯周囲の歯槽骨は、安定した状態が認められる。

参考文献

1)　Ahn MR, An KM, Choi JH, Sohn DS. Immediate loading with mini dental implants in the fully edentulous mandible. Implant Dent, 13（4）: 367-372, 2004.

2)　Babbush CA. Provisional implants: surgical and prosthetic aspects. Implant Dent, 10（2）: 113-120, 2001.

3)　Kanenari, Yamamichi. The alveolar dimension change follow socket preservation. Q Dental Implantology, 15（1）: 51-56, 2008.

4)　McAlister Bs, Haghighat K. Bone augmentation techniques. J Periodontol, 78: 377-396, 2007.

4-1-2　オーバーデンチャー

歯科治療に求められることは、健全な口腔機能を回復し、失われた審美を取り戻すことである。う蝕や歯周疾患などによって歯の保存が困難な場合やすでに欠損が存在する場合は、機能や審美の回復のために欠損補綴を考慮する必要がある。その際に予知性の高い治療オプションとしてインプラント治療を有効に用いることは、良好な治療結果を得る上で有効である。

無歯顎患者におけるインプラント治療は、全部床義歯に比べ多くの利点を有し、従来法では困難であった患者の満足を得ることができる。しかし、すばらしい効果をもたらす反面、患者の負担は増大する。治療に対する負担を最小にすることは多くの患者の希望するところである。その点、インプラントを用いたオーバーデンチャーは患者の負担軽減において有効な治療法である。

1　インプラントオーバーデンチャーの利点

無歯顎患者の欠損補綴において IOD を選択する利点は大きい（**表1**）。顎堤が重度に吸収し全部床義歯の安定を図ることが困難な症例では、インプラントの有効活用により義歯が安定し、咀嚼機能の向上や疼痛などの不快症状を軽減することができる（**症例1**）。また、上顎前歯部顎堤が重度に吸収し固定性補綴装置では十分なリップサポートを得ることが困難な場合には、軟組織の欠損補綴を考慮する必要がある。このような症例に対して軟組織の回復が容易な IOD を用いること

で機能と審美を回復することができる（**症例2**）。

IOD は固定性補綴装置に比べてインプラントの本数を少なくすることができるため、患者の身体的、経済的、時間的負担は軽減する。さらに、義歯を取り外して清掃することが可能なため、メンテナンスも容易となり良好な予後が期待できる。

IOD の利点を最大限発揮するためには、インプラントの埋入（本数、角度、配置）、義歯の製作、メンテナンスの3点について十分に理解しておく必要がある。

表1　インプラントオーバーデンチャーの利点

❶ 全部床義歯の維持、安定の向上	❺ インプラントの本数が少なくてすむ
❷ 咀嚼効率の向上	❻ 可撤式のため清掃しやすい
❸ 発音機能の改善	❼ 上部構造破損時の対応が容易
❹ リップサポートや頬のサポートが容易	❽ 高度に顎堤が吸収した症例でも適応できる

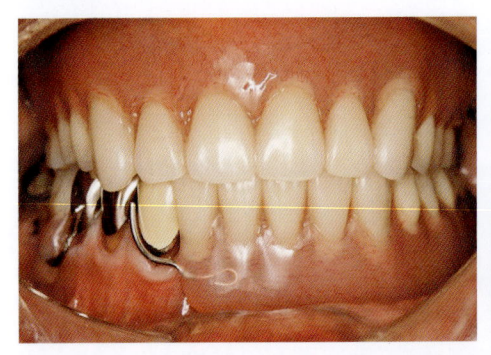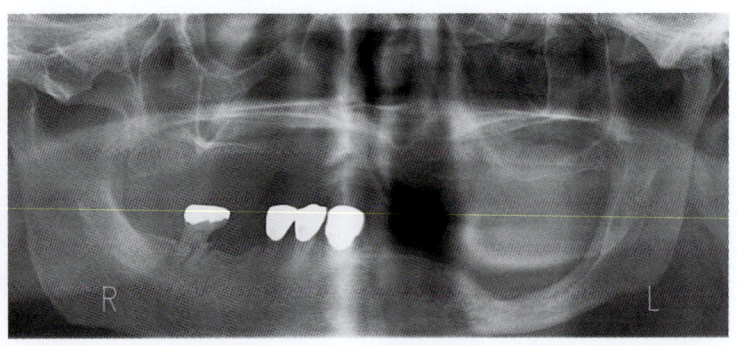

図 1-a、b 72 歳男性、主訴：下顎の義歯が痛くて噛めない。上顎に全部床義歯、下顎には部分床義歯が装着されていた。パノラマエックス線所見では、下顎左側臼歯部に重度の骨吸収を認めた。

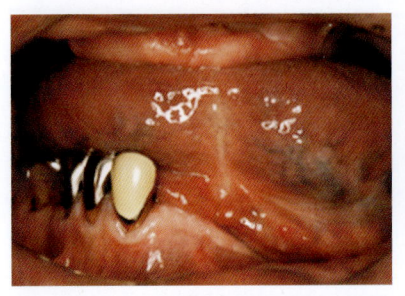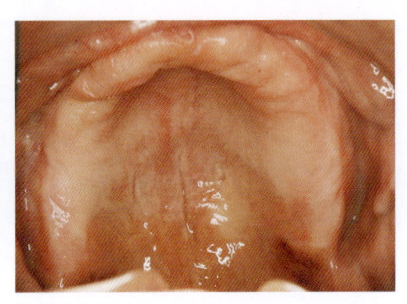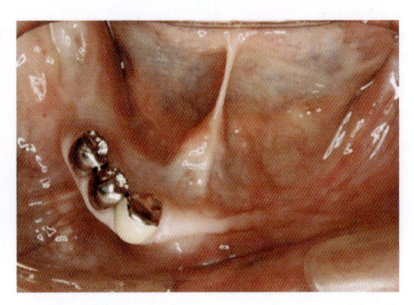

図 1-c〜e 上下顎の顎堤に重度の吸収を認めた。オトガイ孔は骨表面に露出し、咬合時に義歯が沈下することでしびれ感があると訴えられた。

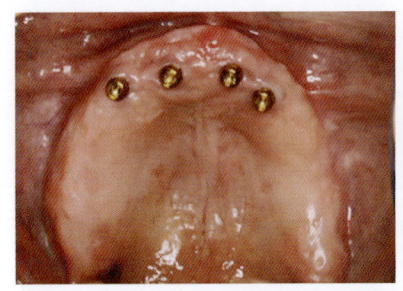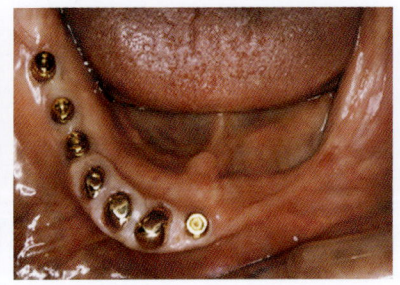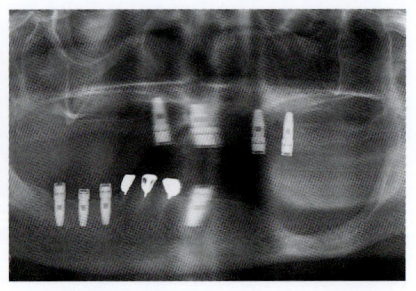

図 1-f〜h 上顎は上顎洞を避けて前歯部にインプラントを 4 本埋入した。下顎は下歯槽管を損傷しないように右側臼歯部に 3 本、前歯部に 1 本埋入した。

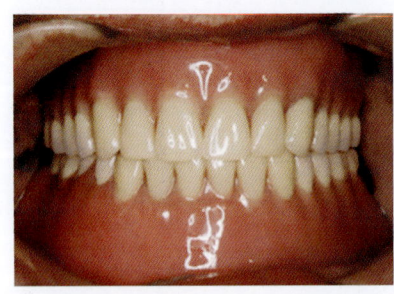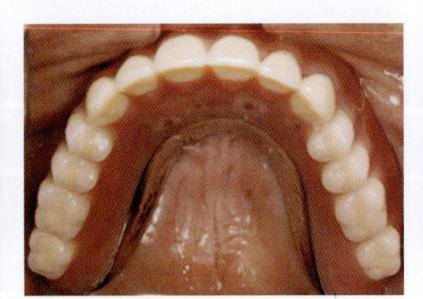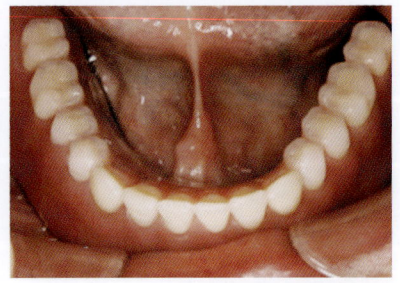

図 1-j〜k 治療終了時。上下顎に金属床義歯を装着した。ロケーターを用いて義歯の動揺を抑えたことで、咬合時に認めたしびれ感は消失した。

症例 2　重度に吸収した上顎前歯部に対して IOD を用いてリップサポートを回復した例

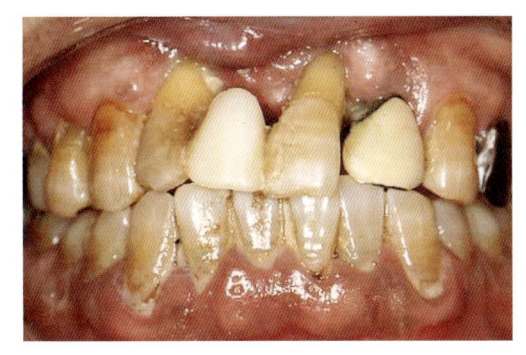
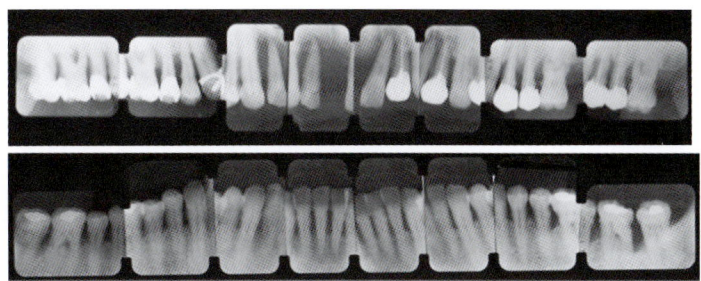

図 2-a、b　60 歳男性、主訴：歯が動揺して咀嚼ができない。全顎的に重度歯周病に罹患していた。

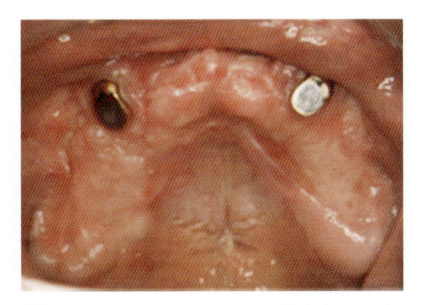
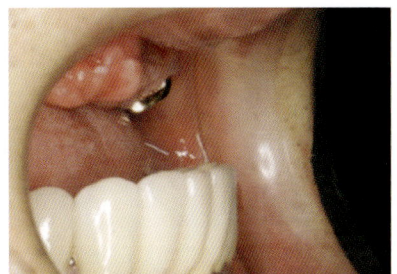
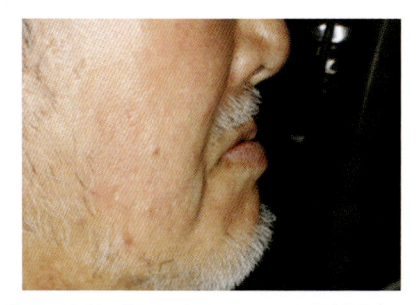

図 2-c〜e　抜歯後、上顎前歯部の顎堤に重度の欠損を認めた。前歯部の上下顎的位置関係を確認したところ、上顎前歯部の顎堤は下顎前歯部より後方に位置していた。

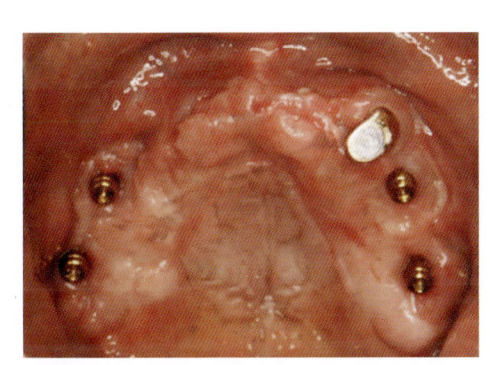
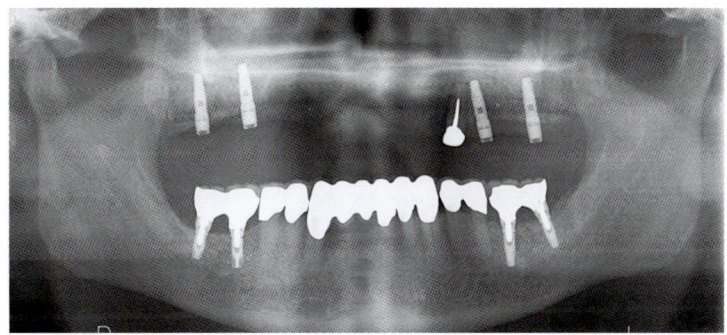

図 2-f、g　上顎はサイナスリフトを併用し、インプラントを 4 本埋入した。下顎は残存歯に対して義歯補綴を行い、臼歯部にはインプラント補綴を行った。

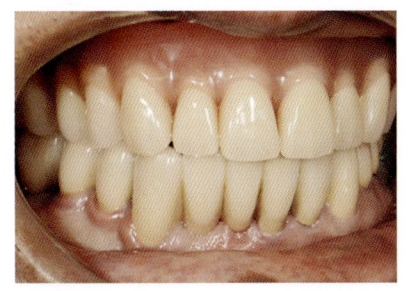
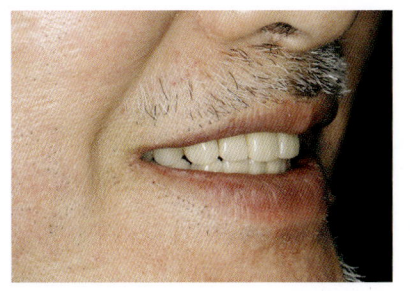
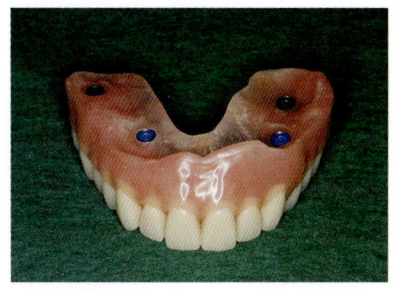

図 2-h〜j　治療終了時。IOD を用いて軟組織の回復を行うことで、十分なリップサポートが得られた。

2 インプラントの埋入

　IODの利点を最大限発揮するためには、インプラントの埋入についていくつか留意すべき事項がある。中でも維持力に影響を及ぼす「本数」と「角度」、支持と把持に大きく関係する「配置」について理解することが重要である。

本数　インプラントの本数は多いほど、義歯の維持力は増大する。ロケーターアタッチメントを用いる場合、インプラントが1本から2本に増えると義歯の維持力は約3倍に増加する。さらにインプラントが4本に増えることで維持力は約6倍に増加することが報告されている。義歯に高い維持力を求めるには、より多くのインプラントを埋入する方が有利であるが、インプラントの埋入本数が増えれば患者の負担は増大する。したがって、義歯が安定するために必要な維持力を考慮すると、2〜4本程度の本数が望ましい。

角度　ロケーターアタッチメントの維持力を最大限発揮するためには、可能な限り平行にインプラントを埋入することが求められる。インプラント間の傾斜角度は20°以下が望ましく、最大でも40°以下になるように埋入することが必要である。インプラント間の傾斜角度が大きくなるとリテンションメールやロケーターアバットメントの

消耗期間が短縮し、交換の頻度が増える。また、義歯の着脱に伴い側方圧を受けることで、インプラントの歯槽骨頂付近に応力が集中する。その結果、インプラント周囲骨の吸収やインプラント体の動揺、アバットメントの緩みを招く恐れがあるため、可能な限り複数のインプラントをできるだけ平行に埋入することが重要である。顎骨の形態や解剖学的な制約によって平行性を確保できない場合は、磁性アタッチメントなどを利用し、インプラントへの側方圧を軽減させるなどの配慮が必要となる。

配置　インプラントの配置は歯槽骨の形態や骨質、対合関係など十分に考慮して決めていくことが重要である。4本埋入する場合、インプラントで構成される四角形の面積を可能な限り広くなるように配置することで、義歯の沈下や浮き上がりに対する抵抗性を増すことができる。しかし、四角形の面積を広くすることに傾注しすぎるとインプラントの平行性を確保することが難しくなるため、注意が必要である。また、インプラントが2本の場合、インプラント間を軸とする回転運動を抑えることは難しい。そのため、義歯の沈下に対する支持効果を期待してインプラントを臼歯部に配置することが望ましいと考えられている。

3 義歯の製作

　義歯を製作する上でいくつかの考慮事項がある。中でもアタッチメントの選択、義歯床の形態、義歯の材質、付与する咬合様式について理解することは、IODのトラブルを最小限にとどめるために重要である。

アタッチメントの選択　IODのアタッチメントには、バー、ボール、ロケーター、磁性アタッチメントなどがある。中でもロケーターアタッチメントは維持力が強く、義歯完成時のアタッチメントの取り付け作業やメンテナンス時のパーツ交換

も容易であるため、その使用頻度は高い。また、ロケーターアタッチメントに用いられるリテンションメールは緩衝作用を有することから、インプラントへのオーバーロードを抑えたり、義歯や対合歯の破損の頻度を減らすことが期待できる。

義歯床の設計　インプラントが4本存在する場合、下顎ではレトロモラーパッドを覆わないところに床縁を設定し、上顎では口蓋をくり抜いた馬蹄形態にすることで、義歯による違和感を減らすことができる。またインプラントが2本の場

合、義歯床面積を小さくするとインプラントへのオーバーロードを引き起こす可能性があるため、従来の全部床義歯の形態に則り、下顎ではレトロモラーパッドを覆い、上顎では口蓋を覆う義歯を装着し、咬合圧が粘膜に分散されるようにする。

義歯の材質　インプラントを用いることで咬合力は増加し咀嚼機能が向上する反面、それに伴い義歯破折などのトラブルは生じやすくなる。義歯の破折を防止するため、オーバーデンチャーの強度を向上させることが必要となる。そのためにはメタルフレームを用いた金属床義歯や義歯床内に補強線を付与したレジン床義歯の使用が有効であり、義歯の剛性を高めておくことで破折の頻度を減らすことができる。

咬合様式　通常、総義歯に付与する咬合様式は基本的にフルバランスドオクルージョンである。上下人工歯の接触をうまく利用することにより義歯の浮き上がりや転覆を抑えることができる。それに対し、IOD ではインプラントにより義歯の浮き上がりや転覆を抑えることができるため、総義歯と同様の咬合様式を付与する必要はない。IOD では固定性補綴装置と同様の咬合を付与し、義歯の動揺を認めない範囲で犬歯誘導あるいはグループファンクションを与えるように咬合を調整している。

4　メンテナンス

　IOD を長期にわたって安定させていくためには、継続して患者のセルフケアと歯科医院での定期的なメンテナンスが必要となる。

炎症のコントロール　IOD は義歯を取り外して清掃することができるため、プラークコントロールは比較的容易である。患者にはセルフケアとしてワンタフトブラシを用いてアバットメント周囲のプラークを除去するように指導する。アバットメントに歯石の沈着を認める場合、プラスチックスケーラーもしくはペリオチップ®の超音波スケーラーを用いて歯石を除去する。インプラントを長期的に維持していくためには、アバットメント周囲の歯石や歯肉縁下のプラークを徹底して除去し、炎症をコントロールすることが重要である（**図3**）。

力のコントロール　咬合力の増加により、義歯に生じるトラブルは多くなる可能性があり、注意が必要である。メンテナンスでは義歯床の破折やひび割れ、人工歯の脱離がないか、咬耗の程度などを確認し、必要に応じて修理、修正を加える。義歯の維持力が低下した場合、アバットメントに緩みや変形、リテンションメールに破損や消耗がないかを確認し、必要に応じてパーツを交換する（**図4**）。

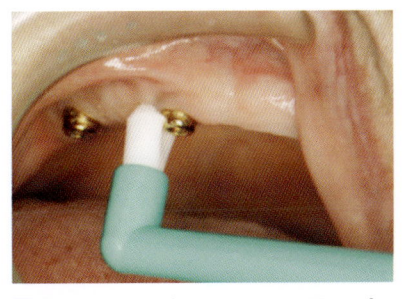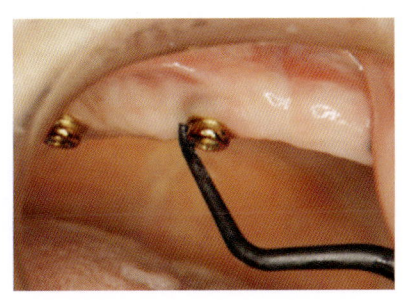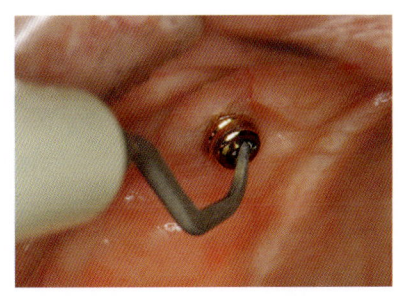

図 3-a〜c　アバットメント周囲のプラークや歯石は、ワンタフトブラシとプラスチックスケーラー、ペリオソフトチップ®の超音波スケーラーを用いて除去する。

また、夜間に義歯を取り外した状態で就寝した場合、くいしばりにより対合歯の破折やアバットメントの破損を引き起こすことがある（**図5**）。したがって、夜間もIODを使用し、力のコントロールを図るためナイトガードを装着するように指導している（**図6**）。特に骨質が悪いType IVの場合、インプラントの本数を増やしたり、インプラント同士を連結した上でロケーターアタッチメントを用いるなど、個々のインプラントに応力が集中しないようにすることがディスインテグレーションの予防につながると考えている。

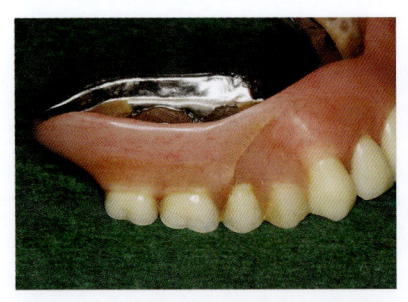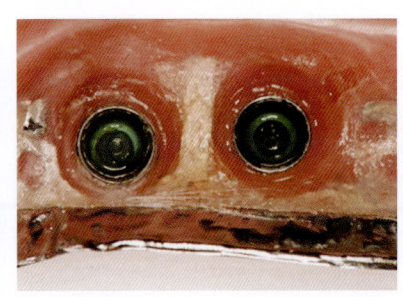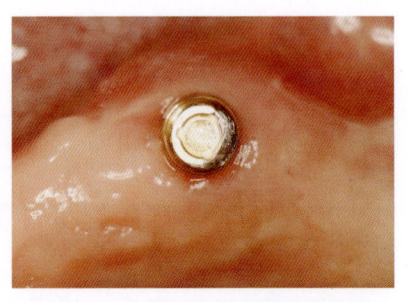

図4-a〜c 義歯床に破折やひび割れがないかを確認する。リテンションメールとアバットメントの消耗は義歯の維持力低下につながるため、必要に応じて交換する。

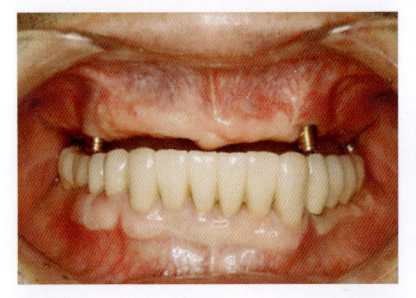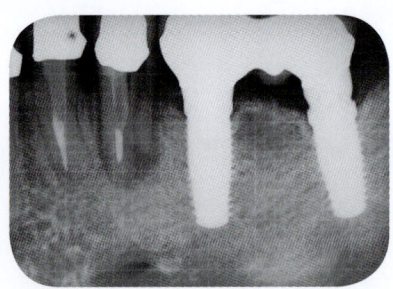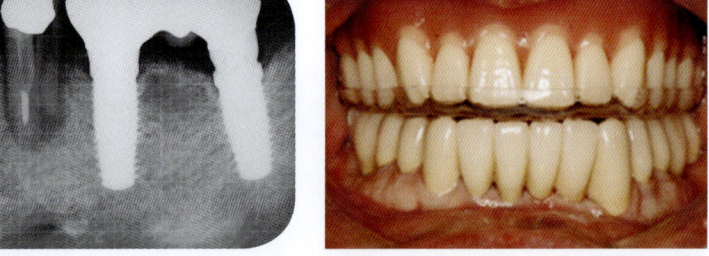

図5-a、b 義歯を取り外したまま就寝したことで、ロケーターアバットメントが対合歯に咬み込むことで⑤の歯根破折を引き起こした。

図6 夜間はオーバーデンチャーとナイトガードを装着し、力のコントロールを図る。

近年、IODは清掃性が高く、安全性に優れ、患者にとって負担の少ない治療法であることから無歯顎患者における重要な治療オプションとして臨床応用されている。特に歯周病が進行し歯槽骨が重度に吸収し、プラークコントロールが困難な症例において良好な治療結果が期待できる。また、日本人の平均寿命は年々伸び続け、高齢者人口が増加することが予測されており、今後ますますIODを応用する機会は増加すると考えられる。IODを有効に用いることで多くの無歯顎患者に対して満足する治療を提供することができると考える。

5 サージカルガイドシステムの活用

5-1 サージカルガイドシステムの臨床的意義

日本口腔インプラント学会の口腔インプラント学 学術用語集第3版[1] によると「サージカルガイドプレート」と「サージカルステント」は同義語とされている。また、インプラントの埋入位置を決定するため、金属棒などを装着してエックス線写真やCTを撮影するものを「診断用ステント（診断用テンプレート）」（**図1-b**）とよび、診断用ステントにて決定したインプラントの埋入位置で埋入のガイド孔やスリーブを形成したものを「サージカルガイドプレート」（**図1-c**）と定義している。このサージカルガイドプレートには様々な種類のものがあり、フレキシビリティーを持たせたスターティグポイントを付与するもの（**図2**）や金属製のガイドスリーブを組み込んでドリルのブレを最小限にするものがある（**図3**）。

熟練したインプラント専門医は通常のフリーハンド、あるいはサージカルガイドプレートの使用の際でも高い精度でインプラントを埋入できると思われるが、熟練したインプラント専門医でも、経験の浅い歯科医師でも正確に埋入位置を指示するガイドツールを用いれば不要なインプラントの埋入位置の変位を防ぐことができる。その目的で考案されたのが、CTデータをインプラント埋入のシミュレーションソフトに取り込み、顎骨の3D画像上で上部構造とインプラントの配置をデザインし、その治療計画を術野に正確に移行させることができるガイデッドサージェリーである。

5-2 サージカルガイドシステムの埋入精度

2008年にVercruyssenらはCAD/CAM技術を応用したサージカルガイドシステムはフリーハンドに比べ、高い精度で予定の位置にインプラントを埋入できる優れた方法であると報告している[3]。2010年にはNickenigらがフリーハンドにおいてはインプラントショルダー部の埋入精度の誤差が 2.4〜3.5mm であり、サージカルガイドシステムでは 0.9mm でインプラント先端部での埋入精度の誤差はフリーハンドが 2.0〜2.5mm でサージカルガイドシステムでは 0.6〜0.9mm であり、サージカルガイドシステムの優位性を示している[4]。

これらの研究報告により CAD/CAM 技術を応用したサージカルガイドシステムは正確で安心、安全、確実をキャッチフレーズとして多くのメーカーから提供され世界中で頻用されている。

5-2-1 サージカルガイドシステムの種類と特徴

このコンピュータ技術を用いてインプラントを計画の位置に正確に誘導するサージカルガイドシステムには患者のCTデータをコンピュータソフトに取り込んで3D画像上でシミュレーション

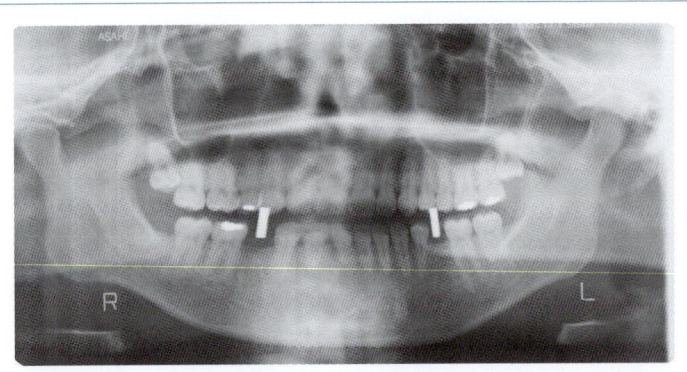

a：診断用ステントを口腔内に装着し撮影したパノラマエックス線写真。

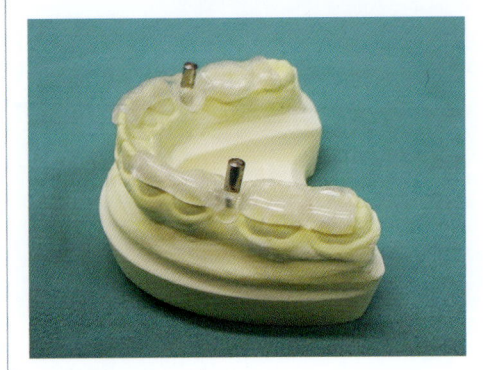

b：診断用ステント。

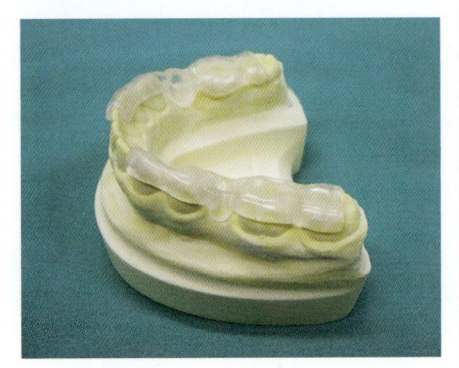

c：サージカルガイドプレート。

図1 診断用ステントおよびインプラント手術の際にガイドとして使用するサージカルガイドプレート（サージカルステント）2）より引用改変）。

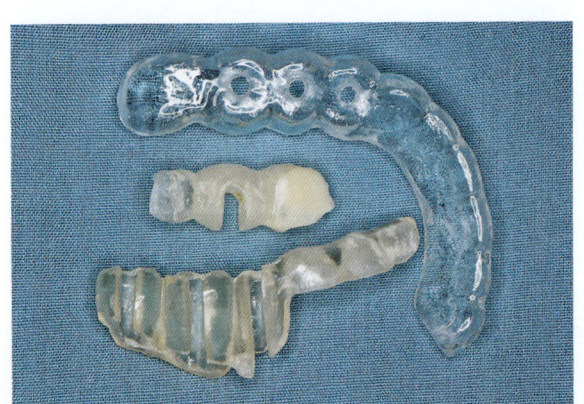

図2 フレキシビリティーを持たせたスターティグポイントを付与するサージカルガイドプレート各種。

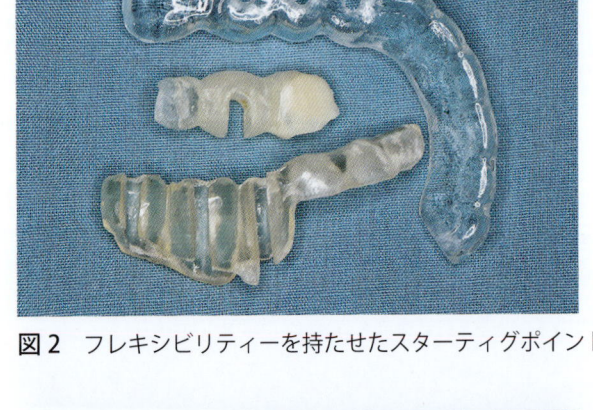

図3 金属製のガイドスリーブを組み込んでドリルのブレを最小限にするサージカルガイドプレート各種。

を行い（**図4**）、そのデータから作製したドリルの位置と方向を規制するCAD/CAMサージカルガイドプレートを用いるガイデッドサージェリー（**図5**）と、ハンドピースや患者に光センサーを取り付け、ナビゲーションに従いながらドリルを操作してインプラント埋入窩を形成するリアルタイムナビゲーションサージェリー（**図6**）の2種類がある。サージカルガイドを用いる方法が静的

ガイドシステムであり、ナビゲーションでドリルの位置をリアルタイムに確認する方法を動的ガイドシステムとして大別している。日本では動的ガイドシステムは2つのメーカーのみが薬事承認を受けているが、まだ導入する医院は僅かである。欧米では多くのメーカーが動的ガイドシステムを販売しており、特にアメリカではその需要が増えている。

5-2-2　各種サージカルガイドシステムの埋入精度

それぞれの方法による埋入の精度については多くの研究がある[4-13]。静的ガイドシステムにおいて、それぞれの精度の研究間の数値の違いを見ると、模型や解剖体での研究は臨床での研究に比べ位置や角度の変位が小さく、これは開口量に制限がある動く患者の口腔内での臨床研究と、動かない模型や解剖体での制限がない環境で行った研究との差と考えられる。またKomiyamaら[6]は同じ臨床研究における論文での測定値の差はそれぞれのシステムのドリルガイドスリーブの長さ、ドリルの径の差、さらにはガイドプレートの固定法、および適合状態、あるいはCT画像のアーチファクト、ガイドプレートの製作中に発生する誤差などが関与すると述べている。

動的ガイドシステムにおいては、Blockら[8]は手術経験のレベルが異なる3名の外科医に100例の手術を施行させ、手術経験による手術の精度を比較した結果、リアルタイムナビゲーションを用いたインプラント埋入を20例以上経験すると手術経験のレベルが異なる外科医間の偏位量の差が最低になったと報告している。

また、Jungら[9]はCAD/CAMガイデッドサージェリーで埋入されたインプラントの位置の変位量を検討した論文を収集し、メタ解析を行った結果、サージカルガイドプレートを用いた静的ガイドシステムの研究ではインプラントショルダー部での平均変位量は1.12mm、インプラント先端部では1.2mmであり、リアルタイムナビゲー

ションによる動的ガイドシステムの研究の平均変位量はインプラントショルダー部で0.62mm、インプラント先端部で0.68mmであったとこから動的ガイドシステムの優位性を報告している。

リアルタイムナビゲーションによるインプラント埋入手術は、サージカルガイドプレートを使用しないため、術野とドリルの位置を常に確認でき、大きな位置の変位が起きることが少ないことは明らかではあるが、静的ガイドシステムよりかなり高価な上に手術での熟練を要することと、日本の薬事承認の現状を考慮すると、しばらくはサージカルガイドプレートによる静的ガイドシステムが主流になると思われる。

フラップレスでのサージカルガイドシステムの応用は一般に埋入精度が高いとの報告[6, 7, 8]が多く、手術侵襲が軽減されるため、適応症と術式を遵守して応用すれば、患者に利することは多い。だが、問題点としてはドリリングをリアルタイムで視認できないため、ガイドプレートを外すまでインプラントの埋入状態を確認できない、ガイドプレートが最外表にありその下に粘膜があり、注水が骨面に到達しにくいため、骨質が硬い症例ではオーバーヒートのリスクが高くなる可能性がある、無歯顎では粘膜支持のためにガイドプレートの変位が大きく、顎堤の隆起が小さい症例ではアンカーピンで固定してもドリリング時にガイドプレートが変位する可能性があるため誤差範囲を超えた異常な変位が起こるなどが挙げられる。

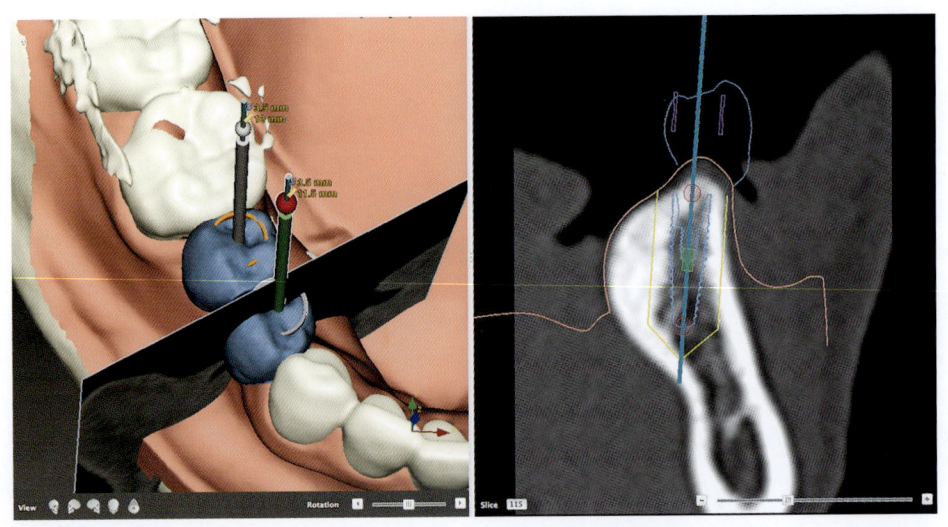

図4　コンピュータソフトにてのシュミレーションおよび治療計画の立案。

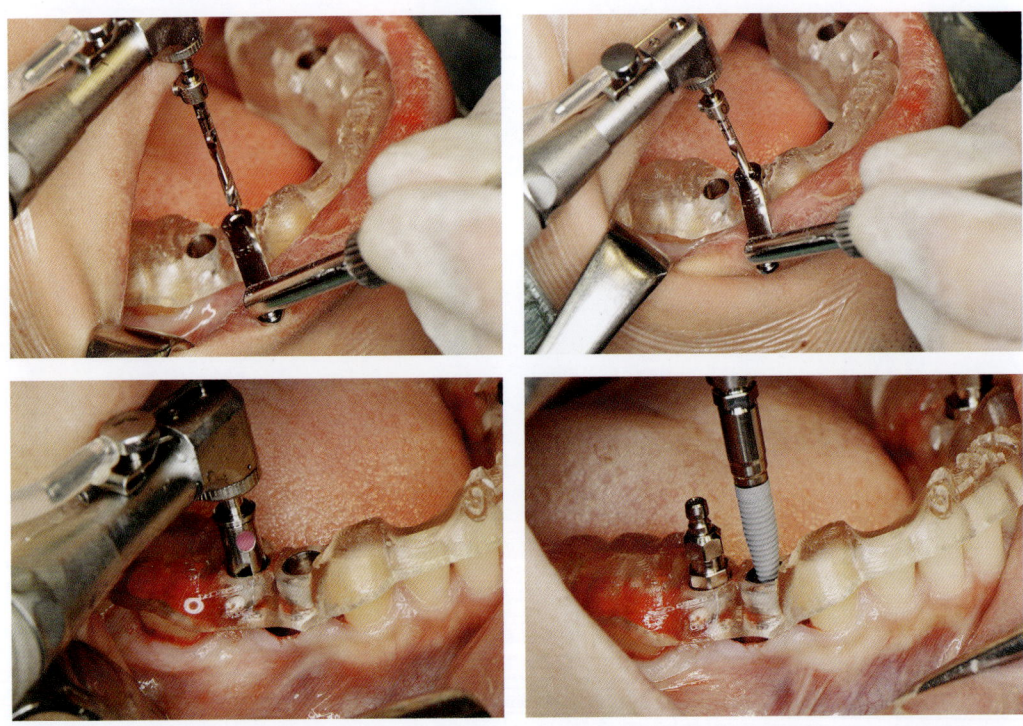

図5　ドリルの位置と方向を規制する CAD/CAM サージカルガイドプレートを用いるガイデッドサージェリー。

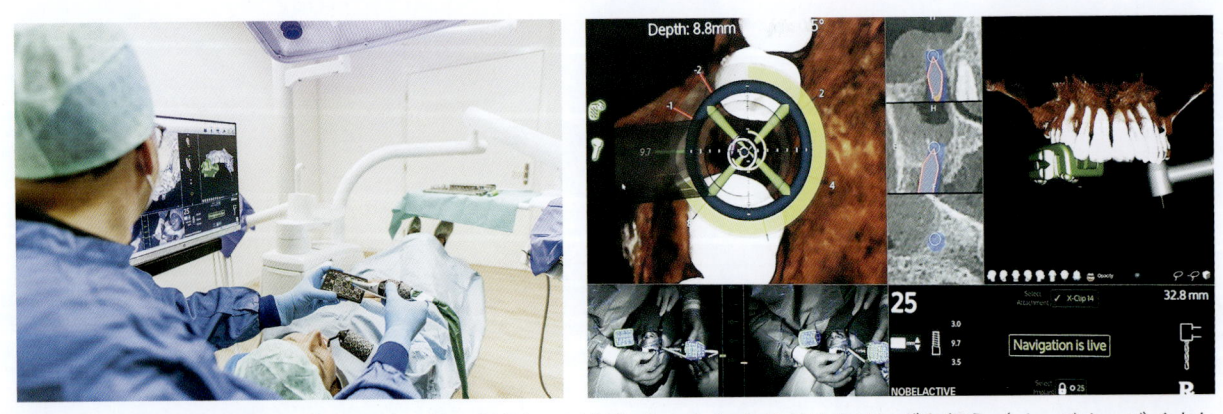

図6　ハンドピースや患者に光センサーを取り付け、ナビゲーションによりドリルリングを行う（ノーベル・バイオケア・グローバルから提供）。

5-3　サージカルガイドシステムにおけるインプラント埋入時の変位の防止策

　サージカルガイドシステムの活用よるインプラント埋入は高い精度で予定の位置にインプラントを埋入できる優れた方法である。しかし、不用意に使用するとまれに想定外のインプラント埋入位置の変位が起こることがある。想定を超えた変位を起こす原因を以下に示す。

①所定の位置にガイドプレートが装着されていない場合。

②ガイドプレートの固定が不十分でズレや撓みが生じる場合。

③開口量が不十分な状況で後方臼歯部にインプラントを埋入する場合。

　対合歯とのクリアランスが制限されてドリルガイドスリーブへのドリルの挿入が困難で、ドリルが挿入できてもドリルに力がかかり、ガイドプレートの浮き上がりや撓みを起こし、ドリルの始入部や先端の位置が大きく変位する可能性がある。

　対策として筆者はドリルストッパーを調整する長いドリルではなく、各インプラントの長径にそれぞれに個別に使用する短いドリルを頻用している（**図7**）。

④埋入部骨面が斜面になっている場合。

　最初のドリリングをする際にドリルの先端が傾斜した骨面に沿うとドリルが滑って変位する可能が高いため、先端が鋭く尖ったプレシジョンドリルや回転切削のドリルではなく、超音波切削器具を併用することでインプラント埋入位置の変位を回避できる。

⑤水平的骨造成の後に既存骨と柔らかい新生骨が混在する場合（**図8**）。

　ドリリングをする際にドリルの先端が新生骨を貫通し、既存骨に接触すると柔らかい新生骨側に滑り、変位する可能性があるため、回転切削のドリルではなく超音波切削器具を使用することでインプラント埋入位置の変位を回避できる。

⑥ガイドプレートを外してインプラントを埋入するシステムでは、インプラント埋入がフリーハンドになるため、、骨質がすう粗な上顎臼歯部の場合は、インプラントが形成した埋入窩からずれる可能性があるので注意が必要である。

　フラップレスの埋入でもミニフラップを開いて骨面との関係を確認すれば、異常な変位は防止できる。ガイドプレートを外せる場合は、埋入窩形成中に時々位置を確認すると大きな変位を防止できる。静的サージカルガイドシステムはその各社システムの特徴をよく理解して使用することにより、フリーハンドよりも正確なインプラント埋入が可能であり、安心、安全、確実を実現するために日常臨床に積極的に取り入れるべき治療ツールであると考える。またサージカルガイドシステムの活用で最も重要なのは術者が事前に行うシュミレーションおよび治療計画の立案であることを忘れてはならない。

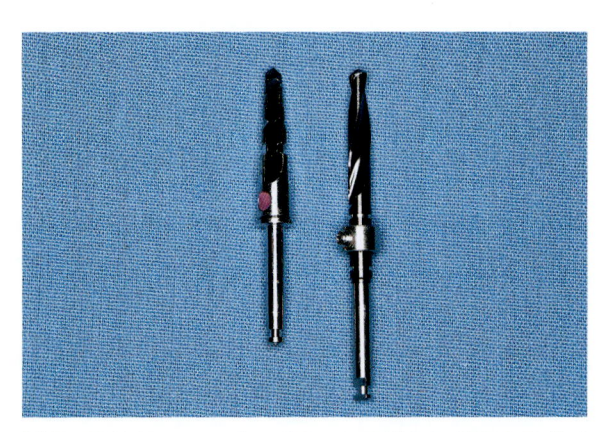

図7　同じ8mmのインプラントの埋入に使用するガイド用ドリルでもこれだけの長さの差がある。

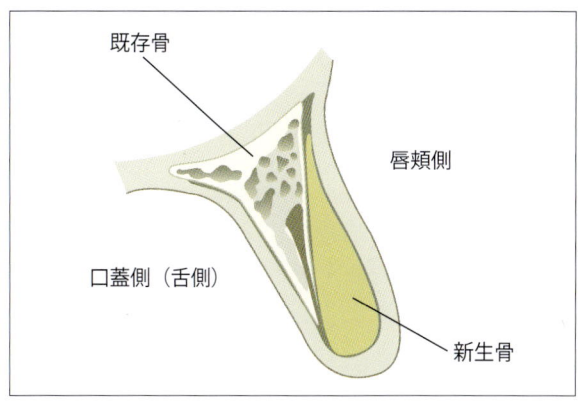

図8　ドリルが既存骨に達すると新生骨側に滑る危険性がある。

最後に最もサージカルガイドシステムの活用が有効であった臨床症例を紹介する（**図9**）。

症例　下顎側切歯部へのサージカルガイドシステムの応用例から

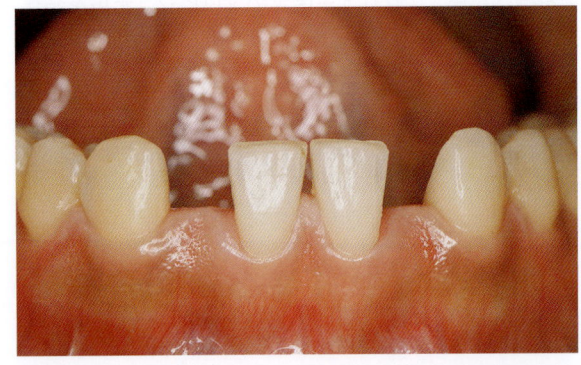
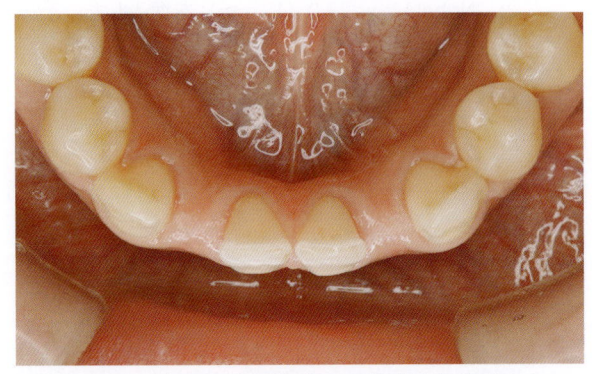

図9-a、b　23歳、女性、矯正専門医より両側側切歯の先天性欠如のためインプラント治療依頼にて紹介され来院した。

右側側切歯部

左側側切歯部

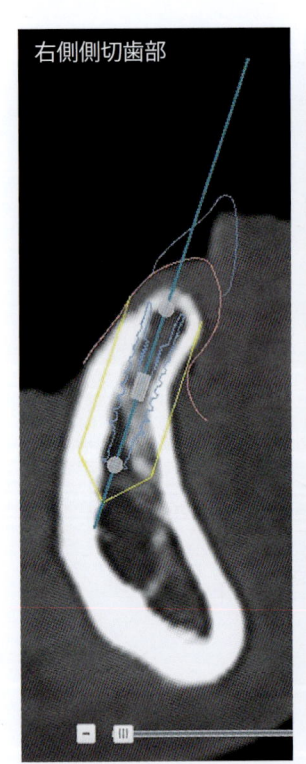
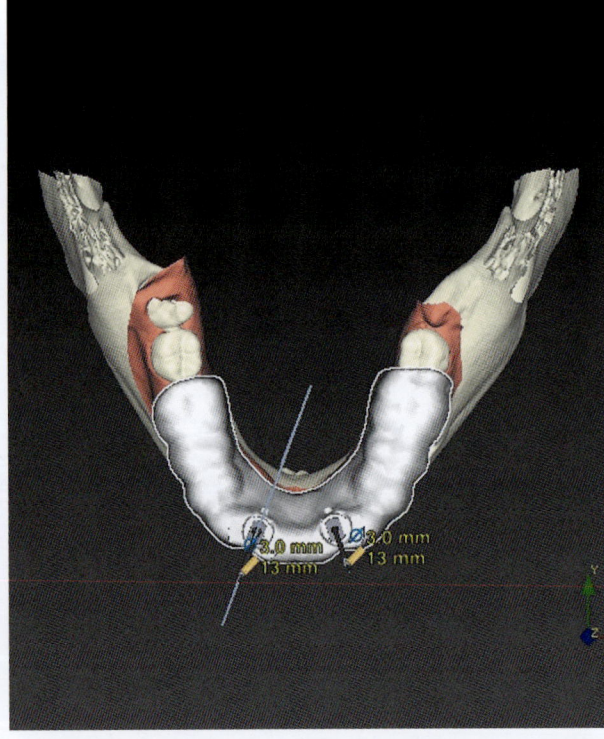
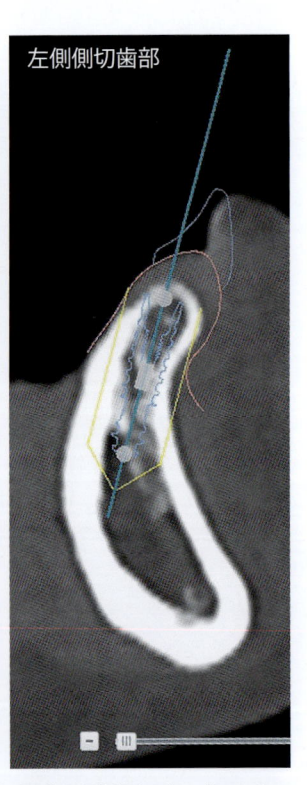

図9-c〜e　CT撮影を施行し、Nobel Clinician®を用いて治療計画の立案を行った。セメント固定の残留セメントのリスク[14]を回避するためにスクリュー固定の上部構造を計画した。解剖学的制約が厳しい下顎前歯部のインプラント治療においては正確でピンスポットな埋入位置の設定が重要なのでSmart Fusion™によるガイデッドサージェリーを計画した。

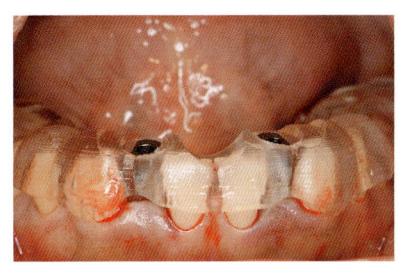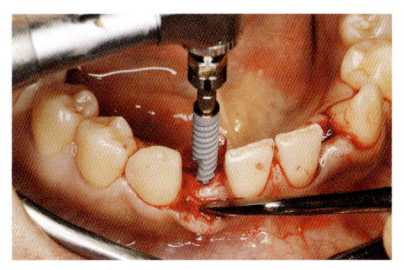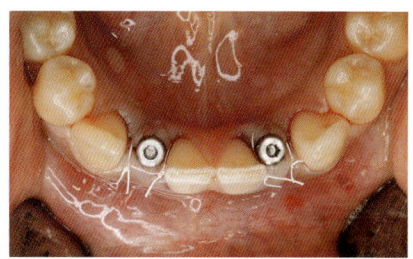

図 9-f～h　サージカルテンプレートでスターティングポジションを決定し、2mm のガイドドリルでインプラント窩を形成した後、NobelActive® 3.0（13mm）を埋入した。軟組織の治癒を待った後、スクリュー固定のプロビジョナルを装着し、最終補綴の印象採得を行い、上部構造の製作に移行した。上部構造はスクリュー固定のメタルボンドクラウンとした。

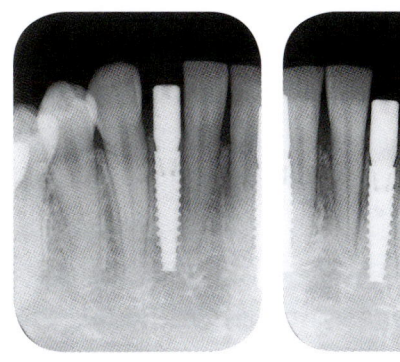

図 9-i、j　術後のデンタルエックス線写真。スペースが制限される下顎前歯部のインプラント治療においてガイデッドサージェリーを応用するとピンスポットで正確な埋入位置の獲得が可能となる。

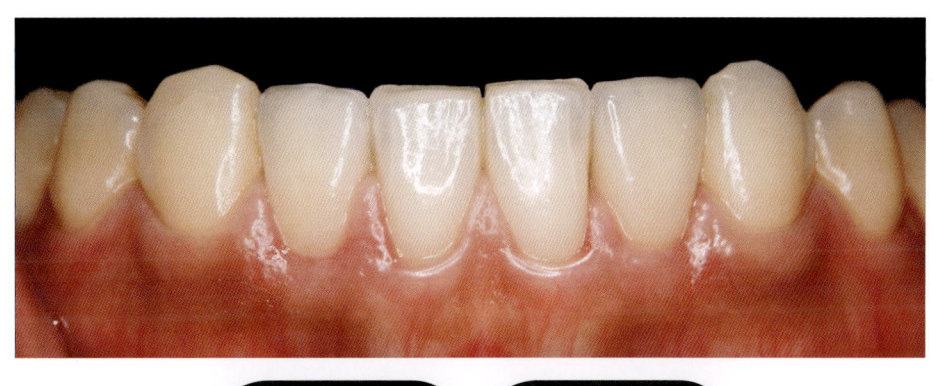

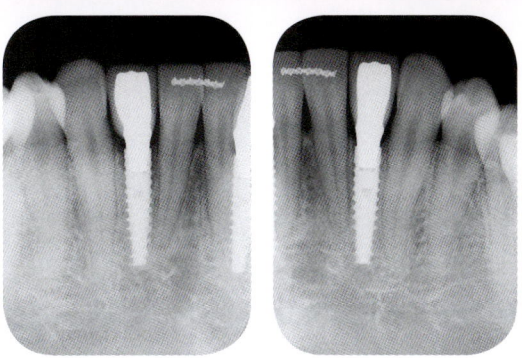

図 9-k～m　術後約 3 年 6 ヶ月が経過していているが、経過は順調で現在は 3 ヶ月間隔のメインテナンスを施行している。

参考文献

1) 日本口腔インプラント学会，口腔インプラント学 学術用語集第 3 版．医歯薬出版株式会社，2014.

2) 依田 泰，金田祐子，「インプラント治療を成功に導くチームアプローチ」．デンタルダイヤモンド社，2009，26.

3) Vercruyssen, M., Jacobs, R., et al. The use of CT scan based planning for oral rehabilitation by means of implants and its transfer to the surgical field: a critical review on accuracy. J Oral Rehabil, 35: 454-474 2008.

4) Nickenig, H.J., Wichmann, M., et al. Evaluation of the difference in accuracy between implant placement by virtual planning data and surgical guide templates versus the conventional fee-hand method - a combined in vivo - in vitro technique using cone-beam CT（part II）. J Craniomaxillofac Surg, 38: 488-493, 2010.

5) Valente, F., Schiroli, G., et al. Accuracy of computer-aided oral implant surgery: a clinical and radiographic study. Int J Oral Maxillofac Implants, 24: 234-242 2009.

6) Komiyama, A., Pettersson, A., et al. Virtually planned and template-guided implant surgery: an experimental model matching approach. Clin Oral Impl Res, 22: 308-313, 2011.

7) Arisan, V., Karabuda, Z.C., et al. Accuracy of two stereolithographic guide systems for computer-aided implant placement: A computed tomography-based clinical comparative study. J Periodontol, 81: 43-51, 2010.

8) Block, M.S., Emery,R.W., et al. Implant Placement Accuracy Using Dynamic Navigation. Int J Oral Maxillofac Implants, 32: 92-99, 2017.

9) Jung, R.E., Schineider, D., et al. Computer technology applications in surgical implant dentistry : a systematic review. Int J Oral Maxillofac Implants, 24（suppl）: 92-109, 2009.

10) Di Giacomo, G.A.P, Cury, P.R., et al. Clinical application of stereolithographic surgical guides for implant placement: preliminary results. J Periodontol, 76: 503-507, 2005.

11) Valente, F., Schiroli, G., et al. Accuracy of computer-aided oral implant surgery: a clinical and radiographic study. Int J Oral Maxillofac Implants, 24: 234-242, 2009.

12) Elian, N., Jalbout, Z.N, et al. Precision of flapless implant placement using real-time surgical navigation: a case series. J Oral Maxillofac Implants, 23: 1123-1127, 2008.

13) Wittwer, G., Adeyemo, W.L., et al. Navigated flapless transmucosal implant placement in the mandible : a pilot study in 20 patients. Int J Oral Maxillofac Implants, 22: 801-807, 2007.

14) Linkevicius T, Puisys A, vindasiute E, Linkevicine L, Apse P.: Does residual cement around implant-supported restrations cause peri-implant disease? A retrospective case analysis. Clin Oral Implants Res. 2012 Aug 8.

6 問題症例の提示と考察

インプラント治療にまつわるトラブルが近年マスコミを通じて話題に挙がることが多い。NHKの報道に端を発した一連のインプラントバッシングは国民に「インプラントは恐い」というネガティブな印象を与えた。その後歯科界をあげての啓蒙活動などの努力により、インプラント治療についての正しい情報が呈示されると共にマイナスのイメージは徐々に薄れつつある。

しかしながらインプラント治療では日常の歯科治療と同様に時折、偶発的なトラブルを少なからず経験する。特に歯周病患者のインプラント治療においては感染のリスクやその背景にある全身的なリスク、そして進行した歯周病ゆえの高度に吸収した欠損部歯槽堤に対する処置など、技術面でのリスクが付加的に備わるため、注意が必要である。

インプラント治療に関連するトラブルを大きく2つに分けると

1. 治療計画に関連するトラブル
2. 技術面に関連するトラブル

に分けられる。それぞれについて以下に解説する。

6-1 治療計画に関連するトラブル

歯周病患者におけるインプラント治療の計画は全身的なリスク、一口腔単位でのリスク、欠損部におけるリスクを評価した上で立案しなければならない。治療計画はインプラントに限定することなく、様々なオプションを呈示し、最終的には患者の意志によって決定されることが必要である。

インプラント治療に関する治療の流れは、日本歯周病学会や日本口腔インプラント学会によりそれぞれ示されている[1, 2]。歯周病治療におけるインプラント治療が通常のインプラント治療と異なる点は、歯周治療の流れの中にインプラント治療が組み込まれることである。具体的には患者の初診来院の後、全身的な診査や資料収集直後にインプラントに関する治療計画が立案され、決定されるわけではなく、多くの症例においては歯周基本治療を通して患者の一口腔単位での歯周病のリスク診断や、基本治療における改善度、患者の治療に対する理解度や協力度などが総合的に加味され最終的な治療方針の決定が行われる点である。そしてこの時点で治療の最終像が確実にイメージされなければならない。

しかしながら、治療は私たちのイメージとは違う方向に進むことがあるため、治療の過程で度々再計画を行い、臨機応変な対応をすることが必要となる（**図 1**）。

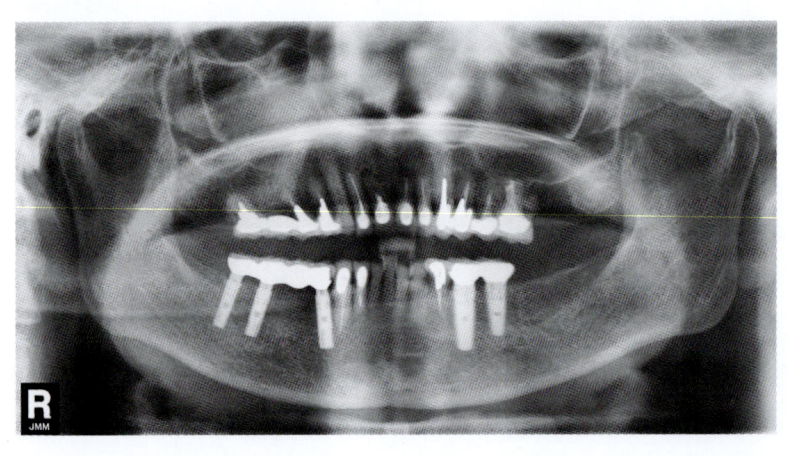

図1　80歳、女性。他院からの紹介で来院。インプラント治療が終了したため歯周治療、カリエス治療を行ってほしいとの依頼状を持って来院された。

6-2　技術面に関するトラブル

技術面に関するトラブルは大きく外科処置におけるトラブルと、補綴修復に関するトラブルに分けられる。外科的な技術面での失敗としては
① 埋入部位に関するトラブル
　　a. インプラント埋入角度の不正
　　b. インプラント埋入位置（近遠心的、頬舌的）の不正
　　c. インプラント埋入深度の不正
② 神経損傷
③ 血管損傷
④ 上顎洞底、鼻中隔の穿孔、上顎洞内への迷入
⑤ 隣接歯の損傷
⑥ 火傷
⑦ 過度の埋入トルクによるコンプレッションネクローシス
⑧ 初期固定の不備
以上の事項が挙げられる[2]。

6-3　インプラント治療の各ステージにおけるトラブル

ここではインプラント治療におけるトラブルを
1. 治療初期（術直前、術直後）のトラブル
2. 治療中期（治療途中から治療最終まで）のトラブル
3. 長期経過後（メインテナンス時）のトラブルに大別し、それぞれのステージにおけるトラブル症例を呈示し、問題点の整理と考察を行いたい。

6-3-1　治療初期（術直前、術直後）のトラブル

この時期でのトラブルは適切な歯周基本治療がなされなかった場合や全身疾患の評価、炎症の存在、他科への照会の不備など術前処置の不備によるトラブルや、患者選択の失敗など治療計画の不備によるトラブルとインプラント埋入や骨造成などの技術的面での失敗などが挙げられる。

図2、図3はいずれもメンブレンの露出をきたした症例である。いずれも減張切開による緊張のない縫合閉鎖が行われたものと考えていたが、患者が術直後より喫煙していたこと、舌や頬粘膜による牽引などの機械的刺激などによりメンブレンの露出をきたした。6週間待ってメンブレンを取り除き、直下の炎症性の肉芽組織を除去した。結果として骨の増大は得られたが量は不十分であった。術前の禁煙指導、術直後の創部の安静に対する指導、適切な縫合が反省点として考えられた。

図4はメンブレンを用いたGBRを行った症例であるが、術後創の閉鎖は達成され問題なく経過しているように見えた。だが約1ヶ月後に頬側に膿瘍を形成した症例である。麻酔下で再度弁を開いてみたところ創内に縫合糸が取り残されており、汚染していた。幸いメンブレンには汚染がなかったためレーザーを照射後、再び創を閉鎖し問題なく骨造成が達成された。

反省点として注意深い術後管理、そして昨今ではほとんどのケースでモノフィラメント系の細かい糸が用いられるため、ともするとタイミングを逃したり、切った糸の断片を残してしまいがちである。抜糸の手技の遵守、取り残しのないような慎重な抜糸操作が反省点として挙げられる。

図5は他院にて治療が行われたケースである。インプラント周囲に骨吸収が認められた。撤去後、隣接歯根を精査するとバーによると思われる切削痕があった。インプラントと歯根ともに撤去し、骨造成とインプラント埋入を同時に行った。注意すべき点としては特に上顎犬歯や小臼歯、下顎犬歯などに隣在するインプラントは歯根が大きく遠心に彎曲しているケースが多いため、慎重にドリリングや埋入操作をする必要性が挙げられる。このため適切な外科用テンプレートの作製、ガイデッドサージェリーの適応、埋入途中でのデンタルエックス線での確認など、慎重で確実な埋入操作を行うことが大切である。また、スプリットクレスト法の中でもオステオトームなどで埋入窩を拡大する場合は、埋入窩が欠損側へ傾斜しやすく、結果として歯根方向へ傾きがちであることなどに注意すべきである。

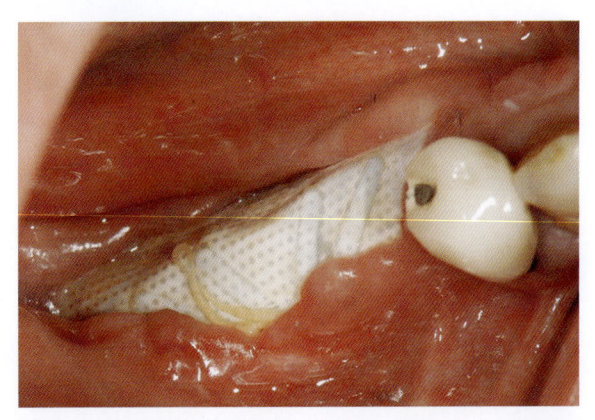

図2　56歳の女性、喫煙者。手術後1週間で十二指腸潰瘍のため入院された。手術より1ヶ月後退院されて来院。メンブレンは露出していた。6週目にメンブレンを除去。

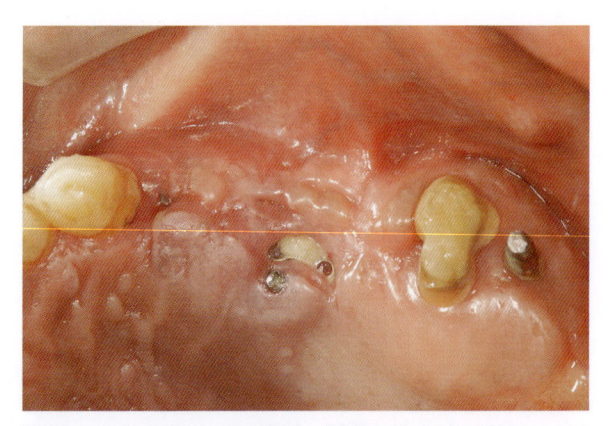

図3　62歳の男性、喫煙者。術後の治癒が不良で、4日後にメンブレンが露出。頻繁に来院してもらいレーザーを照射。6週間後にメンブレンを除去した。

症例4　縫合糸の取り残しによるトラブル

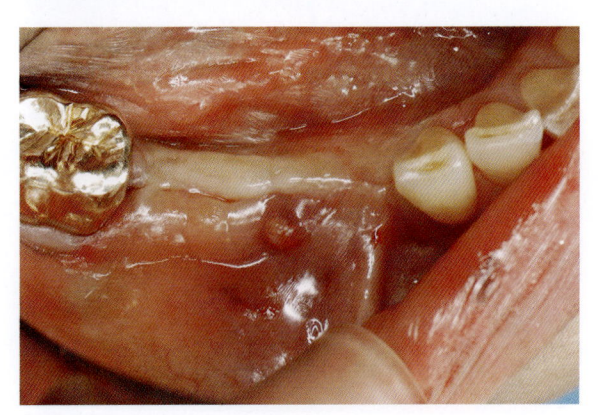

図4-a　GBR後1ヶ月。問題なく経過したように見えたが頬側に腫瘤を形成してきた。

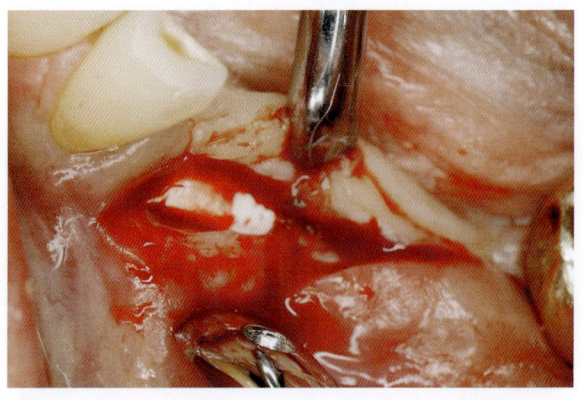

図4-b　切開、剥離すると黒く汚染された縫合糸がでてきた。

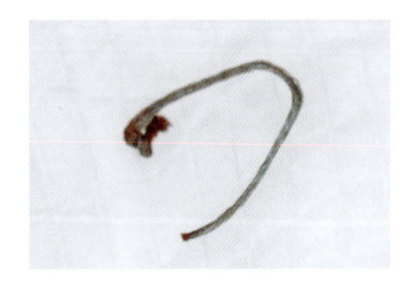

図4-c　取り除かれた縫合糸。

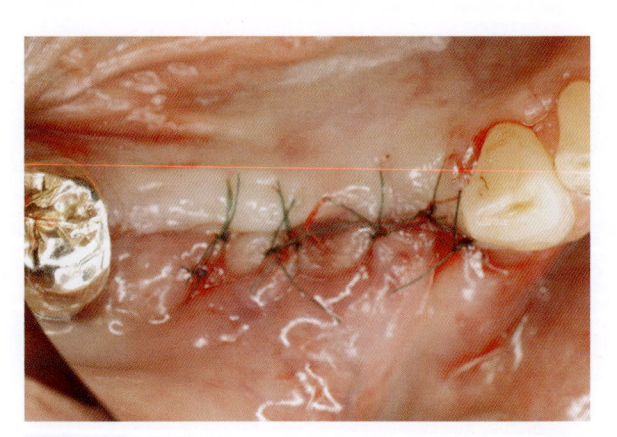

図4-d　幸いメンブレンに汚染が及んでいなかったため、肉芽組織を取り除いて縫合した。この後順調に骨再生を得ることができた。

症例 5　他院にて治療を受け，周囲天然歯に損傷を受けた例

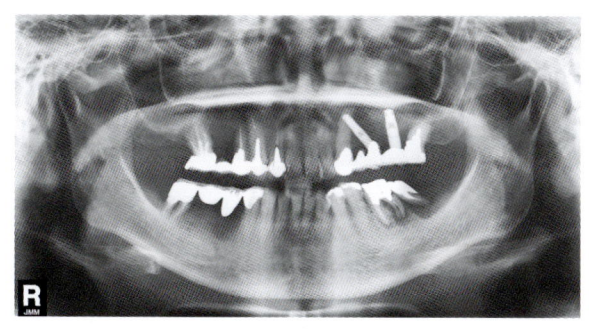

図 5-a　初診時 56 歳。`|6` 歯根破折により来院された。`|5` はたびたび腫脹していたとのこと。

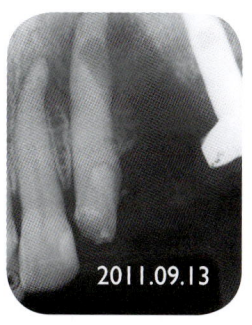

図 5-b　`|5` インプラントを撤去。デンタルエックス線で `|3` の歯根にドリリングによる切削痕が認められる。

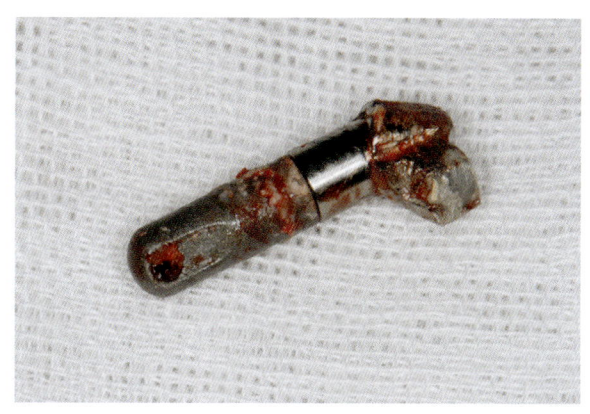

図 5-c　撤去したインプラント体。

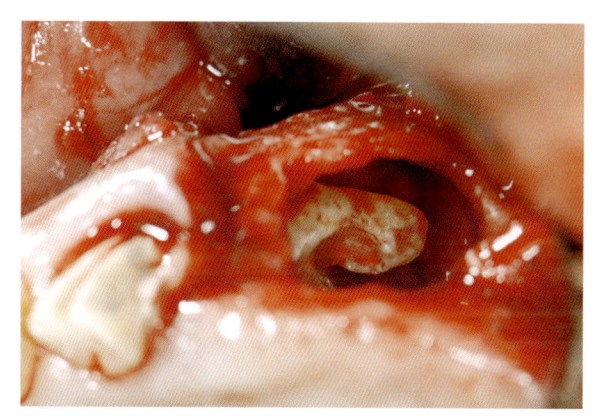

図 5-d　歯肉弁を剥離翻転したところ、歯根に大きな切削痕を認めた。

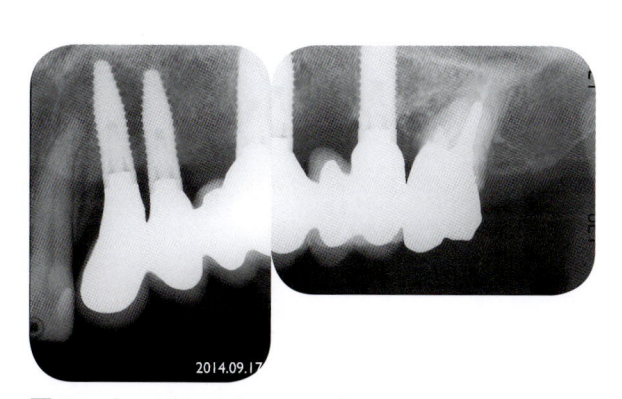

図 5-e　`3|4` に GBR を行いインプラントを埋入した。最終上部構造装着後のデンタルエックス線写真。

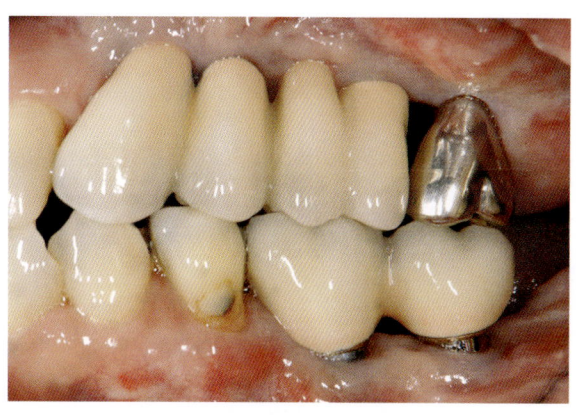

図 5-f　最終上部構造装着後の口腔内写真。

6-3-2 治療中期（治療途中ならびに治療直後）のトラブル

インプラント治療、とりわけ歯周病患者のインプラント治療は歯周基本治療による歯周病罹患歯の炎症の消退や残存天然歯への再生療法などが複雑にあわさることが多いため、治療期間が長期にわたることが多い。また、進行した歯周病では病的歯牙移動により矯正治療を必要とする場合も少なくない。

そこで経験するトラブルとしては長期にわたる治療期間中のモチベーションの低下による歯周ポケットの再発、歯周病の増悪、カリエスの発生などである。

また、歯周病の進行のみならず、偶発的に起こる歯根破折などにより、当初の治療方針の変更を余儀なくされる場合もある。

図6は歯周治療、矯正治療、インプラント治療を組みあわせて行った症例であるが、治療開始時の最終イメージの決定が甘かったため、治療途中でインプラントを撤去し、埋入位置と補綴設計を変更した症例である。このように治療の経過に応じてすばやく計画の変更を行うことが大切であるが、反省点として最初の治療計画時点での読みの甘さが挙げられる。

図7はスクリューの緩みによりインプラント周囲が汚染され炎症が起きた症例である。同部に除染を行った後、粘膜が退縮したため結合組織移植を行い治療終了、現在も問題なく経過している。反省として治療途中でモチベーションの低下を素早く察知し、定期的な清掃指導の再履行を行うべきであったことが挙げられる。また、インプラント治療では治療が特に問題ないと思われるケースでも、患者が不定的な痛みなどを強く訴えてくることもある。このような場合は図8のように早期に専門医に相談することが大切である。

6-3-3 治療後のトラブル（メインテナンス移行後のトラブル）

インプラント治療においても歯周治療と同様に適切なメインテナンスケアが重要であることは言うまでもない。メインテナンス移行後に起こる問題はインプラントに起こるトラブルと、残存天然歯に起こるトラブルに分けられる。インプラントに起こるトラブルとしては、インプラント周囲炎など感染によるトラブル（図9）、そして患者の咬合力など構造力学的なトラブル（図10）、補綴パーツの破折などの補綴修復物に関連するトラブル（図11）、そして患者の健康状態の変化などによる全身疾患に起因するトラブル、さらに近年深刻になっているインプラントと天然歯の経年的な乖離の問題（図12、13）などが挙げられる。

インプラント治療のみならず、すべての歯科治療の結果は永続的なものではなく、経年変化や蓄積する感染の問題など回避できない事象が存在する。しかしながら、特に初期に起こる問題を私たちが適切に把握し、適切な術前処置を行い、外科術式を遵守し、慎重な治療を行えばほとんど回避できると言える。また、中期に起こるトラブルも破折などの偶発的に起こるトラブルを除けば治療途中の適切な再評価によって防ぐことが可能と考えられる。

さらに治療後のメインテナンスについてはまずはメインテナンスに継続して通院させることである。そのための努力や工夫も惜しみなく行っていくことが最善の策と考えられる。

症例 6 治療目標の設定の甘さにより撤去、再埋入した例

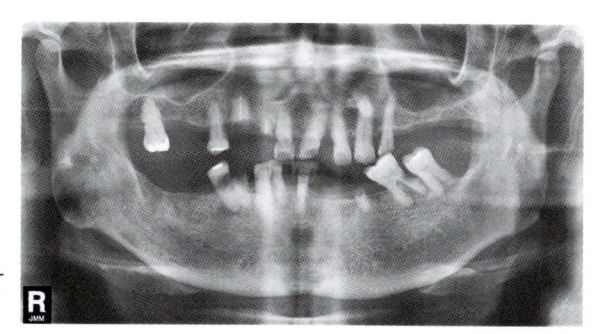

図 6-a 64歳、男性。主訴：咬めるようになりたい。10年ぶりに歯科受診。悪くなったら自分で歯を抜いていた。高血圧 130/80 mmHg（降圧剤服用）、非喫煙。

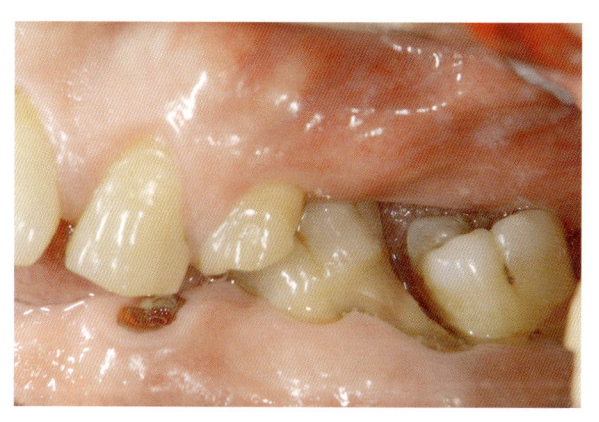
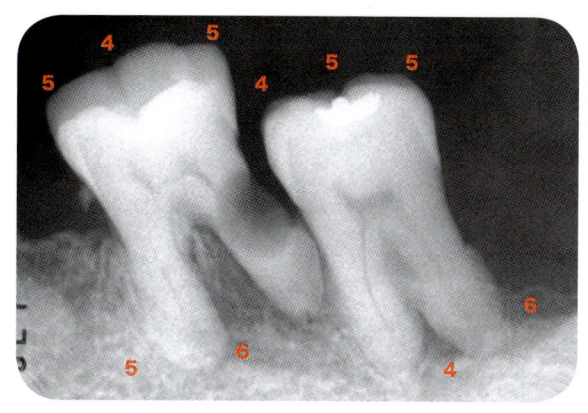

図 6-b、c 術前の左側側方面観と左下臼歯部デンタルエックス線写真を示す。咬合高径の低下が認められる。|6の保存は難しい。

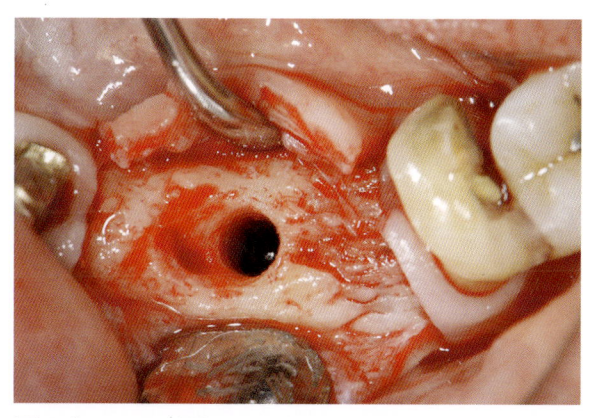
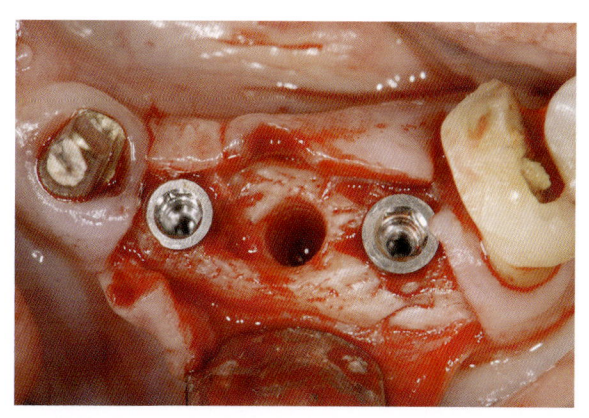

図 6-d、e 先に|4にインプラントを埋入していたが設計の変更、臼歯部を小臼歯化することとした。インプラントをいったん撤去し、その両隣に2本のインプラントを埋入した。

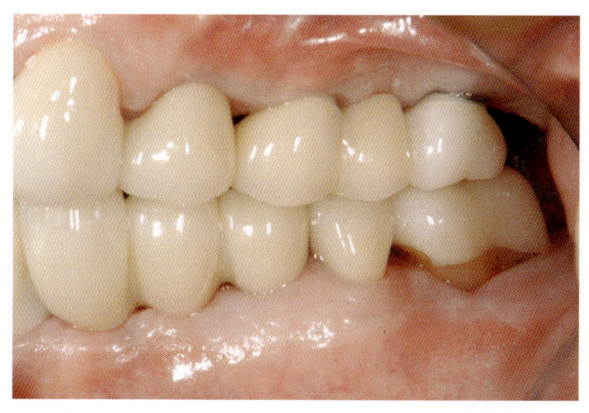
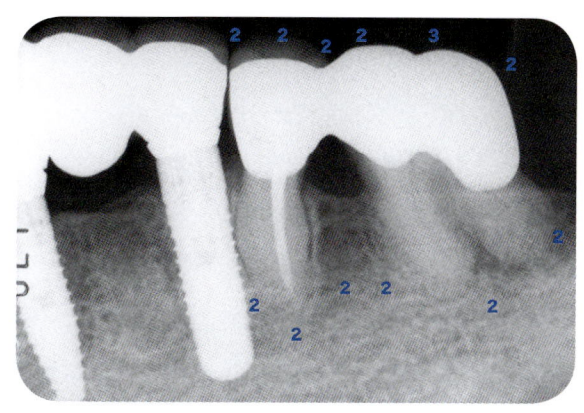

図 6-f、g 撤去、再埋入により小臼歯化された適切な形態のインプラント上部構造が得られた。

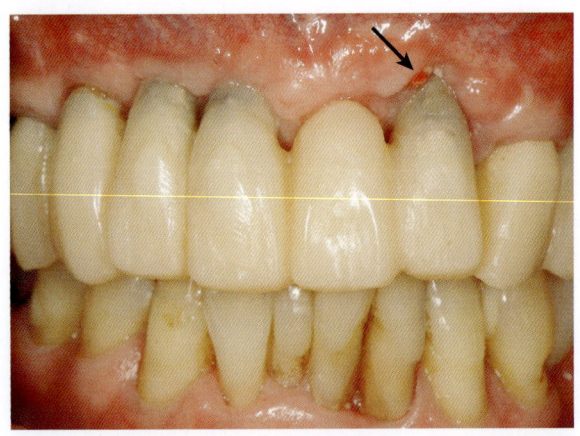

図 7-a　治療途中、2 のインプラントのスクリューが緩み粘膜に炎症所見が認められた。

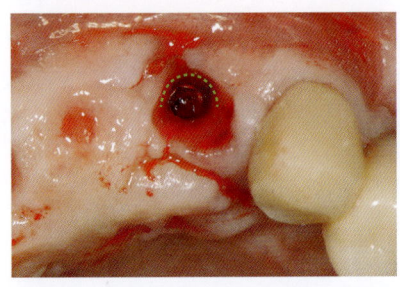

図 7-b　洗浄、グリシンパウダーによる除染の後、薄くなった粘膜の増大を行うこととした。緑の点線はエンベロップフラップの切開線。

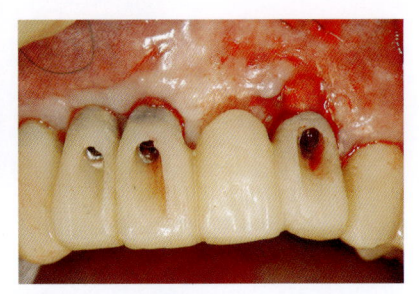

図 7-c　結合組織移植を粘膜歯頸部よりさし込んだ状態。

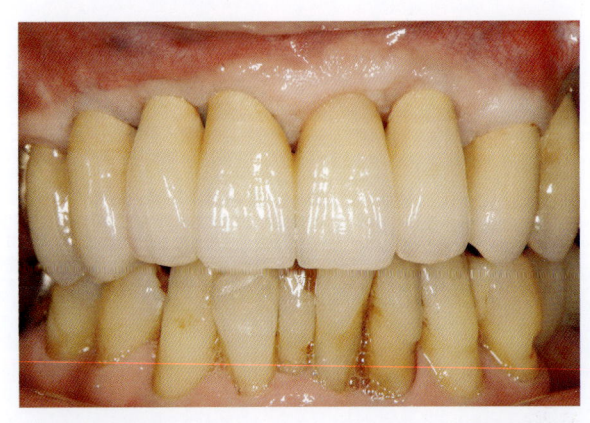

図 7-d　角化粘膜の幅と厚みが回復された状態で最終上部構造を装着することができた。

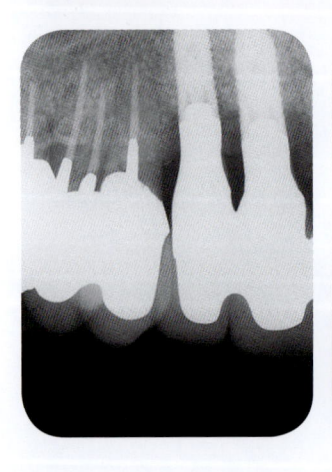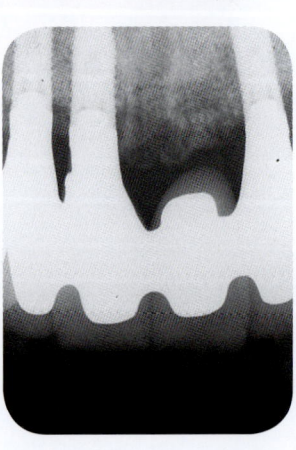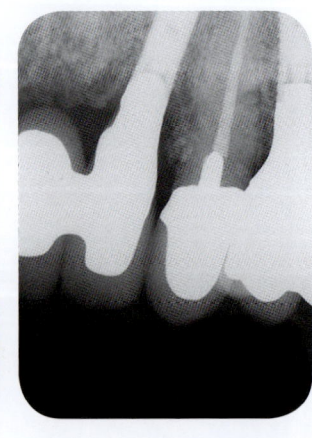

図 7-e　最終上部構造装着時のデンタルエックス線写真。

症例8　治療は問題なく行われたが、患者が痛みを訴えた例

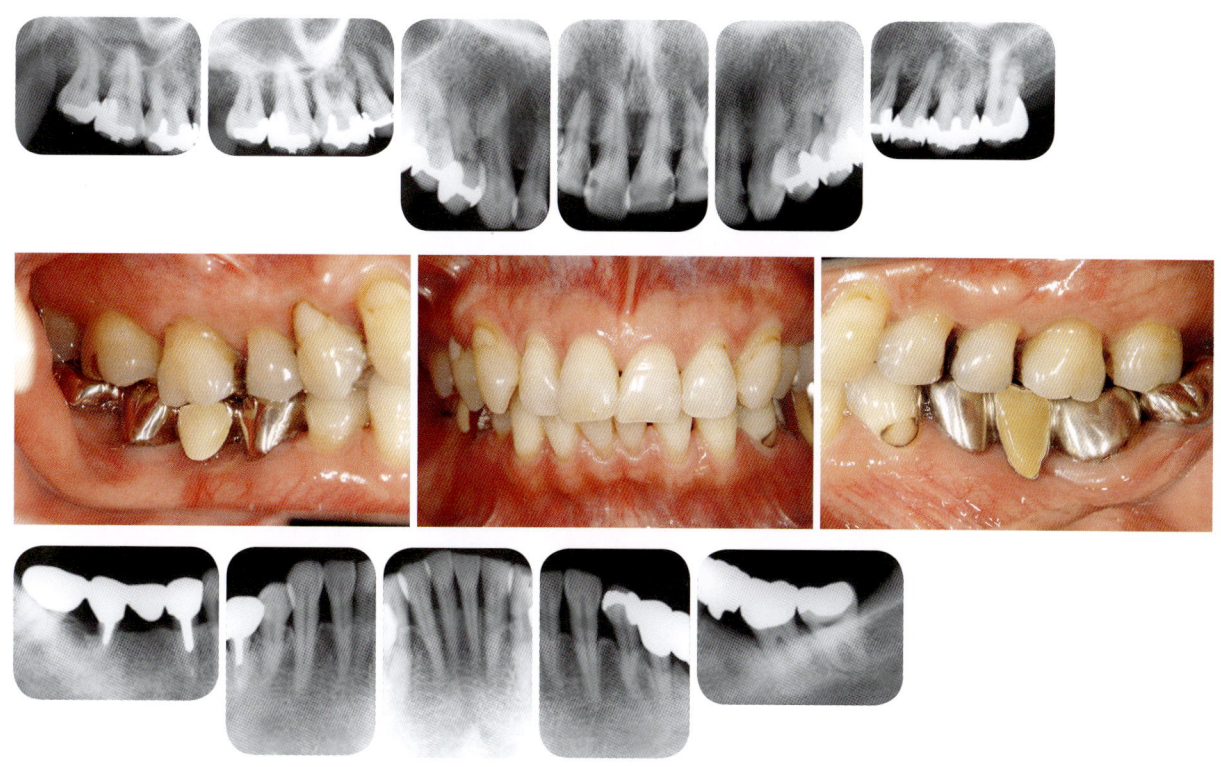

図 8-a　女性患者。中等度歯周炎に罹患している。右下大臼歯がよく噛めないとのことでインプラント治療を希望された。

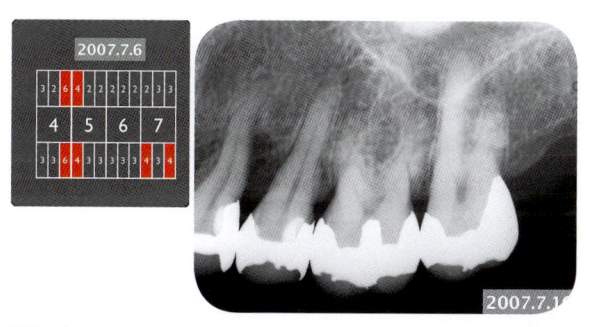

図 8-b　左側臼歯部に進行した歯周ポケットと垂直性骨欠損が認められた。

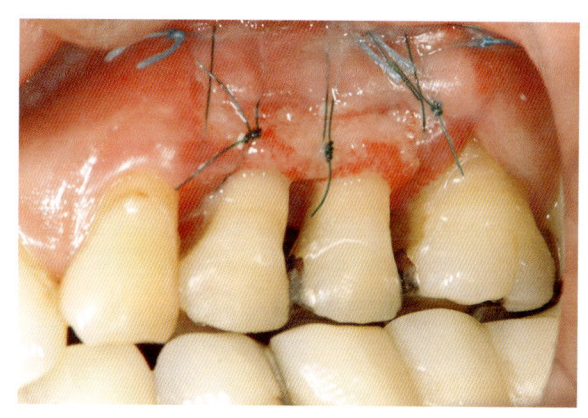

図 8-c　深い歯周ポケットを有する左側上顎臼歯部には歯肉弁根尖側移動術を適応した。

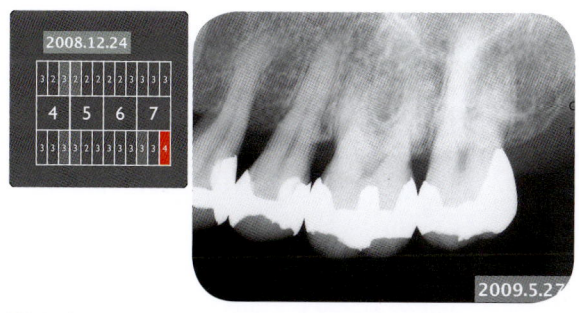

図 8-d　歯周外科により|4に骨の回復が認められる。プロービング値も改善された。この後に右下にインプラント治療を行った。

125

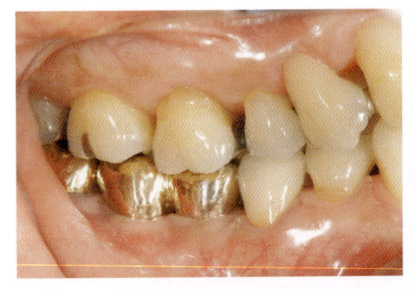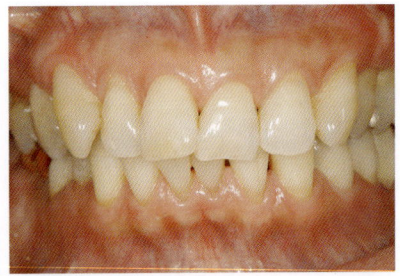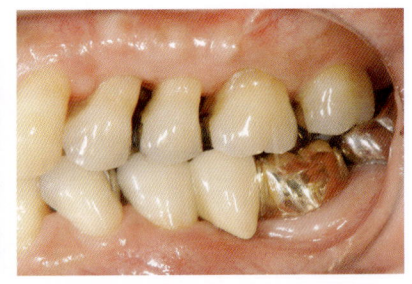

図 8-e 最終上部構造が装着された状態。この頃より右下臼歯インプラント部に痛みを訴えられる。

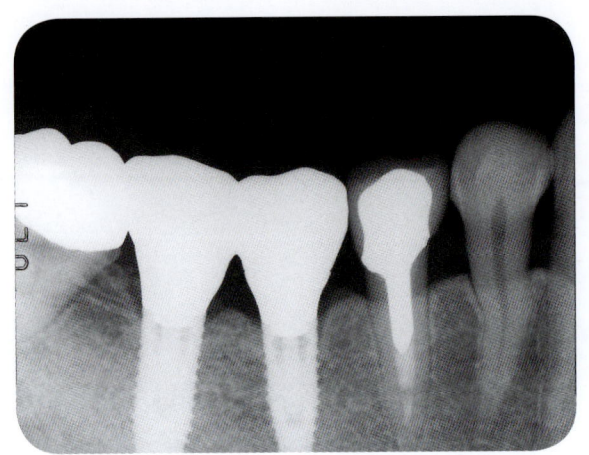

『右下が痛い』
動揺（－）、打診（－）
炎症所見（－）
クレンチング（＋）
咬筋、内側翼突筋圧痛（＋＋）
ナイトガード作製、装着

図 8-f 同月のデンタルエックス線写真と症状。

専門病院に紹介。

日内変動性、鈍く重苦しい感じ
　→ atypical odontalgia（atypical facial pain）
トレドミン、酸化マグネシウム処方
咬筋、内側翼突筋圧痛（＋＋）
筋肉ストレッチ
痛みは徐々に緩和

図 8-g

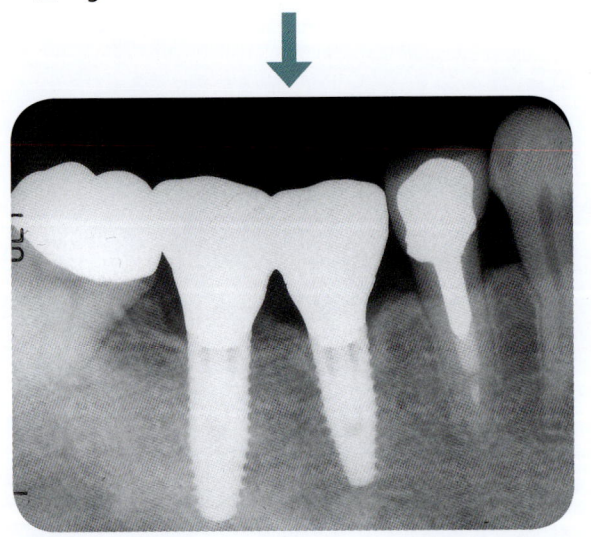

図 8-h その後65の痛みは消失し、過去に痛みがあった
ことを患者も忘れている。

症例 9　メインテナンス後にインプラント周囲炎を起こした例

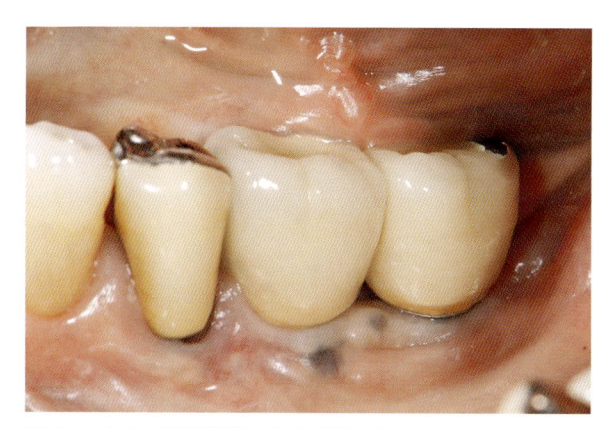

図 9-a　⌐7の頬側粘膜に炎症が認められた。

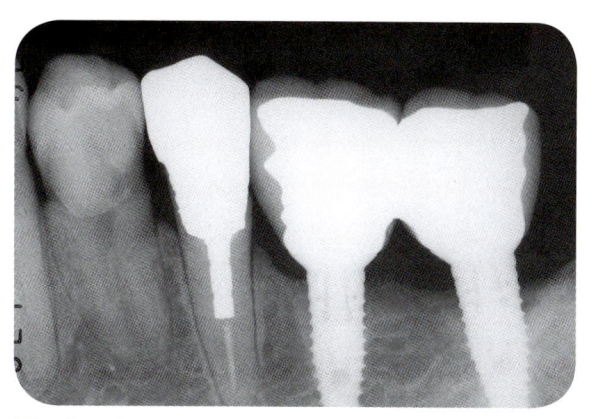

図 9-b　デンタルエックス線にて骨吸収を認める。

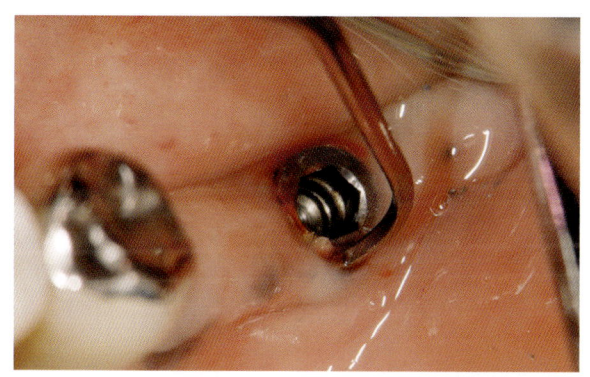

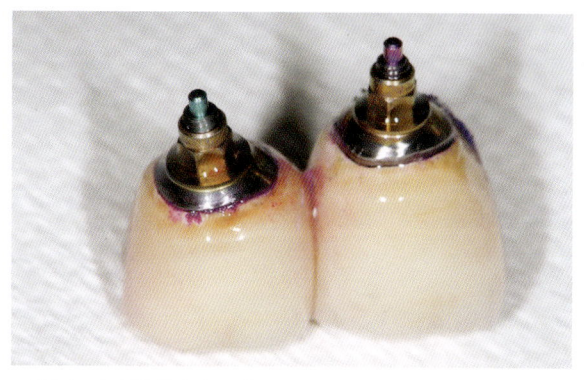

図 9-c、d　上部構造を外し、プラークの付着を確認すると共に、SRP による除染を行った。

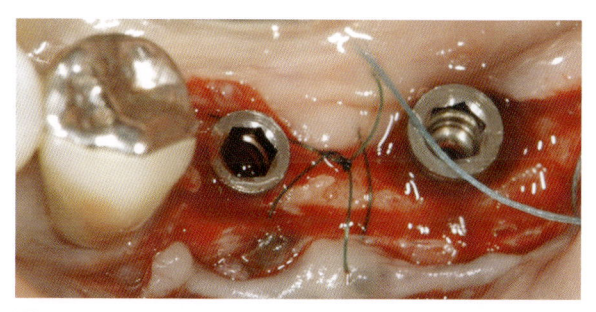

図 9-e　インプラント周囲に切除療法（根尖側移動術）を行った。

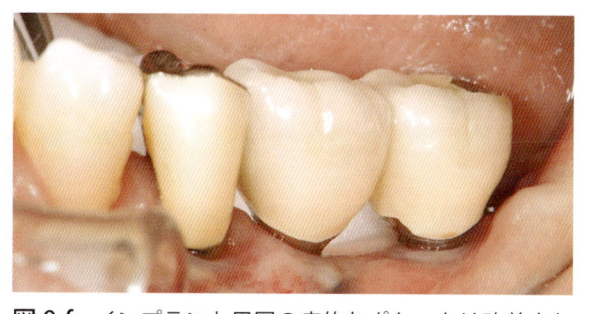

図 9-f　インプラント周囲の病的なポケットは改善され非常に良好に経過している。

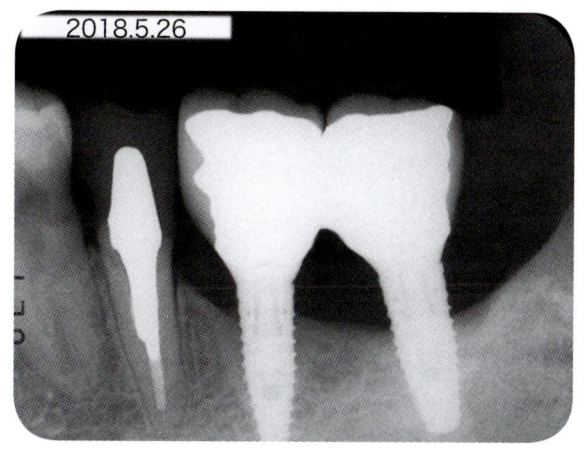

図 9-g　術後のデンタルエックス線写真。上部構造の粘膜貫通部の形態修正を行っている。

症例 10　過大な咬合力により脱落した例

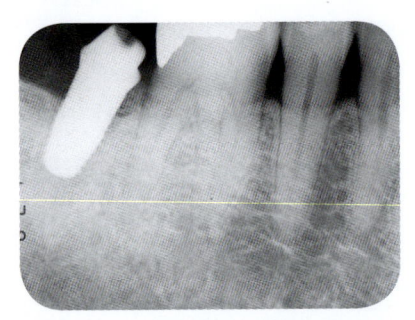

図 10-a　過大な咬合力を持つ患者。ナイトガードは使用せず過去に一度脱落を経験している。インプラントが動いているとのことで来院。

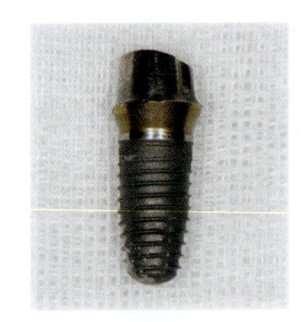

図 10-b　撤去されたフィクスチャー。表面の汚染はほとんど認められない。

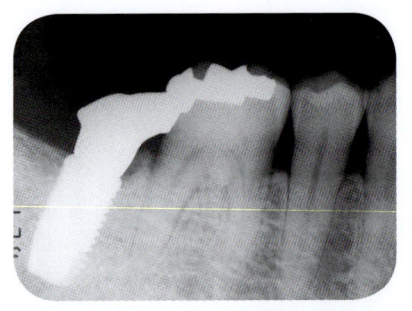

図 10-c　エクスターナルバットジョイントのインプラントへの変更と、スクリュー固定式の上部構造への変更。以降上部構造のネジの緩みは起こるものの、インプラントの脱落は起こしていない。

症例 11　フィクスチャーのカラー部が破折した例

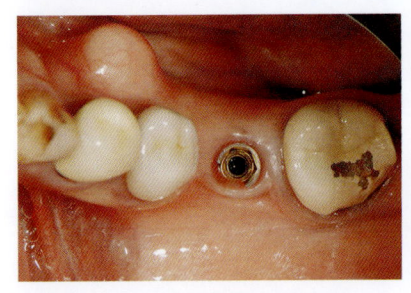

図 11-a　上部構造脱離で来院。カラー部に破折が認められた。

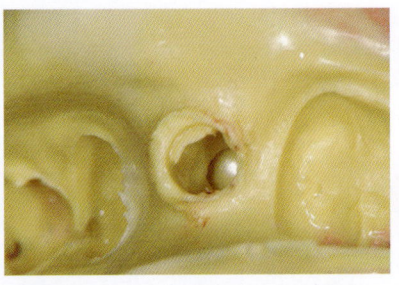

図 11-b　カラー部の破折部を研磨して印象。カスタムのアバットメントを作製。

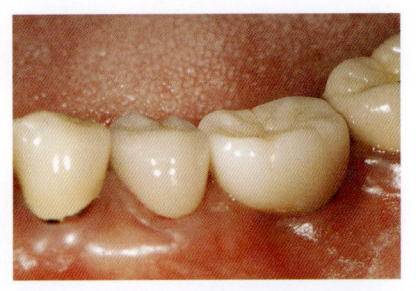

図 11-c　カスタムに作製されたアバットメントに上部構造を仮着した。

症例 12、13　インプラントと天然歯の乖離の問題

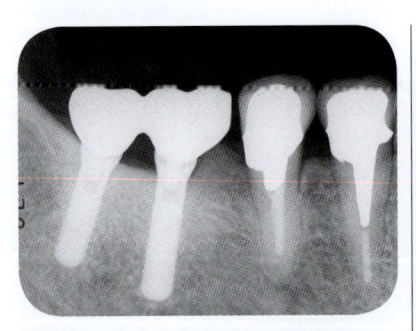

図 12　インプラントと天然歯のコンタクトに隙間ができた典型的な症例。

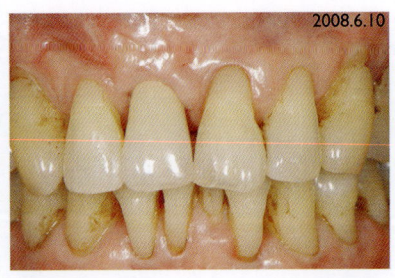

図 13-a　⎤1⎡インプラント上部構造装着時。

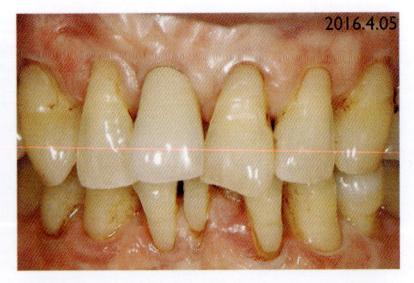

図 13-b　8年後メインテナンス時。インプラントが深くなったように感じられる。

文献
1）日本歯周病学会編，歯周病患者における口腔インプラント治療指針およびエビデンス 2018，医歯薬出版，2019
2）日本口腔インプラント学会編，口腔インプラント治療指針 2012，医歯薬出版，2012
3）Louie Al-Faraje, Surgical Complications In Oral Implantology, Quintessence Publishing, 2011

7 介護型に近い層に対する治療計画

世界的な少子高齢化が進む中、日本は突出した勢いで高齢化が進み 65 歳以上の人口が 21%を超える超高齢社会を迎えている[1]。そしてさらに平均寿命と健康寿命の乖離の問題が大きくクローズアップされている[2, 3]。かつての歯を失う時期に寿命がきていた時代とは異なり歳をとっても健康な生活を営むために口腔内の健康は年々重要性を増してきている。良い人生を送り天寿を全うする、いわゆる「サクセスフル・エイジング」[4] を達成するには生活の質の確保が不可欠であり、そのためには健全な咀嚼機能が重要なことは言うまでもない。しかしながら老いてゆく中での咬合機能の回復における治療計画には様々な考慮すべき要因があり複雑である。ここでは介護に近い層に対する治療計画について検討してみたい。

7-1 高齢化と歯科治療のジレンマ

進む高齢化の中で生活の質を確保しながら健康寿命を延ばすことは現在の理想的な姿であると言える。深井らの研究によると残存する機能歯数が生命予後に影響を与えることが報告されている[5]。我が国においては 1989 年よりスタートした 8020 運動により、健康日本 21 の努力目標である 20%を上回る 26.8%の残存歯数の確保という成果を挙げてきた。また、歯の欠損に対する義歯等による咬合機能の回復は重要であり、同じく米山らによれば無歯顎でかつ義歯を持っていないこと、あるいは適切な調整を受けて使用していないことで健康状態の悪化をきたす可能性が極めて高いことが報告されている[6, 7]。

一方で高度の介護が必要な人では残存歯やインプラントは介護する側の人間にとって 1 つのハードルとなっており、日々の口腔清掃の大変さから「総義歯であれば楽なのに」といった正直な感想を耳にする。また、着脱の難しい義歯は本人も介護者にとっても厄介な問題となっており、介護が必要な方には維持力のさほど強くない着脱容易な部分床義歯が求められる。

このように残存歯数の増加は咬合機能の維持につながり、認知症の予防にもつながる一方、ひとたび介護が必要な状況になった場合には、本人や介護者にとっても障害となってしまうことは、大きなジレンマである。

　数年前まで「何歳までインプラント治療をすることが可能か」といったテーマが多く議論されてきた。現在では高齢になっても健康で全身疾患などの問題もなく本人の希望が強ければ、インプラント治療そのものは可能であるという考え方となっている[8]。しかしながら、メインテナンス期間中の予期せぬ体調の悪化などにより介護を要する状態になった時、介護者ならびに病院関係者を悩ます状態が頻発してきている。

　健康日本 21 では幼年期は 0〜4 歳、少年期 5〜14 歳、青年期 15〜24 歳、壮年期 25〜44 歳、中年期 45〜64 歳、高年期 65 歳以上という区分がなされている。一般的に 65 歳以上が「高齢者」となるが、我が国においてはさらに 65 歳から 74 歳までを前期高齢者、75 歳以上の人を後期高齢者に区分している。そして 80 歳以上の後期高齢者においては入院や長期療養が多くなり、およそ 6 割が要支援・要介護認定を受けているのが現状である[9]（**図 1**）。

　介護が必要になった主な原因としては、平成 25 年度国民生活基礎調査によると多い順から脳血管疾患、認知症、高齢による衰弱、骨折・転倒、関節疾患、心疾患などが挙げられる（**図 2**）[7, 10, 11]。なかでも認知症は年々順位を上げている疾患であり、平野によると認知症はもはや特別な病気ではなく、Common disease であると考えられている[12]。厚生労働省による認知症施策推進総合戦略（新オレンジプラン）においても認知症の早期発見、早期対応において歯科医師の役割が求められており、認知症対応力向上が示されている[13]。

　高齢者のインプラント治療の問題は萩原によると、①高齢者に対して新たにインプラントを適応する場合と②壮年期中年期にインプラント治療を行った患者の再介入の 2 つに分けられる[14, 15]。壮年期、中年期に時間と費用をかけて行った患者でも歯周病の悪化や 2 次カリエス、歯根破折などにより新たな欠損が生じてくる。この時、新たな欠損に対して次々に追加埋入をすることは事実上不可能である。患者側の変化として、経済、家庭事情などにより高額の治療が受けられなくなってしまう場合もあれば、全身疾患、認知症などの理由により、外科的介入が不可能となる場合もある。また、高齢化に伴い過度の外科的介入はできるだけ避けたいのが現状である。可撤式の上部構造としてはインプラントオーバーデンチャー（IOD）、クラスプを用いた部分床義歯が挙げられる。IOD は特に無歯顎において有効である。下顎の歯無顎においては 2 本のインプラント埋入による IOD が第 1 選択であると考えられている[16]。一方、上顎では複数のインプラントを連結した形態の IOD が推奨されている[17, 18]。

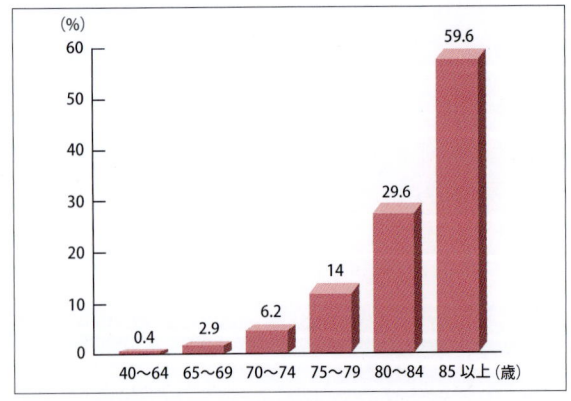

図 1　要支援・要介護者発生率（厚生労働省「介護給付費実態調査月報」（平成 26 年 7 月）総務省「人口推計月報」（平成 26 年 7 月）より引用改変）。

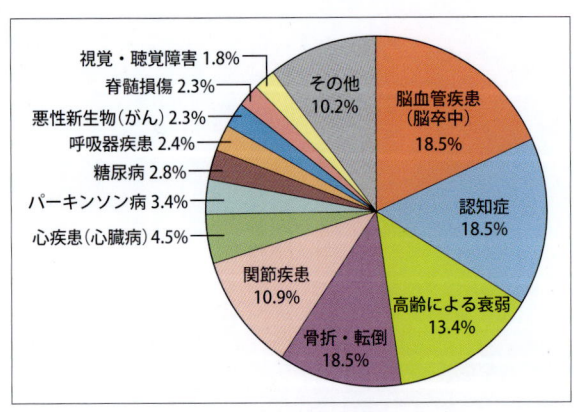

図 2　介護が必要になった原因（厚生労働省「平成 25 年　国民生活基礎調査」より引用改変）。

新たな欠損に対して、あるいは残存歯の変化に対して今後さらなる高齢化を鑑み、固定式から可撤式への設計変更を行うことがしばしばある。この時インプラントの上部構造を外してIODに変更することは有効な再介入の一手法である（**図3**）。

その際には状況に応じてインプラントに維持力を与えるが、高齢者のリカバリーにおいては積極的に維持を与えず、支持のみのIODとすること

も多い。クラスプを用いた義歯には長期的なエビデンスはないが、経験的にはインプラントに過度の負担はかからず良好に経過することを経験している。インプラントにクラスプをかけることは長らく禁忌とされていたが、慎重に適応すれば可能な設計となっている。また、フレームの形態を工夫することで経年変化に伴う抜歯による追補が可能となる（**図4**）。

症例1　固定式上部構造からIODによる可撤式義歯への変更を行った例

2014.9.22

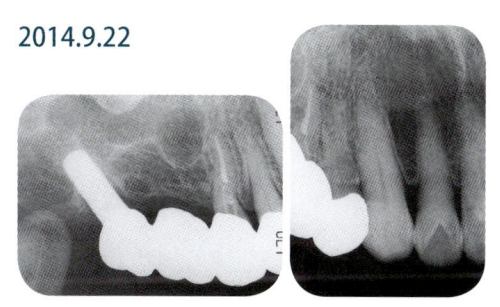

図3-a　インプラント治療から13年後のメインテナンス時。特に問題なく経過していた。

2016.6.8

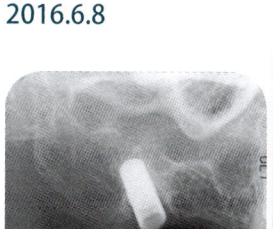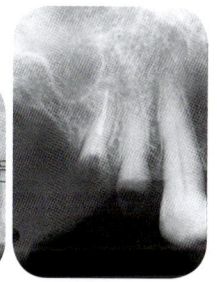

図3-b　ブリッジの脱離により来院。54は残根に近い状態で あった。カリエスを除去し、IODへ設計変更することとした。

2018.5.22

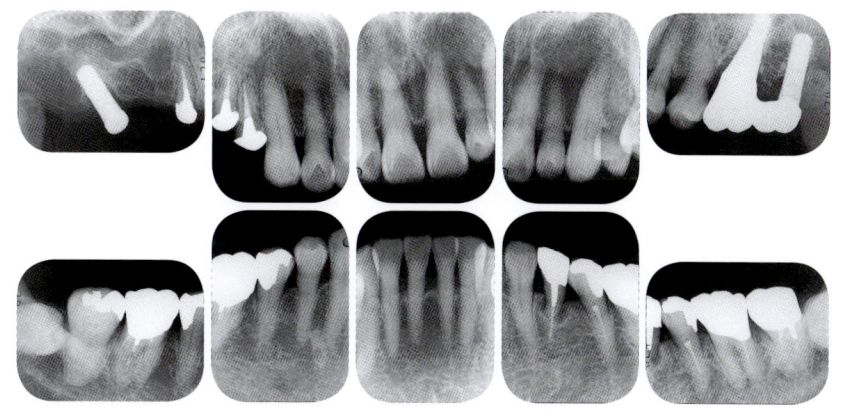

図3-c　根面板装着後の10枚法デンタルエックス線写真による全体像。患者の年齢、経済状態等を考えるとやはりIODへの移行は適切であった。

2017.5.8

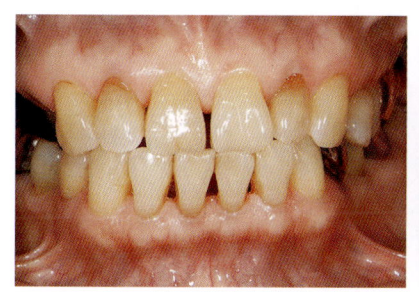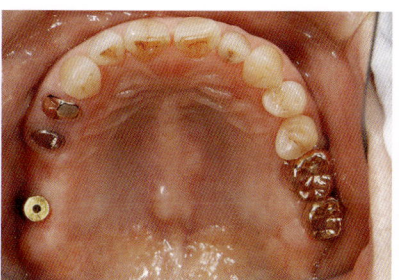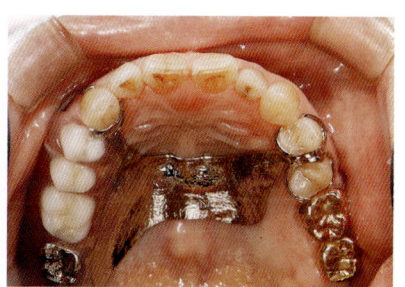

図3-d～f　治療後の口腔内写真。着脱が容易なIODを装着した。義歯にもすぐ慣れ、よく咬めるとのこと。IODは経年変化に対し、修正、追補しやすい設計としている。

2018.2.26

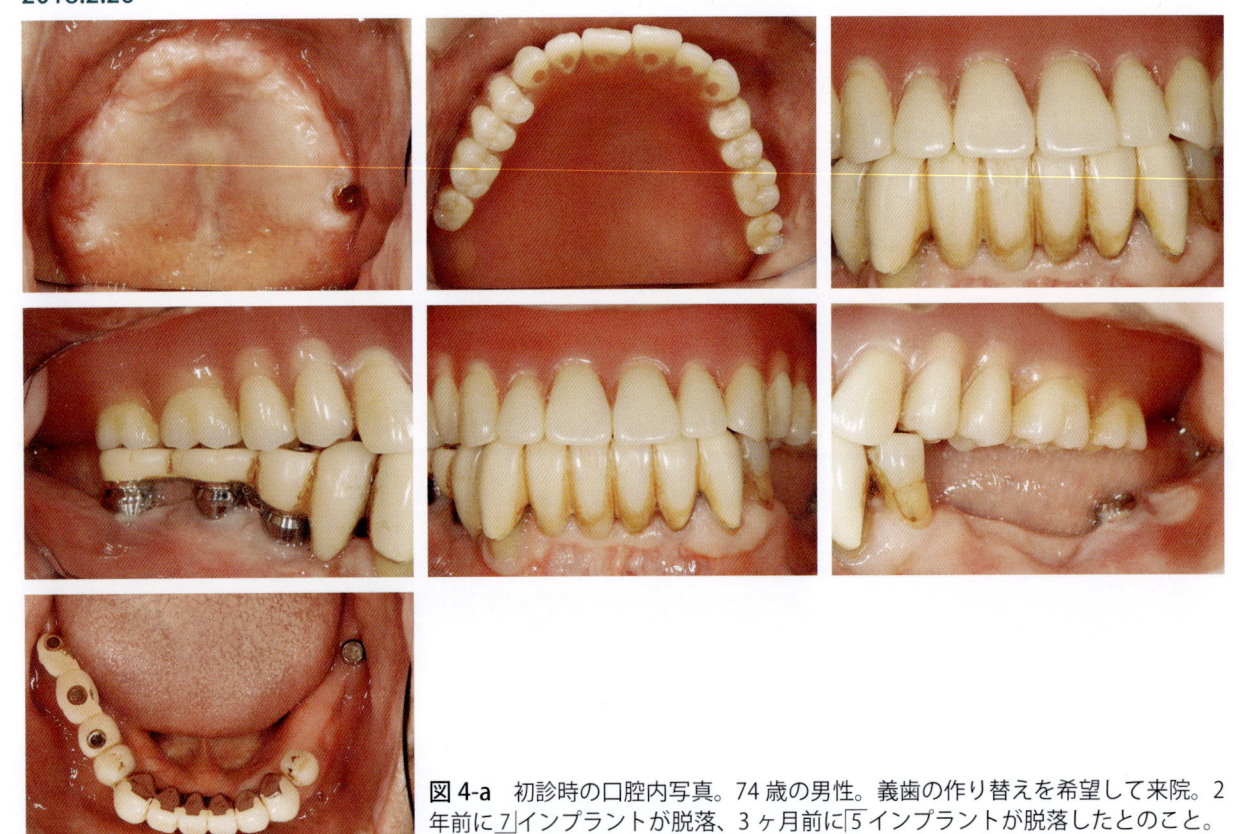

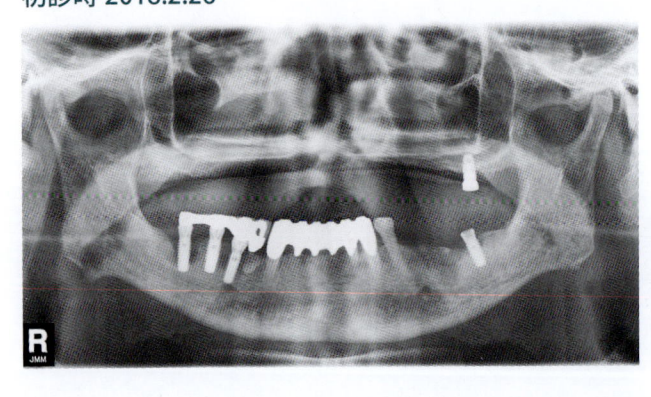

図 4-a　初診時の口腔内写真。74 歳の男性。義歯の作り替えを希望して来院。2 年前に 7| インプラントが脱落、3 ヶ月前に |5 インプラントが脱落したとのこと。上下義歯を作製するも不具合のため新製を希望された。

初診時 2018.2.26

図 4-b　初診時のパノラマエックス線写真。7| のインプラントは骨吸収により撤去の必要を認める。今後の予想として、①下顎前歯の悪化　②65| インプラントの脱落などが考えられる。このため追加的な義歯修理が容易な形の設計が求められる。

治療後 2018.11.17

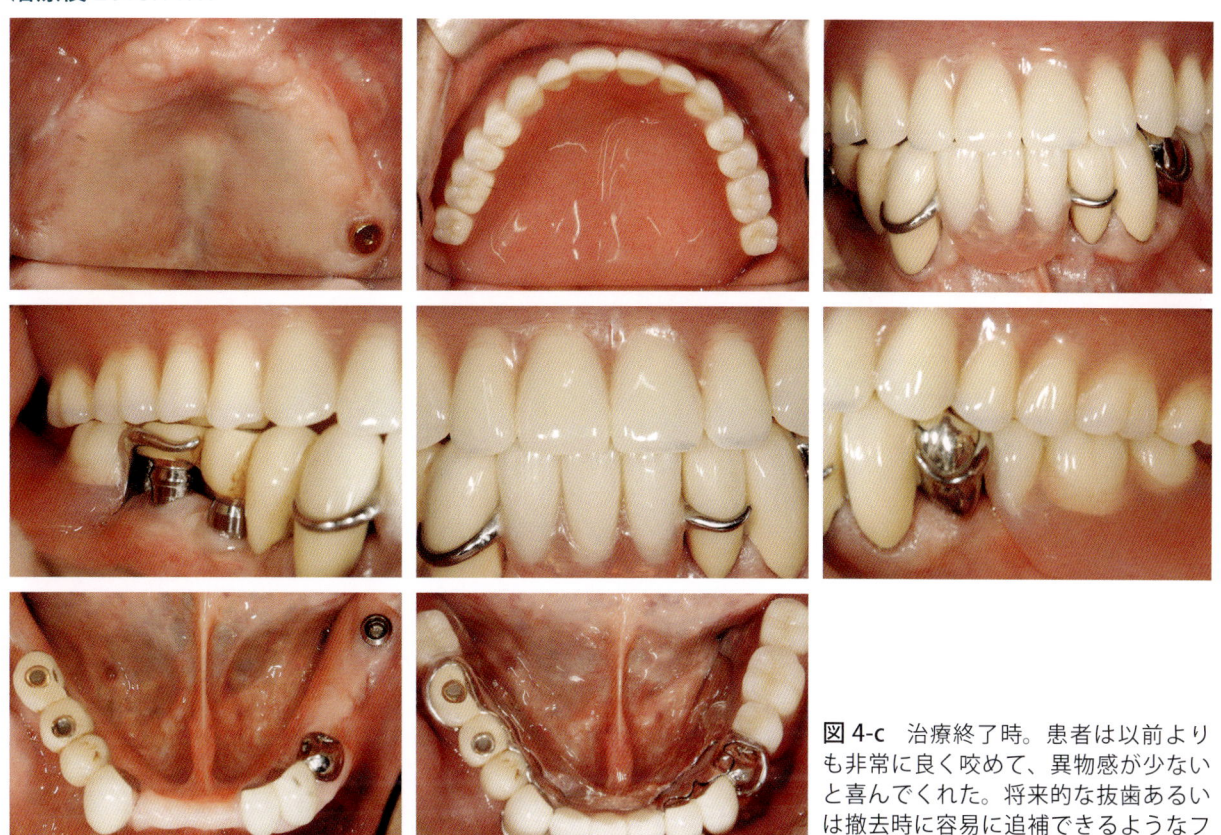

図 4-c　治療終了時。患者は以前よりも非常に良く咬めて、異物感が少ないと喜んでくれた。将来的な抜歯あるいは撤去時に容易に追補できるようなフレーム形態とした。

7-3 治療計画

　日本老年歯科医学会では認知症患者の義歯治療ガイドラインを策定している[19]。これによると認知症患者に対してインプラントはより慎重に行うべきであるとされている。すなわち、インプラント治療前に認知症の有無を十分に把握することが強く勧められ、認知症発症後はインプラント治療は推奨されないとしている。

7-3-1 医療面接時の注意事項

　高齢者に対する治療計画は口腔内状態と患者の健康度合いの双方を鑑みて行われなければならない。残存歯の予知性、将来起こり得ることの予測、そして家族事情などを含めて計画が立案される。治療方針の決定に先立ち、まず注意すべきことは医療面接である。高齢者は自分ではしっかりとしているつもりでも軽度の認知症を有している場合もあり、医療従事者の説明を理解できていないこともしばしばある。したがって医療面接時に患者の理解度をチェックすることが望ましい。また、治療の内容についてはできるだけ家族への説明を同時に行い、内容を理解してもらうことが大切である。また、全身的なリスク因子を評価し、他科への対診を必ず行い、体調の変化に応じて計画を変更することも大切である。

高齢者に対するインプラント設計の一般的な要点は以下の通りである。

1 インプラントの選択

　インプラントが将来凶器とならないようボーンレベルタイプ、あるいは浅すぎない埋入のティッシュレベルタイプインプラントの選択が望ましい。ボーンレベルタイプインプラントは上部構造除去後は粘膜下にスリープされるので理想的である。しかしながら、テーパー嵌合型のインプラントはアバットメント除去がまれに困難になることが懸念される。ティッシュレベルタイプインプラントは接合部が縁上に出ることが基本のため、感染に対しては有利と思われるが、予定以上に浅く埋入してしまうと上部構造除去後も口腔内で障害物となり得る。

　1ピースタイプインプラントはシンプルで感染に強いが縁上部分が除去できず、高齢者には適応注意である。

　また、スリープでなくとも積極的に咬合支持として利用する場合は必要に応じてIODに変更できることが望ましい。

　転居や転院、あるいは訪問診療での対応を考えるとパーツや器具の供給が可能であること、できれば多くのユーザーが用いて、かつパーツの供給が打ち切られないようなシステムが望ましい。

2 上部構造の選択

　清掃の容易な、できるだけシンプルな形態とする。撤去が容易なスクリュー固定式が望ましい。

　IOD、あるいはインプラント混在型の部分床義歯においては本人、あるいは介護者が着脱容易な様式とする。

3 口腔単位での設計

　患者の持つ歯周病リスク、カリエスリスクなどの評価を行う。できるだけ追加埋入せずに補綴設計が容易な形とする。

　また、再介入が容易な形とする（**症例3**）。

　以上をまとめると、
①侵襲度合いを極力小さいこと
②設計の変更が容易であること
③再介入が容易であること
④着脱が容易であること[20]
が必要となる。

　また、介護型に近い層に対する治療計画の要点として

①将来的な変化に対応しやすい形態であること
②本人のみならず介護者にとっても清掃や着脱が大きな負担にならないこと
③除去や撤去が容易であること
④できるだけ短い治療期間、少ない外科侵襲とすること
等が挙げられる。

症例3　介護に近い患者に対する治療例

2017.5.22

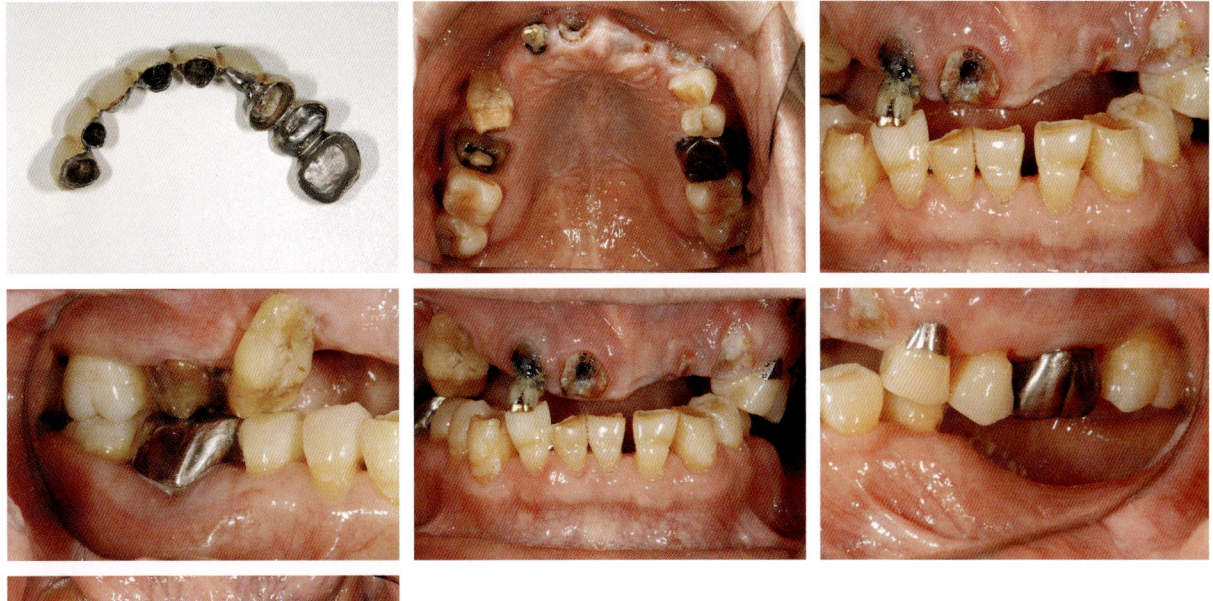

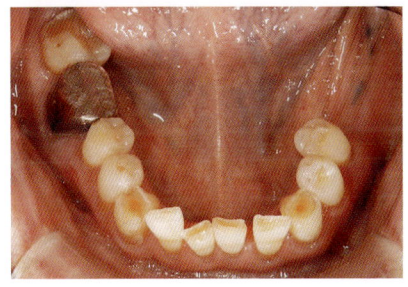

図 5-a　初診時の口腔内写真。79 歳の男性。主訴は上顎ブリッジ脱離による咀嚼障害。インプラント治療を希望して来院された。脱離した上顎前歯は破折とカリエスにより保存不可能であった。高齢者ではあるが特に全身疾患はなく、健康状態は良好である。しかしながら年齢を考えると治療介入には慎重な配慮が必要である。

初診時 2017.5.27

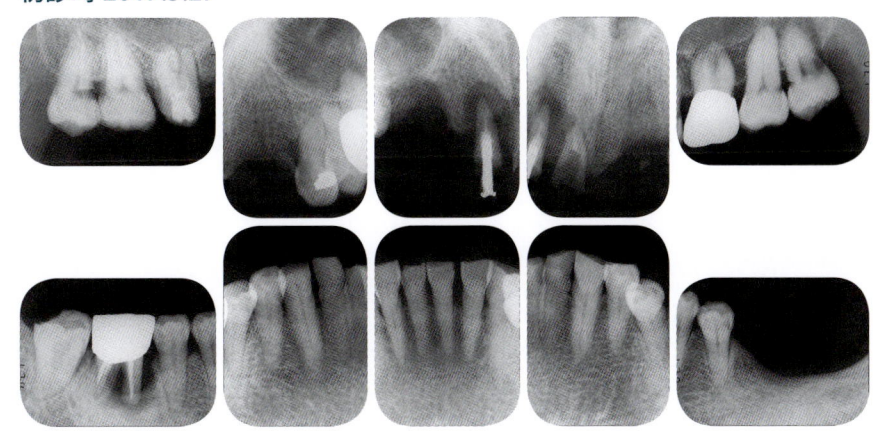

図 5-b　初診時の 10 枚法デンタルエックス線写真。患者の希望である上顎前歯部のインプラントは骨造成の必要があり治療期間、介入度合いの点から避けた方が賢明であると思われた。そこで左側下顎臼歯部のみにインプラントを適応、上顎は部分床義歯を勧めた。

治療後 2018.6.21

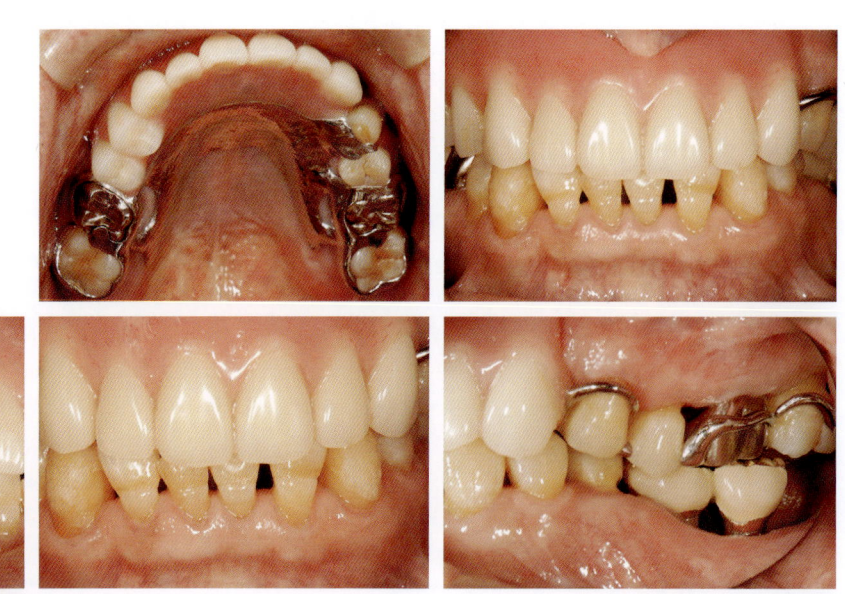

図 5-c　治療終了時。患者はクラスプ義歯をすんなりと受け入れた。このような下顎臼歯のみのインプラントと上顎部分床義歯の組み合わせは予知性の観点から望ましく、今後増えてくる治療パターンの一つである。

2017.7.27

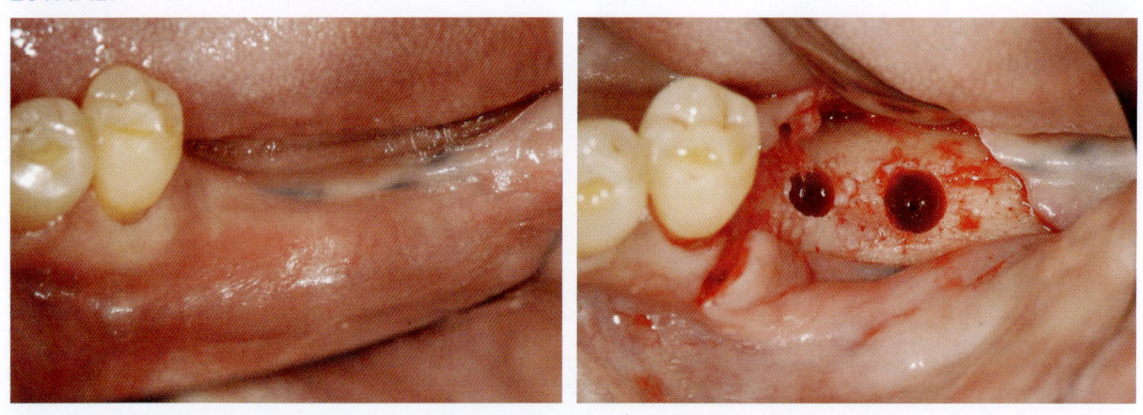

図 5-d　左側臼歯にインプラント埋入。この程度の外科的介入ならばさほど問題ないと思われた。

2017.12.25

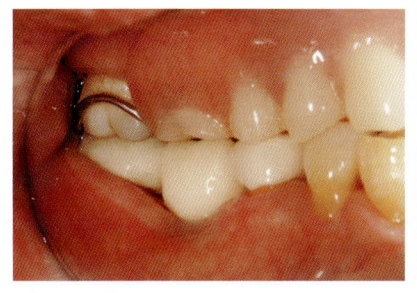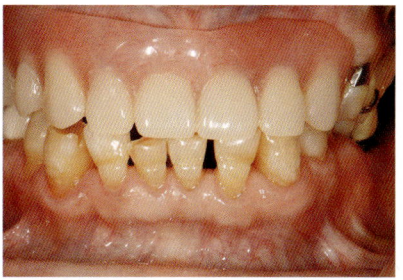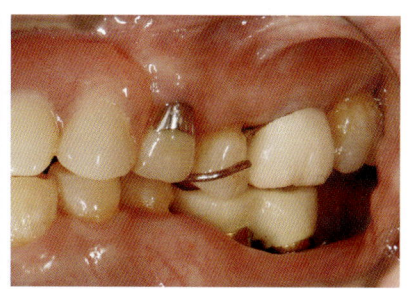

図 5-e　暫間義歯の装着により患者も義歯の使用に慣れてきた。

治療後 2018.6.21

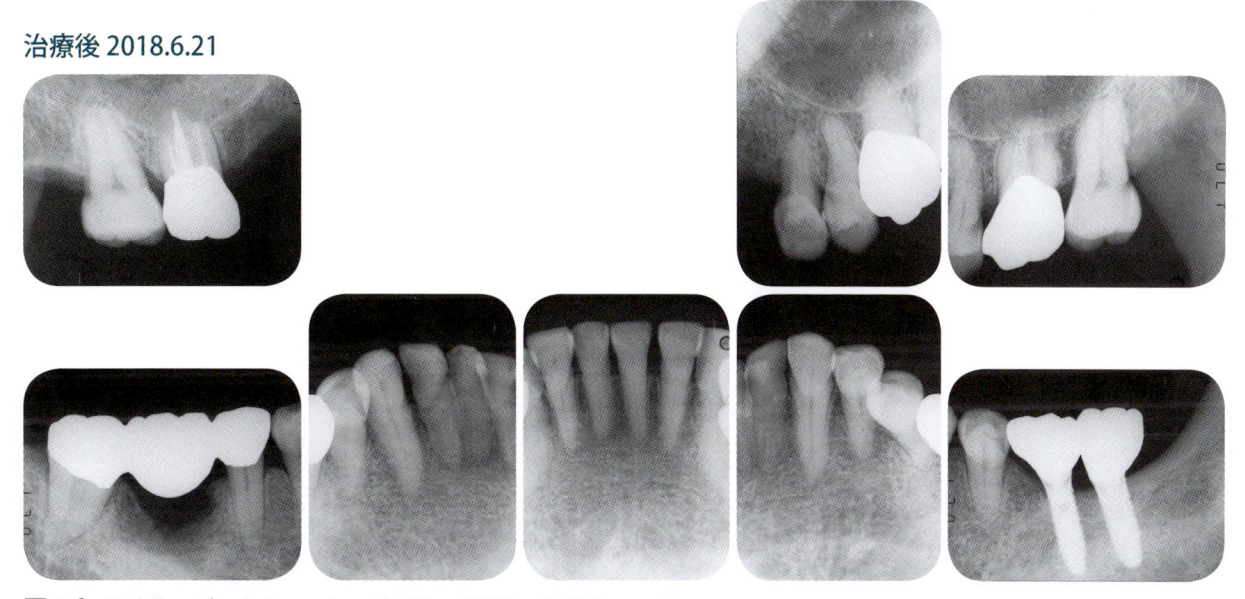

図 5-f　治療後のデンタルエックス線写真。問題なく経過している。

7-4　今後の高齢者歯科医療とインプラント

　インプラント治療の予知性は向上し今や確実性の高い治療選択の1つとなっている。しかしながら一方で長期的に見ればインプラント周囲炎、インプラントと天然歯との乖離の問題など大きな課題を抱えている。また、患者の転居や入院等の移動と連絡の困難さは口腔内の管理を著しく困難にしている。

　今後の課題として

　①歯科医院間ネットワークの構築

　②前医からの適切な情報提供

　③患者からの転居や転院の告知と協力

　④インプラントメーカーとの連携（トレーサビリティー）

等が挙げられる。

　現在、医科－歯科連携が盛んに叫ばれている。そしてその連携の仕組み成果の向上には多くの人が注目している。一方であまり注目されていないが重要な課題として、そしてこれが今後さらに大きな課題となるのが歯科－歯科連携ではなかろうか。都心部に長年通っていた患者が退職したことで通院できなくなってしまうことや、家族の事情により転居をされる場合、多くは突然に連絡が途絶えてしまうことを経験する。患者への常日頃からの呼びかけによって転居に際して同じインプラントシステムを扱う歯科医院への紹介を行うことは、患者にも歯科医院にとってもメリットは大きい。しかしながら現在のところ歯科-歯科連携が上手くいっているとは言いがたい。

高齢者において義歯治療やインプラント治療を適切に行い、咬合機能を回復することは患者の日常生活の質を向上させるのみならず、栄養状態の向上やフレイルの予防に役立つものと考えられる。しかしながら、高齢者特有の全身疾患や予期せぬ体調の変化、意欲の低下などを考慮した慎重な治療計画が必要なことは言うまでもない。

参考文献

1) 内閣府，平成 26 年版少子化社会対策白書 1 部，総人口の減少と人口構造の変化.

2) 厚生労働省 HP：平成 25 年簡易生命表の概況，www.mhlw.go.jp/toukei/saikin/hw/life/life13.

3) 厚生労働省 HP. 健康日本 21，（第 2 次）各目標項目の進捗状況について. www.mhlw.go.jp/file/05-Shingikai.../0000152125.pdf

4) 公益財団法人，長寿科学振興財団，健康長寿ネット.

5) Fukai, K., Takiguchi, T., Ando, Y., Aoyama, H., MIyakawa, Y., Ito, G., Inoue, M., Sasaki, H., Functional tooth number and 15-year mortality in a cohort of community-residing older people. Geriatr. Gerontol. Int., 7: 341-347, 2007.

6) Yoneyama, T., Yoshida, M., Ohrui, T., Mukaiyama, H., Okamoto, H., Hoshiba, K., Ihara, S., Yanagisawa, S., Ariumi, S., Morita, T., Mizuno, Y., Ohsawa, T., Akagawa, Y., Hashimoto, K., Sasaki, H.,: Oral care reduces pneumonia in older patients in nursing homes. J Am Geriatr, 50(3): 430-433, 2002.

7) 大久保満男. Dentistry in an Aging Society（高齢社会における歯科医療のありかた）. 日歯医師会誌，66(10):13-14. 2014.

8) 日本口腔インプラント学会編，口腔インプラント治療指針 2012，医歯薬出版，2012.

9) 厚生労働省：平成 21 年介護保険事業状況報告，http://www.mhlw.go.jp/topics/kaigo/osirase/jigyo/09/.

10) 厚生労働省：平成 22 年国民生活基礎調査，http://www.mhlw.go.jp/toukei/saikin/hw/k-tyosa/k-tyosa10/.

11) 日本歯科医師会，特集　超高齢社会における歯科医療・口腔保健，健康寿命の延伸をめざして. 日本歯科医師会雑誌，66(10)，2014.

12) 平野浩彦，認知症と歯科（いま地域歯科医院に求められることはなにか）. 歯界展望 127(2)，医歯薬出版，2016.

13) 厚生労働省 HP，「認知症施策推進総合戦略―認知症高齢者等にやさしい地域づくりに向けて（新オレンジプラン）」について，www.tyojyu.or.jp.

14) 萩原芳幸，超高齢社会のインプラント治療は何が変わったのか. インプラント YEAR BOOK 2018，クインテッセンス出版，2018.

15) 萩原芳幸，超高齢社会からみたインプラント治療の将来予測，日口腔インプラント会誌 30(2): 11-22, 2017.

16) 児玉直樹，インプラントオーバーデンチャーの有効性―全部床義歯との比較―日補綴会誌 Ann Jpn Prosthodont Soc 9: 304-310, 2017.

17) 田中譲治，上顎無歯顎のインプラント補綴，日補綴会誌，Ann Lpn Prosthodont Soc 11: 102-110, 2019.

18) Zitzmann NU, Marinello CP. Treatment plan for restoring the enentulous maxilla with implantsupported restorations: removable overdenture versus fixed partial denture design. J Prosthet Dent 82: 188-196, 1999.

19) 一般社団法人　日本老年歯科学会，認知症患者の義歯治療ガイドライン. 2018.

20) 羽田　勝，蟹谷容子，市川哲雄，石川正俊，永尾寛. 要介護高齢者の義歯使用を困難にする要因に関する研究，老年歯学，16(1): 22-28, 2001.

メインテナンス

1 診査項目

1-1 インプラントのメインテナンスの目的

インプラントのメインテナンスの目的は、インプラント周囲組織および歯周組織の健康状態を長期的に維持安定させることにある（**表1**）。よって視診、触診、エックス線などにより硬組織、軟組織の状態を評価し、異常があった場合には早期に対応することで、インプラント周囲疾患（インプラント周囲粘膜炎、インプラント周囲炎）や歯周疾患の進行を阻止あるいは制御することが重要である。また、口腔清掃状態の評価、インプラント体および補綴装置の異常の有無、補綴装置および残存歯の咬合状態、その他の口腔疾患の有無も診査し、長期にわたって口腔内の健康維持に努める必要がある。

表1　インプラントのメインテナンスの目的。

❶ インプラント周囲組織および歯周組織の健康状態を長期に維持、安定させる
❷ インプラント周囲疾患（インプラント周囲粘膜炎、インプラント周囲炎）の早期発見と早期治療
❸ インプラント補綴装置の不具合の検査と口腔機能回復状態の維持
❹ インプラント以外の口腔内の疾患や症状の早期発見、早期治療

1-2 メインテナンス時の診査項目

以下にメインテナンス時における診査項目を挙げる。

1 プラークコントロールの状態（mPlI）

インプラントを長期に維持安定させるためには、口腔衛生状態の確立が必要不可欠である[1,2]。客観的評価法として mPlI（改良型プラーク指数）[3] が使用される。プラークだけでなく歯石の付着状態も評価することが必要である（**図1-a〜c**）[4,5]。

2 周囲粘膜の状態とプロービング時の出血

客観的評価法として mSBI（modified sulcus bleeding index）[3] がインプラント周囲粘膜の評価に用いられる（**図2**）。BOP（プロービング時の出血）の診断精度は高く[6]、BOP が認められないことは、インプラント周囲組織が健康で安定していることを意味している。

またセメント固定の場合、粘膜下における余剰セメントの取り残しはインプラント周囲疾患を引き起こすリスク因子となる[7] ため、注意が必要である。マージンが粘膜下 1.5 mm〜3 mm にある場合、余剰セメントの取り残しの可能性は極めて高い[8]。

図1-a　メインテナンス時の主な検査項目。

1. 全身、生活習慣、および口腔内状況の把握（医療面接）
2. 口腔衛生に対するモチベーションの確認（再動機づけ）
3. インプラント周囲組織の臨床パラメータの測定

❶ プラークや歯石の付着状況
❷ 周囲粘膜の炎症の有無
❸ プロービング時の出血
❹ プロービングデプス
❺ 排膿の有無

❻ インプラント周囲角化粘膜の状態
❼ エックス線写真検査
❽ インプラントの動揺
❾ 細菌学的検査
❿ 咬合状態の診査

図1-b　インプラント周囲疾患のスクリーニングに用いるパラメータ[4]。

❶ 清掃状態の評価（modified plaque index：mPlI）
❷ 粘膜の炎症状態の評価（modefied sulcus bleeding index：mSBI）
❸ プロービングデプス（peri-implant probing depth：PPD）
❹ プロービング時の出血（bleeding on probing：BOP）
❺ 排膿の有無

＊PD は種々の条件によって測定値に差が生じるため、単に PPD の値よりも経時的な PPD の変化を評価することが望ましい。

図1-c　改良型プラークインデックス（mPlI）[5]。

スコア	所見
0	プラークが確認できない
1	上部構造辺縁部へのプローブの擦過により僅かにプラークが検知
2	肉眼的にプラークが確認できる
3	多量の軟性物質の沈着

図2　改良型サルカスブリーディングインデックス（mSBⅠ）[5]。

スコア	所見
0	インプラント辺縁部粘膜に出血が認められない
1	孤立した出血点が見られる
2	粘膜縁に沿った線状の出血線
3	多量の出血

図3　インプラント周囲へのプロービング時の留意点。

❶ 専用のプラスティックプローブを用いる
❷ 0.2～0.25N のプロービング圧
❸ 成功したインプラントでも 3 mm 程度の PPD が存在する
❹ 種々の条件により、測定値のばらつきが大きい
❺ 経時的な PPD の変化から健康状態を評価
❻ 正確な測定値を得るためには上部構造の撤去が必要

図4　インプラント周囲粘膜の抵抗性・オッセオインテグレーションの喪失の有無を確認するためのプロービングのタイミング

- メインテナンス時の医療面接において、痛みや違和感を訴えた場合
- 歯肉溝浸出液の量が多く、粘調整が強い場合
- 歯肉溝の浸出液量を測定する際、違和感や痛みを訴えた場合
- インプラント周囲粘膜に触れると容易にプローブが入る場合
- クリーニング時（歯肉縁上プラーク除去時など）に出血がある場合
- 前回のメインテナンス時と比較し、発赤、腫脹、歯肉退縮などに変化がある場合

図5　臨床パラメータによるインプラント周囲疾患の診断基準。

	mPlⅠ	mSBⅠ	BOP	排膿	骨破壊
健康	－/（＋）	－	－	－	－
インプラント周囲粘膜炎	（－）/＋	＋	＋	－/＋	－
インプラント周囲炎	（－）/＋	＋	＋	＋	＋

3 歯周病検査・プロービングデプス（PD, PPD）

プロービングデプスは歯周組織およびインプラント周囲組織の状態をモニタリングする上で重要かつ信頼性のある診断指標である（**図3〜5**）。経時的な PPD（peri-implant probing depth）の変化はインプラント周囲組織の炎症状態と相関する[9,10]。

PPD は種々の条件によって測定値に差が生じるため、単に PPD の値を評価するより、経時的な PPD の変化を評価することが望ましい。

4 排膿の有無

インプラント周囲組織の炎症が活動性であることと関連しており、排膿がある場合は感染に対する治療を必要とする[9]。

5 エックス線検査

インプラント辺縁周囲骨の吸収程度を把握するための確定的手段として使用され、骨吸収率はインプラント予後を経時的にモニタリングする上で参考になる[11]。デンタルエックス線、パノラマエックス線、CT により評価を行う。

6 インプラントの動揺

インプラントの骨結合喪失の診断指標であり、撤去する判断基準となる。なお、上部構造のスクリューの緩みや破折により動揺を生じる場合があるため、インプラントの動揺と間違わぬよう、慎重に評価する必要がある。

7 インプラント周囲の角化粘膜

清掃性向上のためにも角化組織はあった方がよいとされる見解や、インプラント周囲炎の予防のためにインプラント周囲の角化組織が必要とする報告[12]が多いが、プラークコントロールが良好な条件下での必要性の有無についての臨床的エビデンスは不足している[13]。

8 インプラント周囲溝滲出液

インプラント周囲溝滲出液（Peri-implant-sulcus fluid）は、インプラント周囲組織の炎症程度や骨吸収と相関があるとの報告[14]があるが、臨床的な診断に至る予知精度は必ずしも高いとは言えない。

9 細菌検査

歯周病のハイリスク患者には、細菌検査（PCR）を併用したリスク診断を行い、サポーティブペリオドンタルセラピー（SPT）を実施することが望ましい[15]。

10 咬合状態の検査

インプラントと天然歯が共存する口腔内では、経年的に異なる変化が起こることがわかっており、咬合、隣在する天然歯とインプラント間のコンタクト、審美領域における天然歯とインプラントとの位置のずれなどの問題が生じることがある[16]。よって、メインテナンスでは咬合や位置的変化などの診査も必要である。

11 スクリューの緩みや破折

適正なトルクで締結された補綴装置でも過度な咬合力やパラファンクションなどによりスクリューが緩んだり、破折したりする場合がある。単冠の場合に比べて連結冠ではこれらのことに気づきにくいため、メインテナンス時には注意深く診査する必要がある。

12 補綴装置の破折や脱離

過度な咬合力や補綴装置の経年劣化などにより、補綴装置のチッピングや破折が起こることがある。また、スクリュー固定の場合は、咬合面のアクセスホールのコンポジットレジンの磨耗や脱落により、補綴装置のスクリューが緩み、破折の原因や脱離に繋がることがある。セメント固定の場合では、セメントのウォッシュアウトがわかりづらい場合が多く、補綴装置が脱落するまで気づかないことが多い。可着セメントを用いる場合は、定期的に補綴装置を撤去し、再装着する必要がある。

13 患者可撤式補綴装置の不具合

インプラントオーバーデンチャーなどの場合、床と粘膜の不適合の有無や人工歯の磨耗や歯損、アタッチメントの磨耗・破損や維持力の低下などを認めることがあるため、メインテナンス時のチェックが必要である。

1-3　メインテナンスチェックリストの活用

インプラントのメインテナンスでは多くの診査項目を見落とすことなくチェックする必要がある。そのため、術者により見落としや評価法がことなることが問題である。どの術者が行っても同じ診査を行い、かつ正しく評価できるシステム作りが必要である（**図6**）。

診査部位		上顎 7 6 5 4 3 2 1	1 2 3 4 5 6 7	下顎 7 6 5 4 3 2 1	1 2 3 4 5 6 7
リスク部位					
視診					
インプラント周囲組織の状態	問題あり				
	問題なし				
	腫脹・発赤				
	歯肉退縮				
	プラーク・歯石				
	出血				
	排膿				
	セメント取り残し				
	歯磨剤の残存				
触診					
ストッパーで圧接	問題あり				
	問題なし				
	痛み				
	違和感				
	排膿				
	滲出液				
	プラーク				
口腔衛生状態（天然歯含）	良好・やや不良・不良				
口腔乾燥症の有無	あり・なし				
スクリューの緩みおよびインプラント動揺度	あり・なし				
上部構造	問題あり				
	問題なし				
	チッピング				
	咬耗・摩耗				
コンタクト	問題なし				
	ゆるい				
その他の項目					
フレミタス	問題あり				
	問題なし				
パラファンクション	あり・なし				
全身疾患	あり・なし				
服用薬	あり・なし				
その他 特記事項					

Date_____ No._____ Name_____

図6　メインテナンスチェックリスト。

2 インプラントのメインテナンス間隔

2-1 メインテナンス間隔の決め方

インプラントのメインテナンス間隔に関する臨床的なエビデンスは不足しているが、口腔清掃状態の良好な患者や、インプラントや上部構造に問題のない患者であれば4〜6ヶ月間隔で行うのが適切である[17]（**図1**）。

しかし、患者の年齢や全身状態、生活習慣、局所的な状態（インプラント周囲組織の状態、残存歯の歯周組織の状態、歯周病の罹患状態、患者のプラークコントロールの状態、上部構造の形態など）によりその間隔は異なり、個々の患者に応じ、間隔を1〜3ヶ月毎で決定することが望ましい（**図2**）。

症例1 通常の間隔でメインテナンスを行っている例

欠損歯は一歯のみで、インプラントにより修復されたケースである。
歯周病にも罹患しておらず、術後の清掃や咬合状態も問題ない。このような場合は、メインテナンス間隔を6ヶ月に設定する。

術前

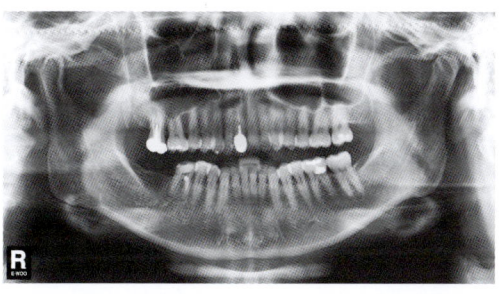

図1-a　2013年2月、30歳、女性。初診時パノラマエックス線写真。7⏌欠損。

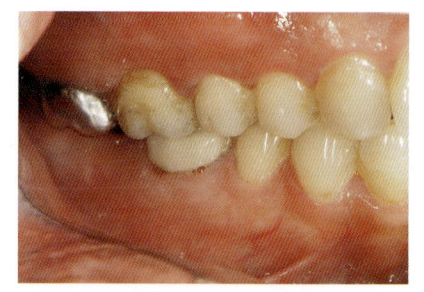

図1-b　初診時の右側方面観。7 6⏌が挺出していたため、圧下を行い、7⏌部にインプラントを埋入。

術後

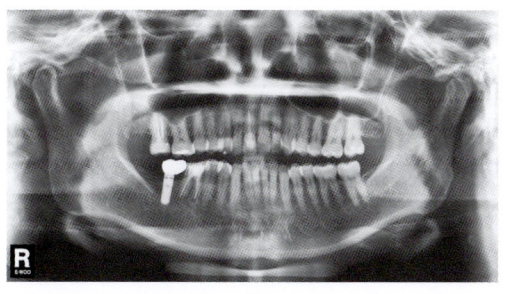

図2-a　2018年2月、術後4年メインテナンス時のパノラマエックス線写真。

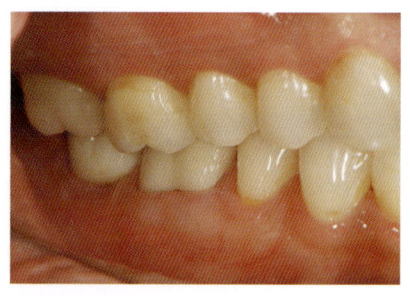

図2-b　術後4年。メインテナンス時の右側方面観。

術前の状態は不正咬合、ならびに広汎型慢性歯周炎の状態であり、術後にも根分岐部病変が残存している部位が存在する。そのためインプラント、残存歯を含めて短期的なSPTが必要なケースである。よって、状態を診ながらメインテナンス間隔を2〜3ヶ月に設定している。

術前

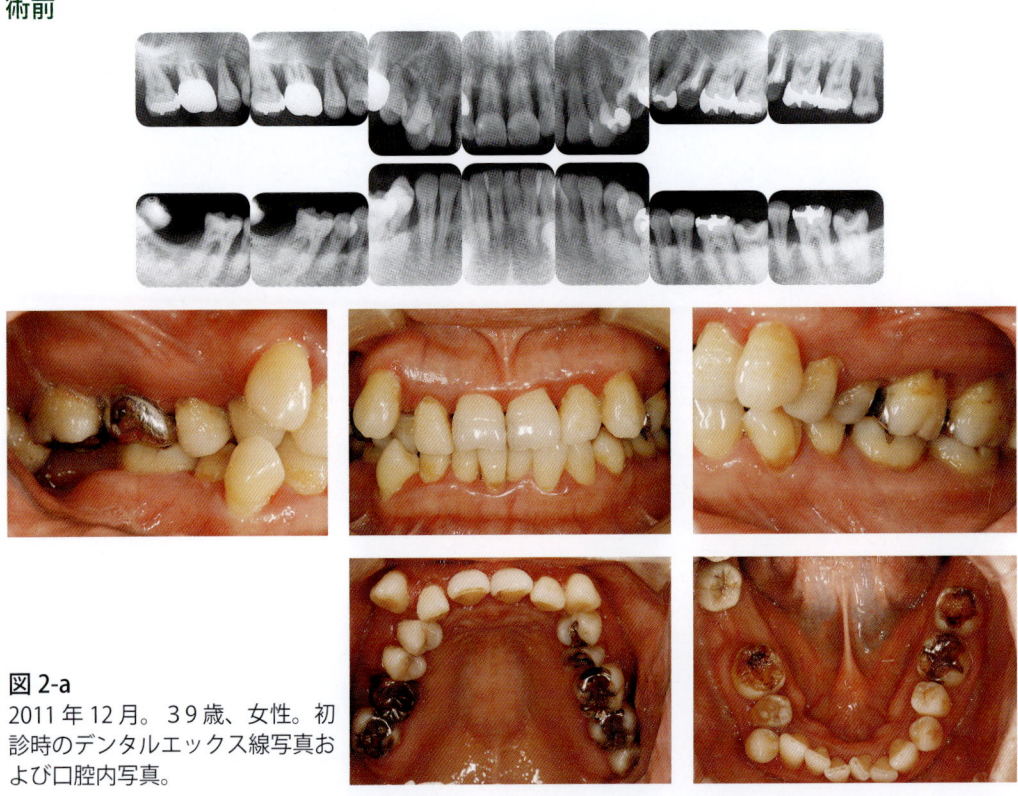

図2-a
2011年12月。39歳、女性。初診時のデンタルエックス線写真および口腔内写真。

術後

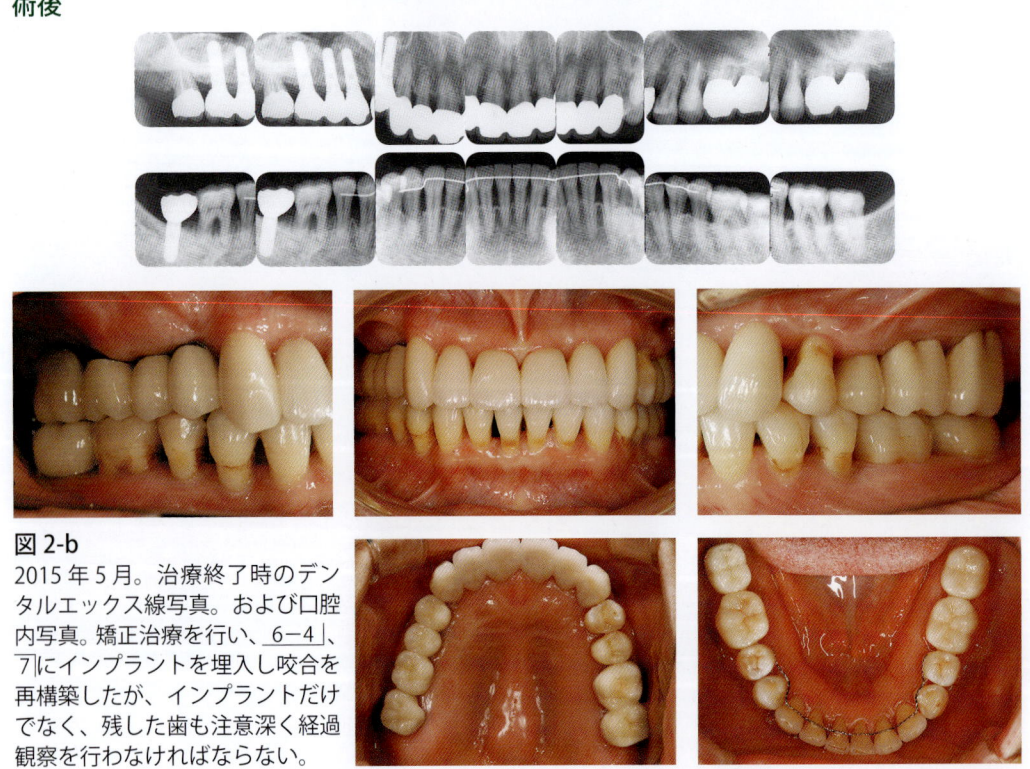

図2-b
2015年5月。治療終了時のデンタルエックス線写真。および口腔内写真。矯正治療を行い、6−4、7にインプラントを埋入し咬合を再構築したが、インプラントだけでなく、残した歯も注意深く経過観察を行わなければならない。

3 初期症状への対応

インプラントのメインテナンス時に問題が生じている場合、状況によっては即座に対応が必要な場合がある。特にインプラント周囲疾患を誘発している場合などは早期に対処する必要がある。

3-1 インプラント周囲粘膜炎への対応

インプラント周囲疾患はインプラント周囲粘膜炎とインプラント周囲炎とに分けられ、インプラント周囲粘膜炎は周囲軟組織の可逆性の炎症のみで骨吸収を伴わない状態である[18]。

対処法としては、再口腔衛生指導（再モチベーションの向上）、デブライドメント、洗浄、スケーリング、抗菌療法などを行う[17,18]。この際、期間を空けずに再来院して頂き、インプラント周囲粘膜の状態を確認する。その時の状態を診て、メインテナンス間隔を再度決定する。状態に不安が残る場合などは、メインテナンス来院期間を短縮するなどの対応策が必要である。

また、インプラント周囲の角化粘膜の不足に起因し、清掃しづらい、ブラッシング時に痛いなどの問題が生じている場合は、遊離歯肉移植術（FGG）や結合組織移植術（CTG）を実施することが望ましい（**図1**）。補綴装置に起因している場合は、補綴装置の形態修正や咬合調整、時には補綴装置の再作製などを行い、インプラント粘膜炎からインプラント周囲炎に移行しないように対処する必要がある（**図2**）。

インプラントはパラファンクションなどの過度な力によってもディスインテグレーションするため、症例によりナイトガードを作成することも考慮すべきである。

3-2 インプラント周囲炎への対応

一方、インプラント周囲炎はインプラント周囲の支持骨の吸収が生じ、オッセオインテグレーションが失われていく不可逆性の炎症状態である[19]。対処法としては、インプラント粘膜炎と同じ消炎処置を行い、原因の除去を図ることが第一選択となる。

外科手術での対応策には、汚染されたインプラント体表面を露出させる切除療法、歯肉弁根尖側移動術（APF）、角化粘膜不足の際には結合組織移植術（CTG）、遊離歯肉移植術（FGG）、再生療法などが実施される[20,21]。また、時に撤去を余儀なくされる場合もある（**図3**）。

汚染されたインプラント体表面の洗浄には純チタン製キュレットによるポケット掻爬、レーザー、エアブレーション、フォトダイナミックセラピーなどが行われるが、インプラント周囲炎に対する再生療法を支持する臨床的エビデンスは不足している。

症例 1 FGG にて角化粘膜を安定させた例

6 部のインプラント頬側に角化粘膜がなく、ブラッシング時の痛みを訴えていたため、FGG を行った。経年的にインプラント周囲粘膜も安定し、歯冠部へのクリーピングも生じている。

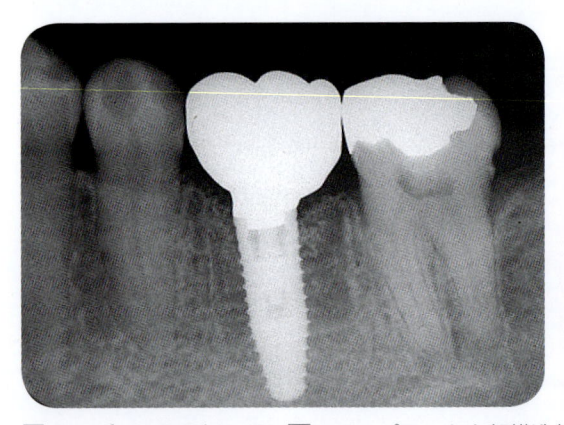 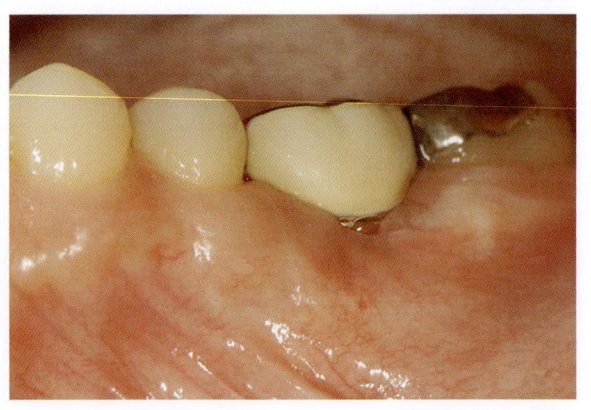

図 1-a、b 2009 年 2 月に 6 にインプラント上部構造装着。その 3 ヶ月後のデンタルエックス線写真および口腔内写真（2009 年 5 月）。

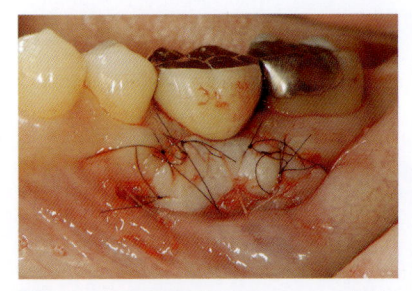 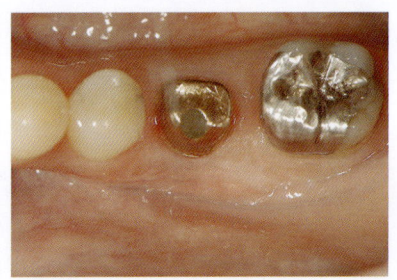

図 1-c 角化粘膜が不足している 6 頬側部に遊離歯肉移植術（FGG）を行った（2009 年 5 月）。

図 1-d、e FGG より術後 3 ヶ月（2009 年 8 月）の状態。角化粘膜を獲得でき、ブラッシング時の違和感も消失した。

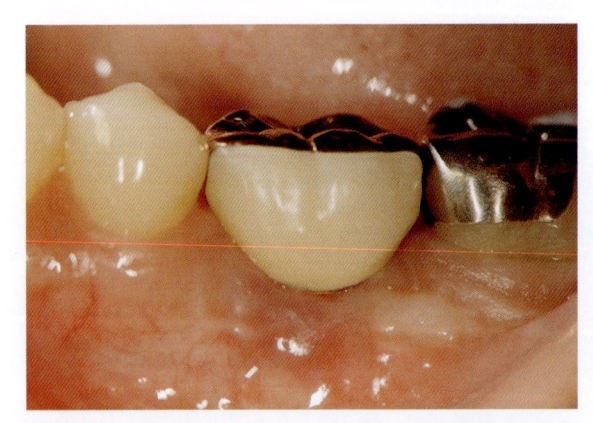 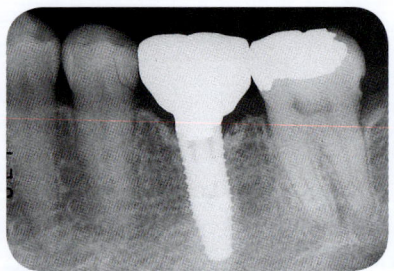 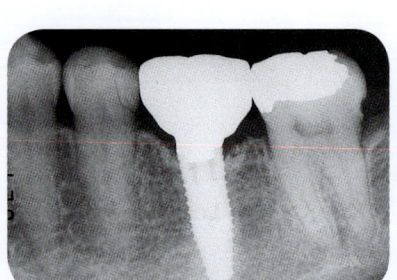

図 1-f 術後歯冠部へのクリーピングが確認できる（2012 年 7 月）。

図 1-g、h 術後 4 年（2013 年 1 月）のデンタルエックス線写真および CBCT.。

症例 2　上部構造の形態を修正して対応した例

上部構造装着 1 年後に「歯ぐきから出血する、違和感がある」を主訴に来院。上部構造を外すと、インプラント周囲粘膜から出血し、炎症所見を呈していた。アバットメントの基底面にはバイオフィルムの付着を認め、コロニーを呈している状態であった。
原因は、凸状のエマージェンスプロファイルにより粘膜が圧迫されたことで仮性ポケットが生じ、そのポケット内部にバイオフィルムが定着し、インプラント周囲粘膜炎を引き起こしたと考えられる。対応策としては、上部構造のプラットフォームからの立ち上がり部のコンベックスな凸形態をストレートでスムーズな形態へと修正をし、粘膜を圧迫しない形とした。

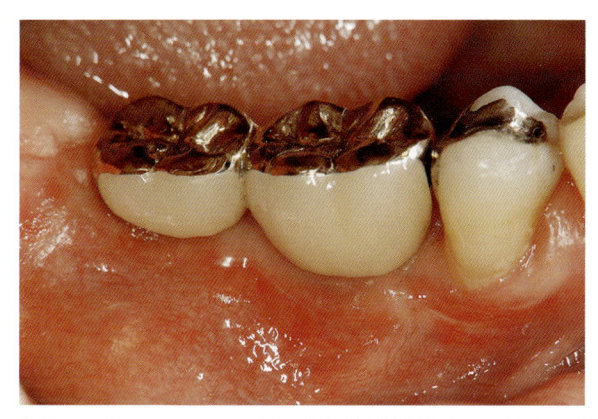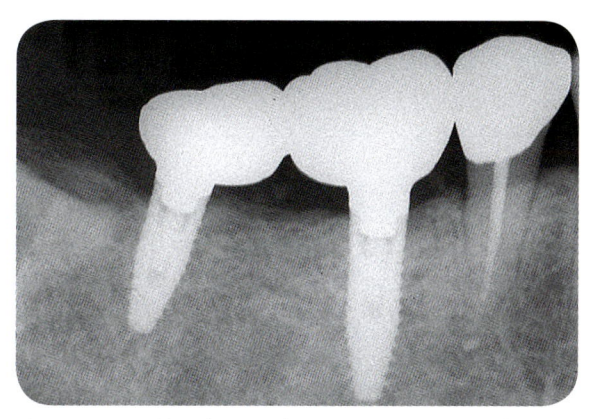

図 2-a、b　2008 年 10 月。上部構造装着時の口腔内写真とデンタルエックス線写真。アバットメントのエマージェンスプロファイルの形態が凸型である。

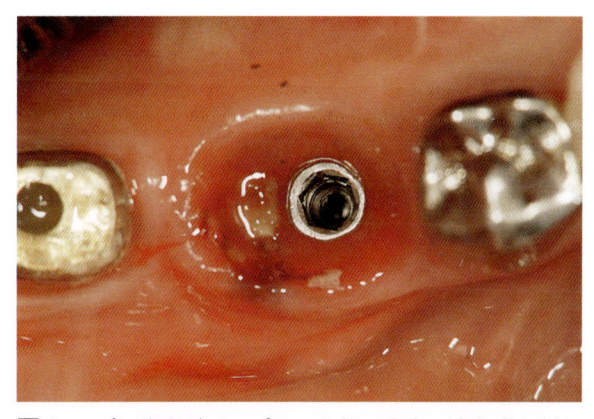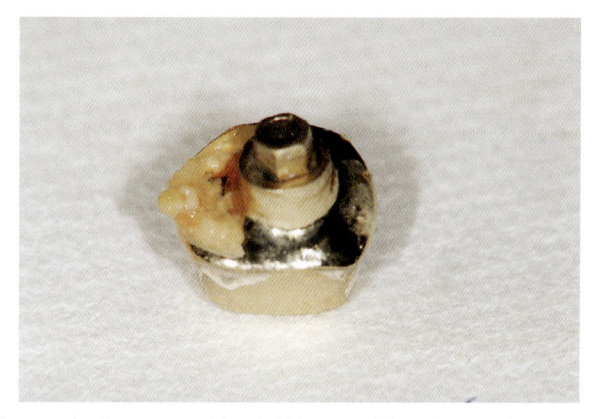

図 2-c、d　患者がインプラント部の歯肉の違和感を訴えて来院。アバットメントを外した状態の口腔内写真とアバットメント。出血および多量のプラークが付着している。

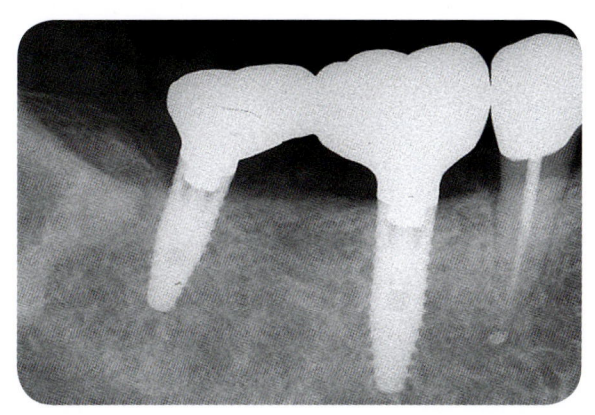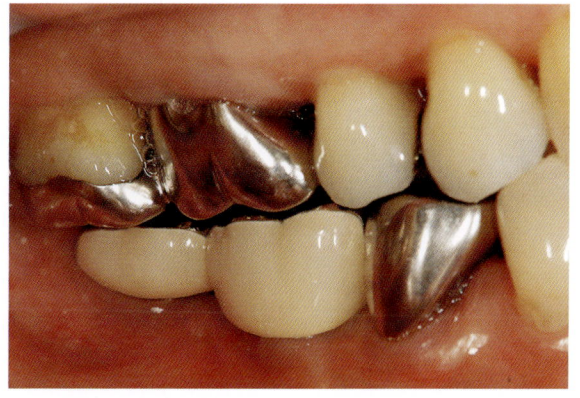

図 2-e、f　エマージェンスプロファイルの形態をストレートな形態に修正したデンタルエックス線写真と口腔内写真。

慢性歯周炎により、抜歯し、インプラント治療を行った患者である。治療後に膠原病を患い、入院していたため5年ぶりの来院。右下に違和感を訴えていた。6|の粘膜からは排膿があり、PDも12mmであった。デンタルエックス線を撮影し、インプラント周囲骨の透過像を確認したため、インプラントを撤去することとした。76|連結クラウンを仮着セメントにて仮着していたため、クラウン連結部分にリムーバーをかけクラウンを撤去しようとしたところ、6|部のインプラントが同時に抜けてきた。

このことは、長期にわたるクラウンの仮着セメントが6|部のみウォッシュアウトして外れ、6|にカンチレバーの力がかかり、6|のオッセオインテグレーションが完全に消失したことを示している。このように、発見が遅くなるとインプラント撤去、もしくは脱落を招くことになる。

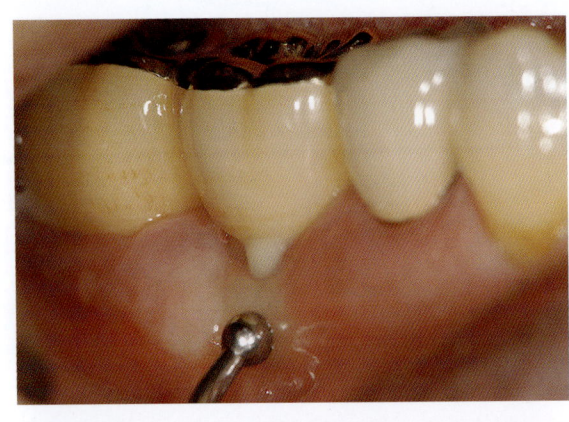

図 3-a　5年ぶりに来院。右下の違和感を訴える。

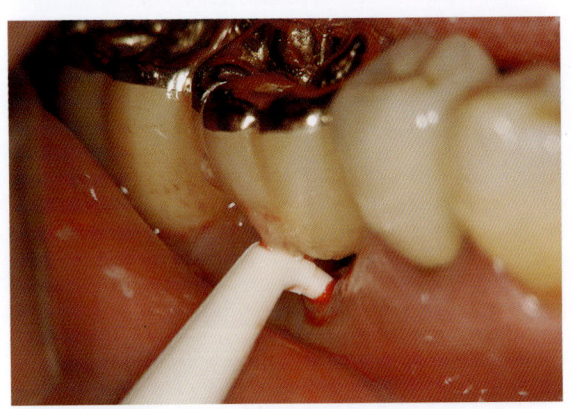

図 3-b　仮着セメントがウォッシュアウトし、カンチレバーの状態になった。

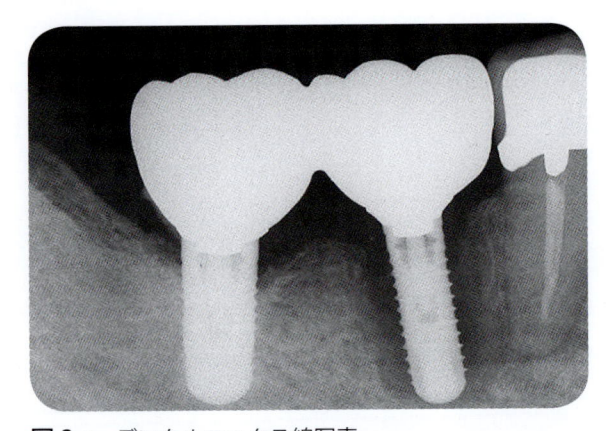

図 3-c　デンタルエックス線写真。

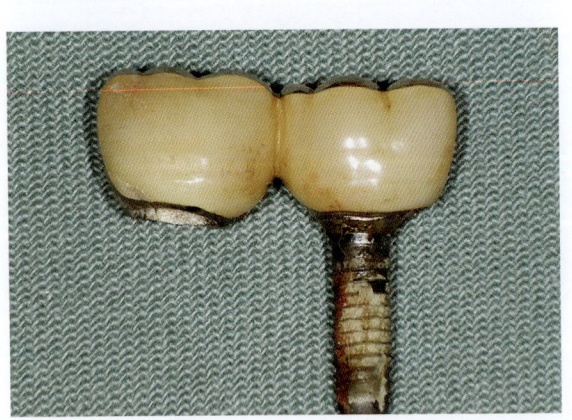

図 3-d　撤去を行った。

参考文献

1) Renvert S, Polyzois I. Risk indicators for peri-implant mucositis: a systematic literature review. J Clin Periodontol, 42 Suppl 16: S172-186, 2015.

2) Ogata Y et al. Prevalence and risk factors for peri-implant diseases in Japanese adult dental patients.J Oral Sci, 59(1): 1-11, 2017.

3) The microbiotaassociatedwith successfulor failing osseointegrated titaniumimplants.Oral Microbiol Immunol, 2(4): 145-151, 1987.

4) 申　基喆：インプラント治療後のメインテナンス—インプラント周囲疾患の予防と対応—. 日本歯科医師会雑誌. 70: 21-31. 2017.

5) Mombelli A, Van Oosten MAC, Schürch E, Lang NP: The microbiota associated with successful or failing osseointegrated titanium implants. Oral Microbiol Immunol, 2: 145-151. 1987.

6) LuterbacherS, Mayfield L, Brägger U, Lang NP. Diagnostic characteristics of clinical and microbiological tests for monitoring periodontal and peri-implant mucosal tissue conditions during supportive periodontal therapy (SPT). Clin Oral Implants Res, 11(6): 521-529, 2000.

7) G.W.Thomas Jr. The Positive Relationship Between Excess Cement and Peri-Implant Disease: A Prospective Clinical Endoscopic Study. J Periodontol, 80: 1388-1392, 2009.

8) John R. Agar, Stephen M. Cameron, James C. Hughbanks, Harry Parker Cement Removal from Restorations Luted to Titanium Abutment with Simulated Subgingival Margins. The Journal of Prosthetic Dentistry, 78(1): 43-47, 1997.

9) 勝山秀明監訳：第 3 回 ITI コンセンサス会議議事録. クインテッセンスデンタルインプラントロジー別冊，クインテッセンス出版，東京，2005.

10) Lang NP, Wetzel AC, Stich H, Caffesse RG. Histologic probe penetration in healthy and inflamed peri-implant tissue. Clin Oral Implants Res, 5: 191-201, 1994.

11) NPO 法人日本歯科放射線学会編：インプラントの画像診断ガイドライン第 2 版. http://www.dent.niigata-u.ac.jp/radiology/guideline/index.html 2008.

12) Lin GH, Chan HL, Wang HL. The significance of keratinized mucosa on implant health: a systematic review. J Periodontol, 84(12): 1755-1767, 2013.

13) Wennström JL, Derks J. Is there a need for keratinized mucosa around implants to maintain health and tissue stability? Clin Oral Implants Res, 23 Suppl 6: 136-146, 2012.

14) Bevilacqua L, Biasi MD, Lorenzon MG, Frattini C, Angerame D. Volumetric Analysis of Gingival Crevicular Fluidand Peri-ImplantSulcusFluidin Healthy and Diseased Sites: A Cross-Sectional Split-Mouth Pilot Study. Open Dent J, 10: 131-138, 2016.

15) 特定非営利活動法人日本歯周病学会編：歯周病患者における抗菌療法の指針 2010. 医歯薬出版，東京，2010.

16) Daftary F, Mahallati R, Bahat O, Sullivan RM. Lifelong Craniofacial Growth and the Implications for Osseointegrated Implants. Int J Orl Maxillofac Implants, 28: 163-169, 2013.

17) Monje A, Aranda L, Diaz KT, Alarcón MA, Bagramian RA, Wang HL, Catena A. Impact of Maintenance Therapy for the Prevention of Peri-implant Diseases: A Systematic Review and Meta-analysis. J Dent Res, 95(4): 372-379, 2016.

18) Albrektsson T, Isidor F. Consensus report: Implant therapy. In: Lang NP, Karring T, eds: Proceedings of the 1st European Workshop on Periodontology. Quintessence, Berlin, 365-369, 1994.

19) Renvert S, Roos-Jansåker A, Claffey N, Non-surgical treatment of peri-implantmucositis and peri-implantitis: a literature review.J Clin Periodontol, 35 (8 suppl): 305-315, 2008.

20) Esposit M, GrusovinMG, Worthington HV. Treatment of peri-implantitis: what interventions are effective? A Cochrane systematic review. Eur J Oral Implantol, 5 (suppl): S21-S41, 2012.

21) Khoshkam V, Chan HL, Lin GH, MacEacherm MP, Monje A, Suarez F, GiannobileWV, Wang HL. Reconstructive procedures for treating peri-implantitis: a systematic review.J Dent Res, 92 (suppl): 131S-138S, 2013.

メインテナンス器具一覧

診査用器具	補助的清掃ケア製品
口腔清掃用器具	プロフェッショナルケア用器材／超音波スケーラー、ブラシ
口腔清掃補助用具	プロフェッショナルケア用器材／インプラント専用スケーラー

診査用器具

プラスチック プローブ

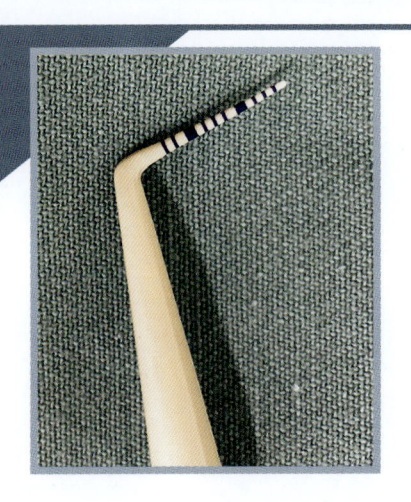

インプラント周囲のプロービングを行う場合、プラスチックのプローブを用いることを推奨する。インプラント表面をメタルのプローブにより傷つけないためである。プロービングはいずれも軽圧（0.2〜0.25N）で行う。

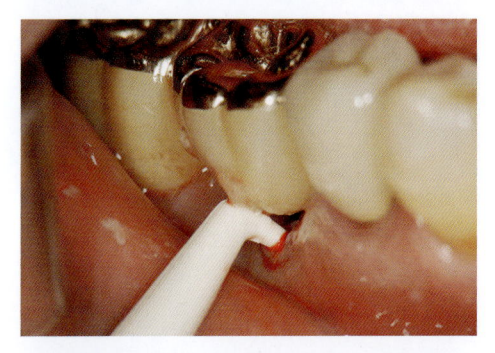

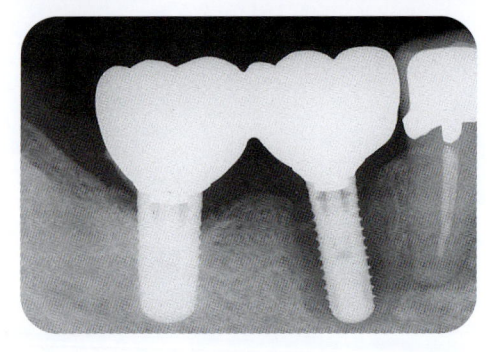

口腔清掃用器具

DENT-EX Implant Care TR （ライオン歯科材）

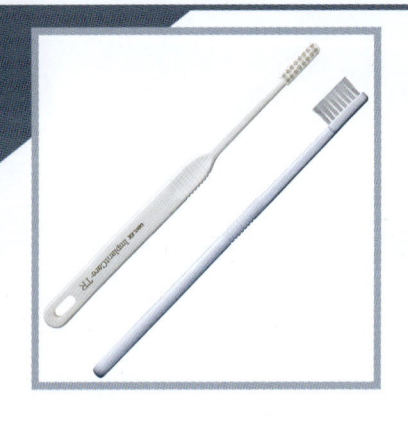

歯ブラシの毛に適度なこしと柔らかさがある。2列に設計されているため、大臼歯部などで口腔前庭が狭く、歯ブラシが入りにくい部位やガムつきの上部構造などに適している。

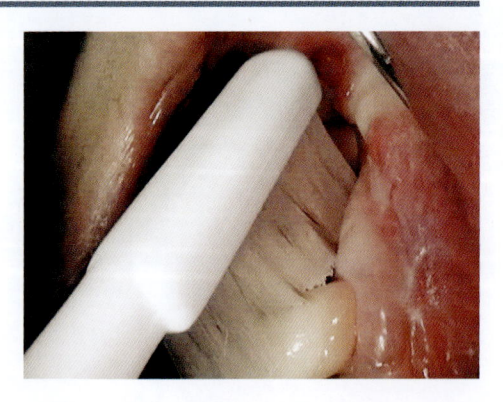

口腔清掃補助用具

ルシェロペリオブラシ（ジーシー）

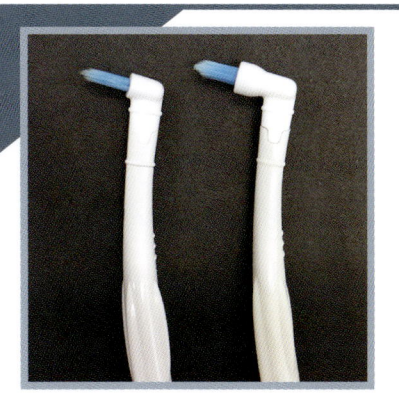
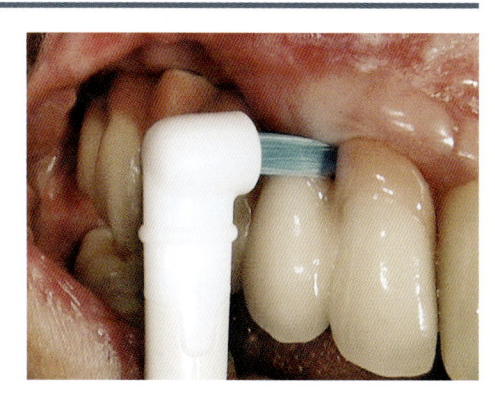

こしがあるが硬くはなく、歯間部や歯頸部を選択的に磨くのに適している。毛の太さも細いものとやや太いものがあり、長さもインプラントに適した長さである。

インタースペースブラシS（モリムラ）

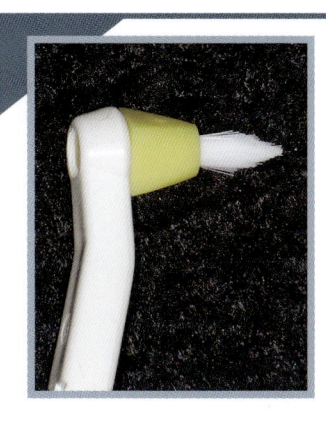

EX onetuft S, L（ライオン）
SとLでは毛の長さが異なる。
Sはアタッチメントの周りに、Lは歯冠長の長いクラウンの最後臼歯遠心部などを磨くのに適している。

EX onetuft S

EX onetuft L

ホームケアにおいてインプラント周囲粘膜炎などの部位に、この歯ブラシを選択的に使用していただく。毛先も柔らかく、炎症性の歯肉や粘膜に適している。また、インプラント周囲に角化粘膜がない場合にも適している。

インタープロックス（MOKUDA）

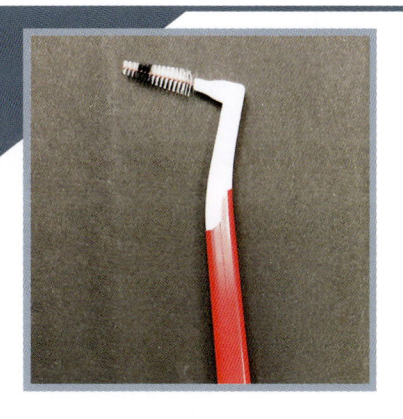

インタープロックスプラス（MOKUDA）

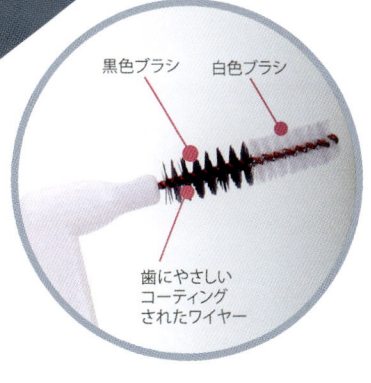

黒色ブラシ　白色ブラシ

歯にやさしいコーティングされたワイヤー

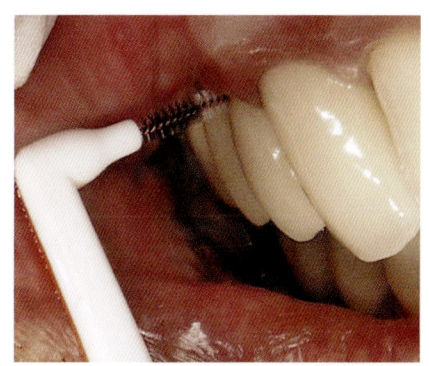

歯間ブラシのワイヤー部がプラスチックコーティングされており、上部構造やインプラントを傷つけないよう配慮されている。また、毛先が白色部と黒色部に分かれていることで、プラークや出血の状態を把握しやすくしている。

補助的清掃ケア製品

Gingi Brush
（フォレストワン）

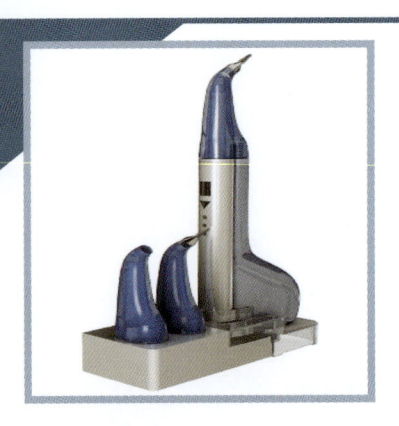
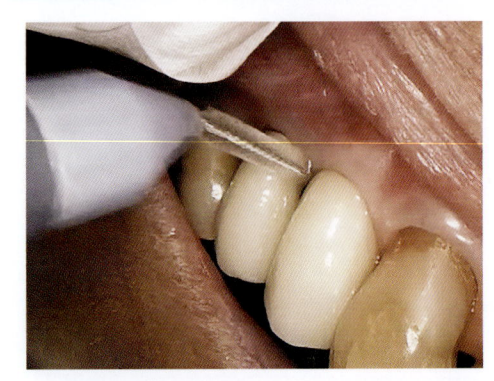

洗口液などの薬液を入れ、電動で薬液を注入しながら歯間ブラシで清掃することができ、イリゲーション効果も兼ね備えた製品である。

プロキシソフト
（ソーントン）

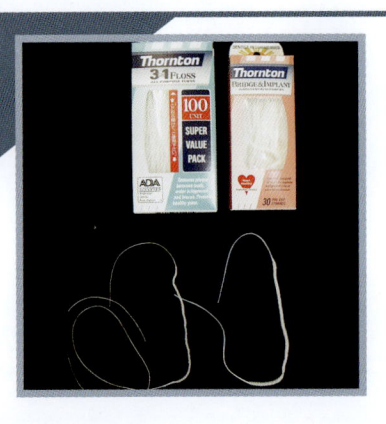
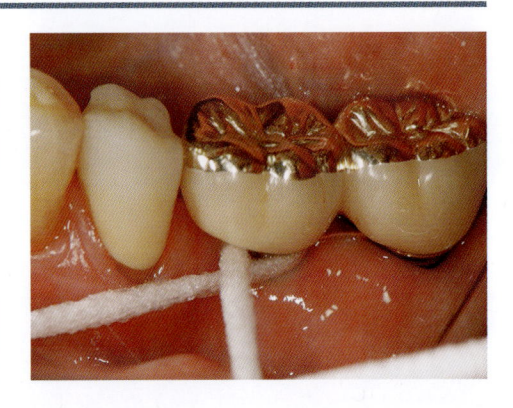

スーパーフロス。高床式のインプラント上部構造の基底部やインプラント連結冠の連結部、ブリッジの基底部などの清掃に適している。

ルシェロデンタルフロス
（ジーシー）

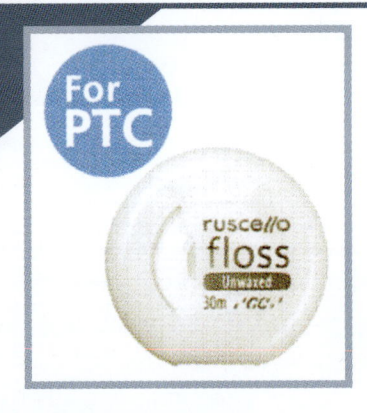
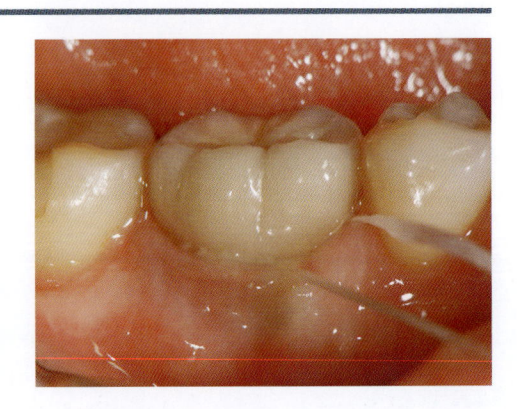

インプラント上部構造の基底部を清掃する場合のデンタルフロスはワックスがついていない Unwaxed を使用する。ワックスが歯肉縁下に残り、炎症を引き起こす可能性があるからである。

ナノデンタルアルファクリア
（京セラ）

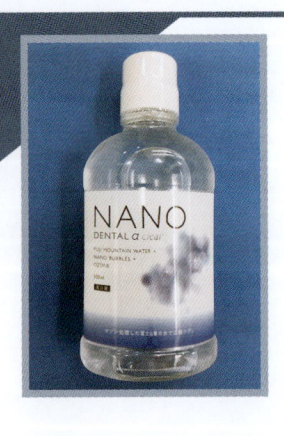

洗口液（オゾンナノバブル水）。歯科のみならず医科でも用いられており、多くの細菌に対する有効性が確認されている。クロルヘキシジンアレルギーなどの心配もない。

オゾンナノバブル水感受性菌

耐 性 菌	多剤耐性　Staphylococcus aureus バンコマイシン耐性腸球菌 　　Enterococcus faecalis、E. faecium 多剤耐性緑膿菌 　　Pseudonomas aeruginosa
歯周病原細菌	Porphyromonas gingivalis Prevotella intermedia Aggregatibacter actinomycetemcomitans Fusobacterium nucleatum
う蝕原性細菌	Streptococcus mutans

プロフェッショナルケア用器材　超音波スケーラー、ブラシ

Varios Tips・インプラント・補綴用（Vチップ）

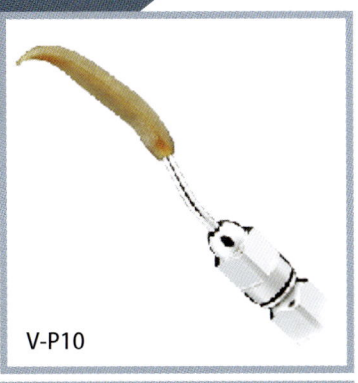

V-P10

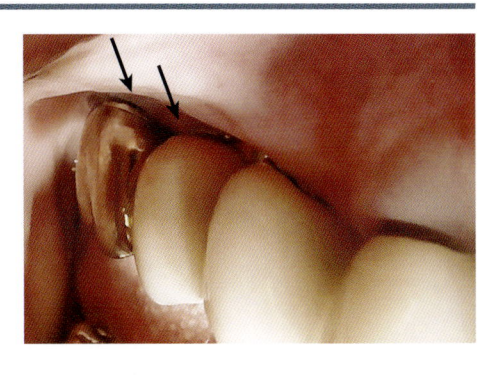

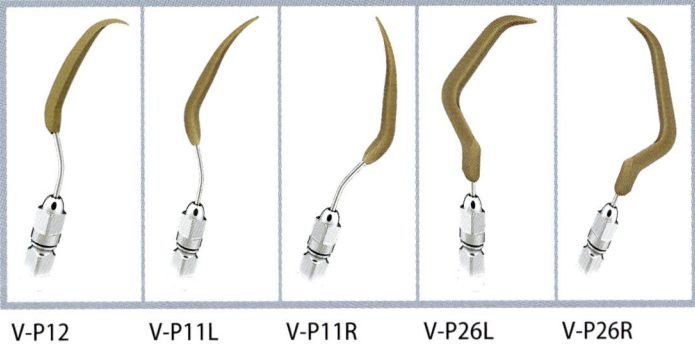

| V-P12 | V-P11L | V-P11R | V-P26L | V-P26R |

金属の超音波スケーラーではインプラントや上部構造に傷をつけるため、プラスチックのものを用いる。様々な角度に湾曲した形状があり、上部構造に適したものを選択できる。

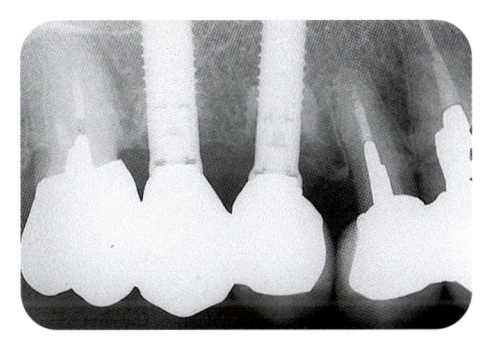

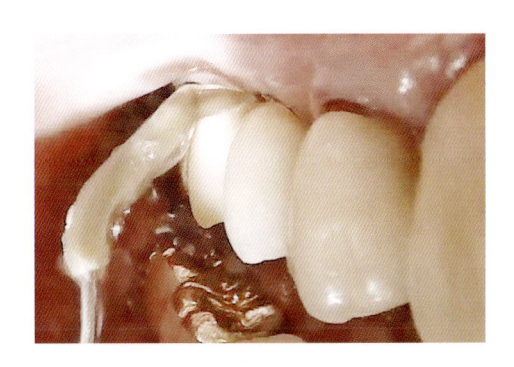

ソニックブラシ（NSK、ヨシダ）

手用の歯ブラシでは除去しづらいバイオフィルムの除去に有効である。最終的な仕上げ磨きにも適している。ブラシの根元にある金属部分が補綴装置にあたると響くため、押しあてないよう注意が必要である。

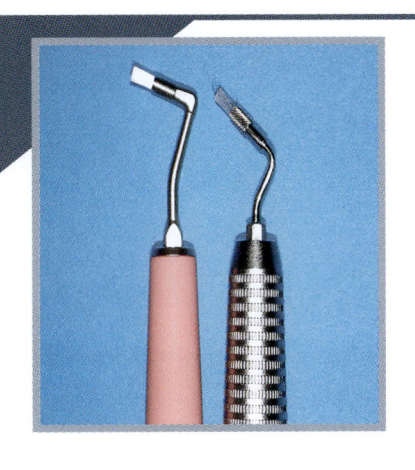

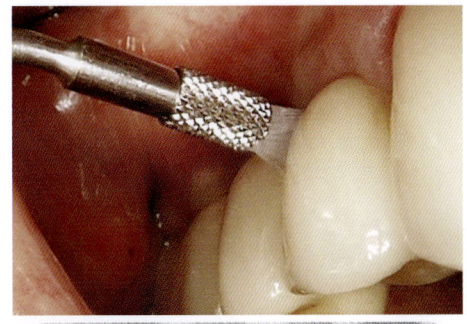

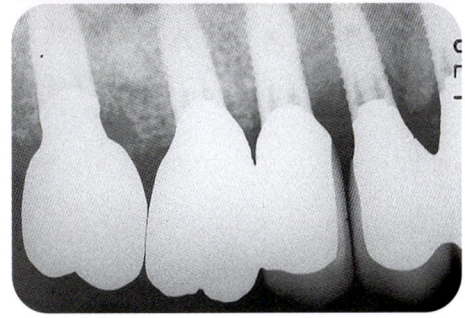

補綴装置の表面プラークの除去には有効。ソニックブラシホルダーの金属部分が補綴にあたらないよう細心の注意を払う。

スチールのスケーラーを用いるとインプラント体や上部構造を傷つけてしまうため、
プラスチックスケーラーやチタンスケーラーを用いる。

Premier インプラントスケーラー（白水貿易）

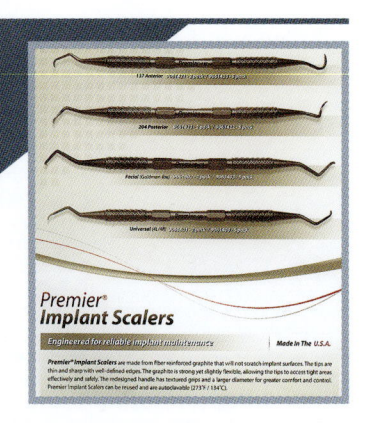

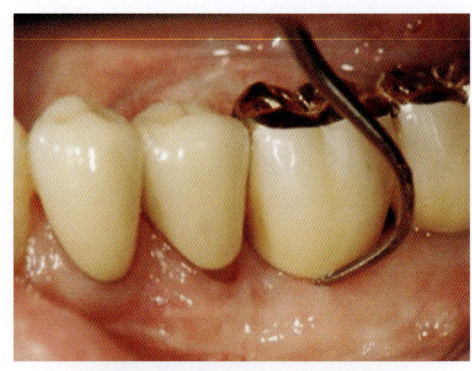

チタン製のスケーラー。

Nordent インプラントスケーラー J（ヨシダ）

チタン製のスケーラーで、刃部が細く、縁下に入れても痛みを与えづらく、繊細なアプローチができる。

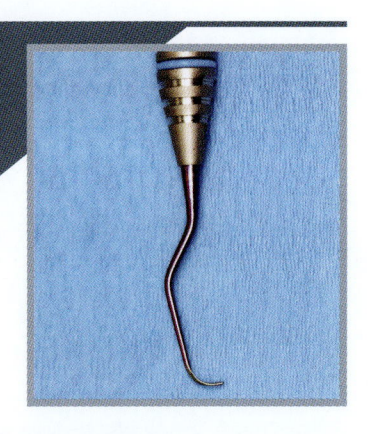

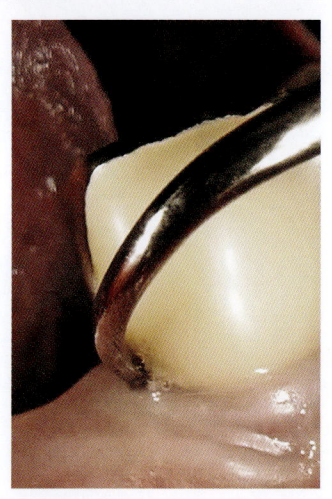

歯肉縁下のバイオフィルムの除去やスケーリングを行う場合、できるだけ刃部が細く、軟組織を傷つけにくい修復装置の形態にあったチタン製のスケーラーを使用する。

インプラントケアⅡ（Hu-Friedy）

プラスチックスケーラーは、チタン製のものより刃部が太くできているため、インプラント縁上のスケーリングやプラークの除去に適している。

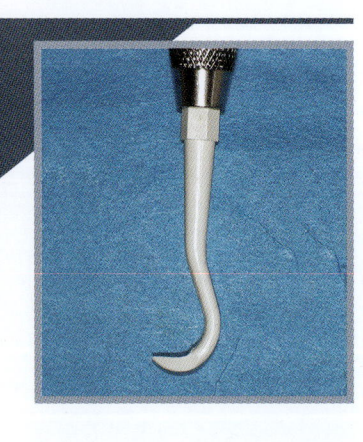

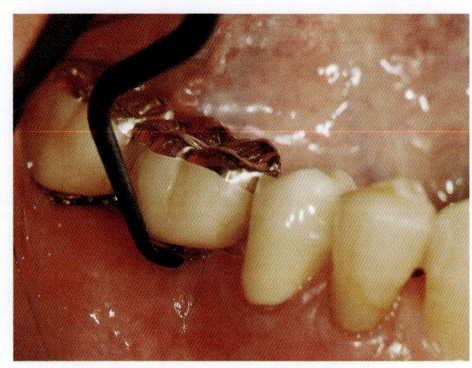

カーボンスケーラー。

著編者略歴

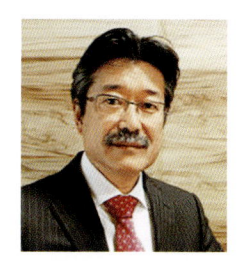

浦野智〔うらの さとる〕

1988 年　大阪歯科大学　卒業
1992 年　貴和会歯科診療所
1999 年　大阪市北区堂島にて開業

役職
日本臨床歯周病学会　前理事長
日本歯周病学会　会員
アメリカ歯周病学会　会員
Japan Institute for Advanced Dental Studies　前理事長

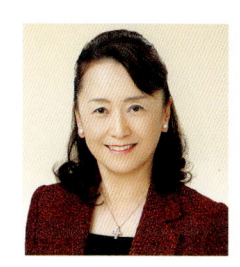

武田朋子〔たけだ ともこ〕

1981 年　東京歯科大学卒業
1987 年　東京都狛江市にて開業
1998 年　下北沢に移転

役職
日本臨床歯周病学会　理事長
日本歯周病学会　専門医
アメリカ歯周病学会　会員
日本口腔インプラント学会　会員
顎咬合学会　会員
日本臨床 CADCAM 学会　会員

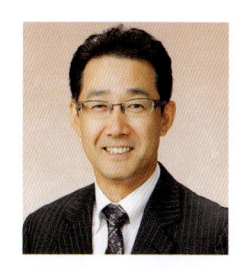

高井康博〔たかい やすひろ〕

1988 年　広島大学歯学部卒業
　　　　　広島大学歯学部第一口腔外科学
1996 年　高井歯科医院開院（広島市）
2004 年　医療法人双樹会高井歯科医院開設（広島市）

役職
日本臨床歯周病学会　副理事長
日本歯周病学会　会員
アメリカ歯周病学会　会員
Japan Institute for Advanced Dental Studies　理事

執筆者一覧

編集・執筆 （敬称略）

浦野　智	大阪府・浦野歯科診療所
武田朋子	東京都・ともこデンタルクリニック
高井康博	広島県・高井歯科医院

著者 （敬称略・五十音順）

石川知弘	静岡県・石川歯科浜松ペリオインプラントセンター
和泉雄一	東京医科歯科大学大学院医歯学総合研究科・歯周病学分野
	福島県・総合南東北病院・オーラルケア・ペリオセンター
大月基弘	大阪府・DUO specialists dental clinic
小野晴彦	大分県・おの歯科医院
金成雅彦	山口県・クリスタル歯科医院
駒津匡二	東京医科歯科大学大学院医歯学総合研究科・歯周病学分野
芝多佳彦	東京医科歯科大学大学院医歯学総合研究科・歯周病学分野
竹内康雄	東京医科歯科大学大学院医歯学総合研究科・歯周病学分野
谷口崇拓	長野県・谷口歯科医院
林　美穂	福岡県・歯科・林美穂医院
水上哲也	福岡県・水上歯科クリニック
水野秀治	大阪府・医療法人貴和会　新大阪歯科診療所・副院長
吉田　茂	福岡県・吉田しげる歯科
依田　泰	東京都・依田歯科医院
	東京医科歯科大学大学院医歯学総合研究科　顎口腔外科学分野

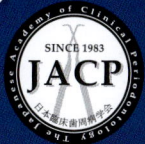
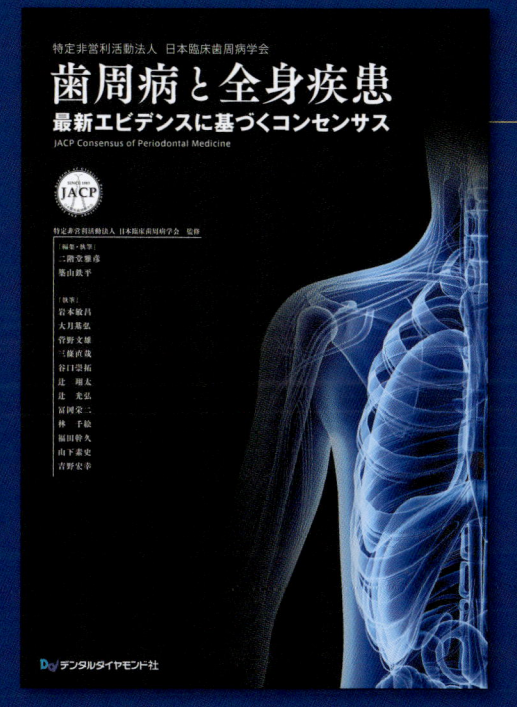

歯周病患者へのインプラント治療の実際
—その現状と課題を踏まえた治療指針

発行日 ——— 2019 年 10 月 1 日　第 1 版第 1 刷
監　修 ——— 特定非営利活動法人　日本臨床歯周病学会
発行人 ——— 濱野　優
発行所 ——— 株式会社デンタルダイヤモンド社
　　　　　　〒 113-0033　東京都文京区本郷 3-2-15　新興ビル
　　　　　　電話＝03-6801-5810 ㈹
　　　　　　https://www.dental-diamond.co.jp/
　　　　　　振替口座＝00160-3-10768
企画・制作 —— インターアクション株式会社
印刷所 ——— 横山印刷株式会社

© Dental Diamond Co., 2019. Printed in Japan

落丁、乱丁本はお取り替えいたします